医药卫生职业教育"十二五"规划配套教材
（供护理、助产、药剂等专业使用）

妇产科护理学
学习指导

U0248490

主　编○张玉明　刘　芳
副主编○蒋　萍
参　编（按姓氏笔画排序）
　　　　刘　娜　周　坤
　　　　康　萍　曾维红

西南交通大学出版社
·成都·

图书在版编目（ＣＩＰ）数据

妇产科护理学学习指导 / 张玉明，刘芳主编. —成都：西南交通大学出版社，2017.9

医药卫生职业教育"十二五"规划配套教材. 供护理、助产、药剂等专业使用

ISBN 978-7-5643-5709-2

Ⅰ. ①妇… Ⅱ. ①张… ②刘… Ⅲ. ①妇产科学－护理学－职业教育－教学参考资料 Ⅳ. ①R473.71

中国版本图书馆 CIP 数据核字（2017）第 216506 号

医药卫生职业教育"十二五"规划配套教材

（供护理、助产、药剂等专业使用）

妇产科护理学学习指导

主编	张玉明　刘　芳
责任编辑	张华敏
特邀编辑	蒋雨杉　唐建明
封面设计	何东琳设计工作室
出版发行	西南交通大学出版社
	（四川省成都市二环路北一段 111 号
	西南交通大学创新大厦 21 楼）
邮政编码	610031
发行部电话	028-87600564　028-87600533
官网	http://www.xnjdcbs.com
印刷	成都勤德印务有限公司
成品尺寸	185 mm × 260 mm
印张	14
字数	366 千
版次	2017 年 9 月第 1 版
印次	2017 年 9 月第 1 次
定价	30.00 元
书号	ISBN 978-7-5643-5709-2

医药卫生职业教育"十二五"规划配套教材
编写委员会

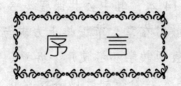

序　言

　　近年来，我国职业教育飞速发展，进入历史性转折阶段，已由"规模扩张"转为"质量提升"，当前，"在改革中创新、在创新中发展、在发展中提升"成为职业教育发展的主旋律。同时，随着我国全面推进卫生和健康事业改革发展以及落实《"健康中国2030"规划》的总体要求，为了满足全面建成小康社会进程中人民群众进一步释放的多层次、多样化健康服务需求，我国将进一步加快护理事业的发展。为了更好贯彻落实国务院《关于加快现代职业教育的决定》以及全国卫生与健康大会精神，深化职业教育教学改革，全面提高人才培养质量，我校根据职业教育和学生身心发展规律，把"育人为根本、就业为导向、能力为本位、技能为核心"作为人才培养目标，并根据护理、助产专业的特点，强调公共课、基础课、专业课间的相互融通与配合，突出"在做中学、在做中教"的技能型人才培养方式，强化职业教育教学的实践性，促进学以致用、用以促学、学用相长，为实现全民健康培养实用的技能型护理人才。

　　根据《护士条例》（2008年，国务院第517号令）、《护士执业注册管理办法》（2008年，卫生部第59号令）和《护士执业资格考试办法）（2010年，卫生部、人力资源和社会保障部第74号令）精神，护士岗位必须实行准入制度，从业护士除了必须具备规定的学历和实习时间外，还必须通过护士执业资格考试，才能申请执业注册。护士执业资格考试，由国家统一考试大纲、统一命题、统一合格标准，结合临床应用情景，重点考核考生对知识的灵活运用能力。因此，对于从事护理专业教育的职业学校来说，切实提高教学质量，帮助学生顺利通过护士执业资格考试，至关重要。

　　实践证明，我校依据现代职业教育发展方向，在参考国内外相关著作的基础上，组织经验丰富的骨干教师，针对临床工作及护士执业资格考试大纲的变化，编写的"专业核心课程学习指导"丛书，帮助学生在历年护士执业资格考试中取得了良好的成绩。在此基础上，经过充分论证，结合医药卫生类职业学校教学现状以及课程改革的需要，我校再次组织编写"专业核心课程学习指导"丛书。为了保证这套教材的编写质量，我校成立了由护理、助产专业带头人，行业专家和骨干教师等组成的教材编写委员会，负责该系列教材的开发设计和编写实施工作。

本套教材现阶段共出版 14 本，其中公共课程类 3 本，专业基础课程类 5 本，专业核心课程类 6 本。本套教材在章、节编排上力求与各学科所使用的教材的章、节一致，以方便学生学习和教师教学参考使用。各章、节内容由四部分组成：第一部分为"知识要点"，以教学大纲为指导，以各专业执业资格考试考纲为依据，对每一章的重点内容及难点问题进行归纳、总结和提炼，以利于学生全面、系统、重点突出地掌握本章节的基本理论、基本知识、基本技能；第二部分为"课前预习"，一般包括基础复习和预习目标两个部分，利于在教师指导下，学生有目的地复习和预习，达成巩固旧知识、学习新知识的目标；第三部分为"课后巩固"，采用名词解释、填空题等形式，进一步强化对本章节相关知识要点的理解和记忆；第四部分为"综合练习"，该部分以 A 型选择题，尤其是 A2、A3/A4 型题为主，以训练学生综合运用所学知识的能力。选择题根据国家职业资格考试中心规定的试题要求编写，坚持教学实用的原则，使学生能灵活运用所学知识，更好地适应执业资格考试。

该配套教材在内容上与教材同步，具有指导教师教学和学生课前、课后学习的功能，能更好地引导学生自主学习，逐渐推进"翻转课堂"等现代职教理念的实际应用，适合职业院校的护理、助产专业学生在校期间专业课程的同步学习；本配套教材既可作为教材的教学补充，也可作为护理、助产专业毕业生准备执业资格考试的辅导资料。教师在使用时，可根据教学进度，布置课前预习，完成预习目标，达成前提诊断；新课教学后，学生根据知识要点，查漏补缺，完成课后巩固，加深记忆；在此基础上，教师指导学生完成综合练习，启发思路，提高分析问题、解决问题的综合能力。

本套教材在编写和审定过程中，得到了西南交通大学出版社的大力支持和帮助，在此深表感谢！编写期间参考了大量国内外的相关书籍和教材，也在此向有关作者致以谢意。

在本套教材的编写过程中，全体编写人员本着高度负责的态度，克服了许多困难，几易其稿。但因经验不足，时间仓促，挂一漏万，谬误之处在所难免。若有关师生在使用过程中发现问题，恳请提出宝贵意见和建议，以冀再版时加以改进与完善。

2017 年 8 月于四川·内江

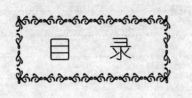

目　录

第一章 绪 论

【知识要点】

一、妇产科护理的主要任务

妇产科护理是临床护理重要的组成部分，是不断发展的、为防治疾病及保护妇女身心健康的专门学科，是对正常和病理状态下女性现存的和潜在的健康问题的反应，是为妇女健康提供服务的科学。

二、妇产科护理的工作特点

1. 产科护理对象的特殊性：产科护理对象包括母体和胎儿两个方面。
2. 妇女孕、产过程的特殊性：孕、产过程复杂易变。
3. 产科急诊多。
4. 妇科疾病的特殊性。
5. 妇科护理具有外科护理的共同点。

三、妇产科护理的发展趋势

为适应医学模式转变和社会发展过程中人们对生育、健康及医疗保健需求的变化，妇产科护理模式由单纯"以疾病为中心的护理"到"以患者为中心的护理"向"以整体人的健康为中心的护理"转变。目前开展的"以家庭为中心的产科护理"，即确定并针对个案、家庭、新生儿在生理、心理、社会等方面的需要及调适，向他们提供安全和高质量的健康照顾，尤其强调提供促进家庭成员间的凝聚力和维护身体安全的母婴照顾，是当代整体化护理的具体体现，代表了妇产科护理的发展趋势。

四、妇产科护理的学习目的及方法

学习妇产科护理的目的在于掌握现代化妇产科护理理论和技能，发挥护理特有职能，为妇女提供缓解痛苦、促进康复的护理措施，帮助她们尽快获得生活自理能力；同时为健康女性提供自我保健知识、预防疾病并维持健康状态。

学习妇产科护理，除了需要具备扎实的医学基础和社会人文学科知识外，还需要具有护理学基础、内科护理学、外科护理学、儿科护理学、社区预防保健等综合知识。在学习的过程中强调理论联系实际，注重综合素质和创新能力的培养，加强实践能力和职业行为规范培养。

【课后巩固】

1. 妇产科护理是对_____状态下女性现存的和潜在的_____问题的反应，是为妇女健康提供服务的科学。

2. 妇产科护理的工作特点包括：＿＿＿＿＿＿＿＿＿＿＿＿＿＿、＿＿＿＿＿＿＿＿＿＿＿＿＿＿、
＿＿＿＿＿＿急诊多、妇科疾病的特殊性、妇科护理具有＿＿＿＿＿＿＿＿＿的共同点。

【综合练习】

A1 型题

1. **有关妇产科护理的描述，以下错误的是**
   - A. 对正常和病理状态下女性现存的和潜在的健康问题的反应，是为妇女健康提供服务的科学。
   - B. 研究对象包括生命各阶段不同健康状况的女性
   - C. 学习目的在于为患者提供缓解痛苦、促进康复的护理活动
   - D. 学习过程强调理论联系实际
   - E. 促使女性永葆青春，延年益寿

2. **关于妇产科护理范畴的描述，不包括**
   - A. 孕产妇的护理
   - B. 妇科疾病患者的护理
   - C. 计划生育指导及妇女保健
   - D. 儿童保健

   - E. 保证胎儿、新生儿的生存及健康成长

3. **学习妇产科护理的目的不包括**
   - A. 为妇产科患者提供缓解痛苦、促进康复的护理活动
   - B. 为健康女性提供自我保健知识
   - C. 掌握现代化妇产科护理理论和技能
   - D. 保障和促进学龄前儿童的健康
   - E. 预防疾病并维持妇女健康状态

4. **当代妇产科护理学的发展趋势是开展**
   - A. 以患者为中心的护理
   - B. 以疾病为中心的护理
   - C. 以整体人的健康为中心的护理
   - D. 以家庭为中心的护理
   - E. 以健康为中心的护理

（编者：蒋萍）

第二章　女性生殖系统解剖与生理

第一节　女性生殖系统解剖

【知识要点】

一、外生殖器

1. 外生殖器的范围：外生殖器又称外阴，是女性生殖器官的外露部分，包括耻骨联合至会阴及两股内侧之间的组织。

2. 外生殖器的组成：由阴阜、大阴唇、小阴唇、阴蒂、阴道前庭（尿道口、阴道口及处女膜、前庭球、前庭大腺）组成。

二、内生殖器

1. 内生殖器的组成：

(1) 阴道
- 功能：性交器官、月经血排出及胎儿娩出的通道。
- 位置形态：真骨盆下部中央，前与膀胱和尿道相邻，后与直肠贴近，呈上宽下窄。
- 组织结构：黏膜为复层鳞状上皮，无腺体，受性激素影响发生周期性变化。
- 阴道后穹隆：顶端为子宫直肠陷凹，是腹腔最低部位。

(2) 子宫
- 功能：产生月经，孕育胎儿，精子到达输卵管的通道，分娩时提供产力。
- 位置：盆腔中央，前倾前屈位。
- 解剖结构
  - 形态：倒置梨形。
  - 大小：成人子宫长 7~8 cm，宽 4~5 cm，厚 2~3 cm，重约 50 g，容积约 5 ml。
  - 宫体/宫颈：婴儿期为 1:2，成年妇女 2:1，老年妇女 1:1。
  - 子宫峡部：非孕时长 1 cm。
- 组织结构
  - 宫体：由外向内 3 层组织，即浆膜层、肌层、子宫内膜。
  - 宫颈：主要由结缔组织构成，子宫颈外口鳞-柱上皮交界处是子宫颈癌好发部位。
- 子宫韧带：4 对
  - 圆韧带：维持子宫前倾位。
  - 阔韧带：维持子宫正中位。
  - 主韧带：起固定子宫颈作用。
  - 宫骶韧带：将宫颈向后上牵拉，间接维持子宫前倾位。

(3) 输卵管：长 8～14 cm，分为间质部、峡部、壶腹部、伞部。

(4) 卵巢：成年妇女卵巢为 4 cm×3 cm×1 cm，重 5～6 g，表面无腹膜。皮质内含有数以万计的始基卵泡及不同发育阶段的卵泡，可产生卵子和分泌性激素。

2. 内生殖器的邻近器官：尿道、膀胱、输尿管、直肠、阑尾。

三、骨盆

1. 组成 { 骨骼：骶骨、尾骨、左右两块髋骨。
关节：骶髂关节、骶尾关节、耻骨联合。
韧带：骶棘韧带、骶结节韧带。

2. 分界 { 真骨盆（即骨产道）：是胎儿娩出的通道。
假骨盆：其径线可间接了解真骨盆的大小。

3. 平面及径线

入口平面 { 前后径：平均值约为 11 cm。
横　径：平均值约为 13 cm。
斜　径：平均值约为 12.75 cm。

中骨盆平面 { 前后径：平均值 11.5 cm。
横　径：平均值 10 cm。

出口平面 { 前后径：平均值 11.5 cm。
横　径：平均值 9 cm。
前矢状径：平均值约为 6 cm。
后矢状径：平均值约为 8.5 cm。

4. 骨盆轴：连接骨盆各假想平面中心点的曲线。此轴上段向下、向后，中段向下，下段向下、向前，分娩时胎儿沿此轴娩出，又称产轴。

5. 骨盆倾斜度：妇女直立时，骨盆入口平面与地平面所形成的角度，一般为 60°，若倾斜度过大会影响胎头衔接。

6. 骨盆底：由多层肌肉和筋膜构成，封闭骨盆出口，承托并保持盆腔脏器于正常位置。骨盆底由外向内分为 3 层。

会阴：指阴道口与肛门之间的软组织，为骨盆底的一部分。妊娠期会阴组织变软。分娩时应防止撕裂伤。

【课前预习】

1. 外生殖器由_____、_____、_____、_____、_____组成，其范围包括_____至_____及_____之间的组织。

2. 内生殖器由外向内由_____、_____、_____、_____组成，后两者合称_____。

3. 组成骨盆的骨骼有_____、_____、_____，关节有_____、_____、_____。

4. 内生殖器邻近器官有_____、_____、_____、_____，它们相互毗邻，相互影响。

【课后巩固】

一、名词解释

外阴　　会阴　　阴道后穹窿　　附件　　骨盆轴　　骨盆底

二、填空题

1. 外生殖器受伤易形成血肿的部位是_____，位于两侧小阴唇顶端，有勃起功能的器官是_____。

2. 阴道的功能为_____器官，也是_____排出及_____的通道。

3. 阴道后穹窿最深，其顶端为_____，为腹腔最低处，当盆腔内脏器官_____或_____时，可经_____穿刺或引流，用以诊断与治疗疾病。阴道黏膜受卵巢激素影响发生_____。

4. 子宫位于_____，呈倒置梨形，正常成人子宫长_____cm、宽_____cm、厚_____cm，重_____g，容量为_____ml。

5. 子宫体与子宫颈之间的狭窄部位为_____，非孕时长_____。

6. 子宫韧带有_____、_____、_____、_____共四对。保持子宫前倾位置的一对主要韧带是_____，维持子宫在盆腔正中位置的一对主要韧带是_____。

7. 子宫是产生_____的器官，_____到达输卵管的通道，孕育_____的场所；分娩时子宫收缩将_____娩出。

8. 卵巢主要功能是：_____和_____。

9. 卵巢为灰白色，扁椭圆形，位于子宫两侧，正常成人卵巢大小约为_____，重_____g。

10. 女性内生殖器邻近器官有：_____、_____、_____、_____。

11. 输卵管由内向外分四部分，依次是：_____、_____、_____、_____。

12. 骨盆的重要骨性标志有：_____、_____、_____、_____、_____。

13. 骨盆入口平面为真假骨盆交界面，前后径为_____cm、横径为_____cm、斜径为_____cm。

14. 中骨盆平面前后径长_____cm、横径为_____cm。中骨盆平面是骨盆_____。

15. 骨盆出口平面横径为_____cm、前后径长_____cm。

【综合练习】

A2 型题

1. 某健康妇女，孕1产0，其骨盆形态正常，则
   A. 入口平面呈横椭圆形
   B. 中骨盆平面呈横椭圆形
   C. 出口平面呈横椭圆形
   D. 入口平面是骨盆最小平面
   E. 出口平面呈纵椭圆形

2. 一妇女，29岁，于3年前经阴道自然分娩一健康男婴，现进行妇科查体，其宫颈正常，则形状应该是

   A. 圆形　　　　B. 横椭圆形
   C. 横裂状　　　D. 纵椭圆形
   E. 梯形

3. 某健康妇女，28岁，已婚，未孕，其子宫峡部长度约为
   A. 0.5 cm　　B. 1.0 cm
   C. 1.5 cm　　D. 2.0 cm
   E. 2.5 cm

4. 某健康妇女，处于站立位置时，正常情况

下其骨盆倾斜度应该是

A．40°　　　　　　　B．50°

C．60°　　　　　　　D．70°

E．80°

5. 患者，女性，38 岁，于高处取物时不慎摔下，呈骑跨状，伤及外阴部位，疼痛难忍，出现外阴血肿最易发生的部位在

A．小阴唇　　　　　　B．大阴唇

C．阴阜部　　　　　　D．阴蒂部

E．阴道前庭

6. 某妇女，32 岁，妇科检查阴道正常，以下对其解剖特点叙述正确的是

A．阴道腔上窄下宽

B．阴道前穹隆顶端为腹腔最低处

C．阴道位于膀胱和尿道之间

D．阴道开口于阴道前庭前半部

E．阴道后穹隆顶端为子宫直肠陷凹

7. 某孕妇，体格检查时取直立位，骨盆的倾斜度大于哪项会影响胎头衔接

A．40°　　　　　　　B．50°

C．60°　　　　　　　D．70°

E．80°

8. 某孕妇，身高 150 cm，孕 1 产 0，现妊娠 4 个月。产前检查骨盆出口 < 8 cm，应进一步测量

A．前矢状径　　　　　B．后矢状径

C．坐骨棘间径　　　　D．对角径

E．骶耻外径

A3/A4 型题

（1 ~ 3 题共用题干）

患者，女，28 岁，孕 20 周后进行全面体检，检查结果提示其骨盆形态及各径线均正常。

1. 骨盆入口平面前后径值约为

A．11 cm　　　　　　B．12 cm

C．13 cm　　　　　　D．14 cm

E．15 cm

2. 中骨盆平面前后径平均值为

A．11 cm　　　　　　B．11.5 cm

C．12 cm　　　　　　D．12.5 cm

E．13 cm

3. 中骨盆横径长平均为

A．9 cm　　　　　　　B．9.5 cm

C．10 cm　　　　　　D．10.5 cm

E．11 cm

（4 ~ 6 题共用题干）

某妇女，29 岁，孕 1 产 0，现妊娠 12 周，担心自己骨盆狭窄，来医院检查。

4. 对该孕妇进行护理评估正确的是

A．骨盆外测量　　　　B．骨盆内测量

C．全身体格检查　　　D．X 线检查

E．B 超检查

5. 告诉她正常女性骨盆属于

A．女性型　　　　　　B．漏斗形

C．扁平型　　　　　　D．类人猿型

E．均小型

6. 若骨盆出口横径狭小，还需测量哪条径线

A．入口前后径　　　　B．坐骨棘间径

C．坐骨结节间径　　　D．前矢状径

E．后矢状径

第二节　女性生殖系统解剖生理

【知识要点】

一、妇女一生各阶段的生理特点

1. 新生儿期：生后 4 周内。乳房略隆起或少许泌乳，少量阴道出血（假月经），为生理变化，短期内消退。

2. 儿童期：从出生 4 周到 12 岁左右。

3. 青春期：从月经初潮至生殖器官逐渐发育成熟的时期称为青春期。生理特点：全身发育迅速、第二性征形成、月经来潮（是青春期开始的一个重要标志）。

4. 性成熟期：一般自 18 岁左右开始，历时约 30 年。此期的特点是卵巢周期性排卵和行经，具有旺盛的生殖功能。

5. 围绝经期：始于 40 岁，历时 10 余年，甚至 20 年，是女性从性成熟期到老年期的过渡时期。

6. 老年期：一般 60 岁后妇女机体逐渐老化，进入老年期。生殖器官进一步萎缩老化，骨代谢失常引起骨质疏松，易发生骨折。

二、卵巢的周期性变化及其激素的功能

1. 卵巢的功能：一是产生卵子并排卵；二是合成并分泌性激素。

2. 卵巢的周期性变化：

(1) 在性成熟期，卵巢的周期性变化包括：卵泡的发育及成熟、排卵、黄体形成及退化。

(2) 排卵时间：多发生于下次月经来潮前 14 日左右。

3. 卵巢分泌激素及功能：

(1) 卵巢合成并分泌性激素：雌激素、孕激素和少量雄激素。

(2) 雌激素、孕激素的生理功能：见表 2-1。

表 2-1　雌激素、孕激素的生理功能

部位	雌激素（E）	孕激素（P）
子宫	促进子宫发育，提高子宫肌对缩宫素的敏感性，子宫内膜增生，宫颈黏液分泌量增多、质变稀薄	使子宫肌松弛，降低子宫肌对缩宫素的敏感性，增生期内膜变为分泌期，宫颈黏液减少、变稠
输卵管	促进输卵管发育，增强其蠕动，利于孕卵输送	抑制输卵管蠕动
卵巢	促进卵泡发育	
阴道	阴道上皮增生角化，糖原合成增加，阴道酸度增加	阴道上皮脱落加快
乳腺	促进乳腺腺管增生，大剂量雌激素可抑制泌乳	促进乳腺腺泡增生
其他	促进女性第二性征发育，促进钠水潴留、钙盐沉积、胆固醇下降，对下丘脑和垂体产生正、负反馈调节	使排卵后基础体温升高 0.3 ~ 0.5 ℃，促进水钠排出，对下丘脑和垂体有负反馈调节作用

(3) 雌、孕激素的周期性变化：雌激素于排卵前形成第一高峰，约在排卵后 7 ~ 8 日黄体成熟时形成第二高峰；孕激素在排卵后 7 ~ 8 日达最高峰。

三、内生殖器的周期性变化

1. 子宫内膜的周期性变化：

(1) 增生期：月经周期的第 5 ~ 14 日，相当于卵泡发育成熟阶段。

(2) 分泌期：月经周期的第 15 ~ 28 日，相当于黄体形成和退化阶段。

(3) 月经期：月经周期的第 1 ~ 4 日，相当于卵泡发育的开始阶段。

2. 其他生殖器的周期性变化：

(1) 宫颈黏液的周期性变化。

(2) 阴道黏膜的周期性变化。

(3) 输卵管的周期性变化。

四、月经的临床表现及护理

1. 月经：是指伴随卵巢的周期性变化，子宫内膜周期性脱落及出血。

2. 月经初潮：第一次月经来潮称为月经初潮。

3. 月经周期：两次月经第一日的间隔时间称为一个月经周期，一般 28～30 日为一个周期。

4. 月经持续时间及出血量：月经持续流血天数称为月经期，一般为 3～7 天。一次月经的出血量平均约为 50 ml，超过 80 ml 即为病理状态。

5. 月经血的特征：暗红色、碱性、黏稠、不凝。

6. 月经期的症状：一般无特殊症状，有些妇女可有下腹及腰骶部下坠感。

7. 月经的健康教育：

(1) 正确认识月经。

(2) 保持外阴清洁，预防感染。

(3) 避免过度劳累，注意保暖，加强营养。

五、月经的周期性调节

月经周期的调节是通过下丘脑—垂体—卵巢轴实现的。

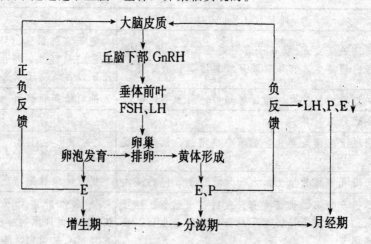

【课前预习】

一、基础复习

1. 子宫的组织结构、生理功能。

2. 卵巢的生理功能。

二、预习目标

1. 卵巢主要功能是＿＿＿＿＿＿＿＿＿＿＿和＿＿＿＿＿＿＿＿＿＿＿＿。

2. 子宫宫体壁由 3 层组织构成，外层为＿＿＿＿＿＿，中间层为＿＿＿＿＿，内层为＿＿＿＿＿，可以发生＿＿＿＿＿＿变化而脱落，即产生＿＿＿＿＿＿。

　　3. 妇女一生各阶段包括＿＿＿＿＿、＿＿＿＿＿、＿＿＿＿＿、＿＿＿＿＿、

＿＿＿＿＿、＿＿＿＿＿。

【课后巩固】

一、名词解释

月经　月经周期　经期　月经初潮　排卵期

二、填空题

1. 排卵一般发生在月经来潮前＿＿＿＿左右。

2. 月经周期为 35 天的妇女，其排卵时间可能在月经周期第＿＿＿天。

3. 月经初潮至生殖器官发育成熟的时期称为＿＿＿＿。青春期的标志是＿＿＿＿。

4. 黄体发育成熟一般在排卵后＿＿＿天，若卵子未受精，黄体在排卵后＿＿＿天开始退化，黄体的平均寿命为＿＿＿天。

5. 雌激素可提高子宫平滑肌对＿＿＿＿的敏感性；可使子宫内膜发生＿＿＿＿变化；可使子宫颈黏液分泌＿＿＿、变＿＿＿、可使阴道上皮细胞内＿＿＿＿，故使阴道 pH＿＿＿，阴道酸度＿＿＿，大量雌激素可使乳汁分泌＿＿＿。

6. 孕激素＿＿＿子宫肌肉收缩，＿＿＿子宫对缩宫素的敏感性；使子宫内膜由＿＿＿转变为＿＿＿；使基础体温升高＿＿＿。

7. 两次月经第 1 天之间的间隔天数为＿＿＿，一般为＿＿＿天。月经持续流血天数称为＿＿＿，一般为＿＿＿天。一次月经的出血平均量约为＿＿＿。

8. 雄激素：可促进＿＿＿合成，＿＿＿发育以及＿＿＿生长。

9. 围绝经期一般开始于＿＿＿岁，历时＿＿＿年，表现为卵巢功能逐渐减退。

【综合练习】

A2 型题

1. 患者，女，26 岁，平素月经规律，月经周期为 28 天，该患者的排卵一般在月经周期的
   A. 第 5 天　　　　B. 第 12 天
   C. 第 14 天　　　D. 第 16 天
   E. 第 20 天

2. 患者，女，29 岁，平素月经规律，周期为 28 天，持续时间为 4 天，末次月经是 5 月 7 号，今天是 5 月 14 号，其子宫内膜变化处于
   A. 月经期　　　　B. 增生期
   C. 分泌期　　　　D. 月经前期
   E. 初潮期

3. 王女士，27 岁，宫颈黏液分泌减少，而且变得稠厚，此种变化受哪种激素影响
   A. HCG　　　　　B. 泌乳素
   C. 雌激素　　　　D. 孕激素
   E. 雄激素

4. 某女性，已婚，月经规律，月经周期第 28 天取子宫内膜检查所见：腺体缩小，内膜水肿消失，螺旋小动脉痉挛性收缩，有坏死、破裂，内膜下血肿。该内膜为
   A. 月经期　　　　B. 增生
   C. 分泌早期　　　D. 分泌期
   E. 月经前期

5. 患者女性，28 岁。平素月经规则，月经周期

为 36 天，其排卵时间大约在月经周期的

A．第 10 天　　　　　B．第 14 天

C．第 18 天　　　　　D．第 22 天

E．第 28 天

6. 某妇女，28 岁，平素月经规律，26～28 天一次，每次持续 4 天，其月经第一天是 10 月 1 日，今日是 10 月 3 日，那么，她的子宫内膜变化处于

A．月经期　　　　　B．增生期

C．分泌期　　　　　D．月经前期

E．初潮期

7. 某妇女，50 岁，6 个月前开始月经紊乱，并且出现潮热、潮红症状，情绪易于激动，那么，她可能处在生命中的

A．青春期　　　　　B．生育期

C．性成熟期　　　　D．围绝经期

E．老年期

8. 某女 14 岁，半年前月经来潮后，月经周期不规律，经量多少不定，现属于

A．青春期　　　　　B．性成熟期

C．围绝经期　　　　D．老年期

E．生育期

9. 某产妇，因新生儿原因，产后需回奶，可给予

A．雌激素　　　　　B．孕激素

C．雄激素　　　　　D．促卵泡素

E．生乳素

A3/A4 型题

（1～3 题共用题干）

女性，26 岁，平素月经规律，4/26～28 日。本次月经第 1 天是 11 月 1 日，今日是 11 月 3 日，来咨询关于月经保健知识，妇产科护士给予指导。

1. 她的子宫内膜变化处于

A．增生期　　　　　B．月经期

C．分泌期　　　　　D．月经前期

E．增生晚期

2. 现在她体内的性激素如何变化

A．雌激素升高

B．孕激素下降

C．雌、孕激素低水平

D．雌、孕激素高水平

E．促卵泡素低水平

3. 关于经期保健指导不正确的是

A．保持外阴清洁

B．避免冷水浴、盆浴、游泳及性生活

C．不宜参加剧烈运动和重体力劳动

D．注意劳逸结合

E．可食生冷刺激食物

（4～6 题共用题干）

某妇女的月经周期可以被描述成 $13\frac{3\sim5}{29}$ 天，末次月经是在 2003 年 11 月 30 日。

4. 她的月经周期是

A．3～5 天　　　　　B．13 天

C．24～26 天　　　　D．29 天

E．30 天

5. 她的初潮年龄是

A．3～5 岁　　　　　B．13 岁

C．24 岁　　　　　　D．29 岁

E．30 岁

6. 她的经期是

A．3～5 天　　　　　B．13 天

C．11 天　　　　　　D．29 天

E．30 天

（编者：蒋萍）

第三章　妊娠期妇女的护理

【知识要点】

妊娠是胚胎和胎儿在母体内发育成长的过程。卵子受精是妊娠的开始，胎儿及其附属物自母体排出是妊娠的终止。妊娠时间通常以孕妇末次月经第 1 日计算，妊娠全过程约 280 日，以 4 周（28 日）为一个妊娠月，共 10 个妊娠月。

第一节　妊娠生理

一、妊娠的过程

1. 受精：精子与卵子的结合过程称为受精。发生在排卵后的 12 h 内，整个过程约需 24 h。受精的卵子称为受精卵或孕卵。

2. 受精卵的发育与输送：受精卵借助输卵管平滑肌的蠕动和纤毛摆动向宫腔移动，同时进行有丝分裂，受精后 3 天形成桑葚胚，第 4 天进入宫腔，发育成晚期囊胚。

3. 植入：晚期囊胚侵入子宫内膜的过程，称为植入或着床。从受精后 6~7 天开始，11~12 天结束。

4. 蜕膜：妊娠期的子宫内膜称为蜕膜，按蜕膜与囊胚的关系将蜕膜分为底蜕膜、包蜕膜、真蜕膜。

5. 胚胎、胎儿的发育：受精后 8 周内（妊娠 10 周内）称为胚胎，是主要器官结构分化、形成时期。自受精后 9 周（妊娠 11 周）起称为胎儿，是生长、成熟时期。不同孕龄胎儿发育特征：

(1) 8 周末：胚胎初具人形，B 超见心脏搏动。

(2) 12 周末：外生殖器已发育。

(3) 16 周末：可确认胎儿性别。部分孕妇可以感到胎动。

(4) 20 周末：从孕妇腹壁能听到胎心。出生后有心跳、呼吸、吞咽、排尿功能。

(5) 28 周末：胎儿身长约 35 cm，体重约 1 000 g；出生后能啼哭、吞咽、呼吸，但生活力弱。20~28 周前娩出的胎儿称为有生机儿。

(6) 32 周末：胎儿身长约 40 cm，体重约 1 700 g。皮肤仍呈皱缩状，面部毳毛已脱落，出现指、趾甲。出生后注意护理可存活。

(7) 36 周末：胎儿身长约 45 cm，体重约 2 500 g。指（趾）甲已达指（趾）端。

(8) 40 周末：胎儿身长约 50 cm，体重约 3 400 g。胎儿发育成熟。

临床上可根据胎儿身长推算孕龄，计算公式为：

妊娠 20 周前　　身长＝妊娠月数的平方

妊娠 20 周后　　身长＝妊娠月数×5

二、胎儿附属物的形成及其功能

胎儿附属物是指胎儿以外的组织，包括胎盘、胎膜、脐带和羊水。

1. 胎盘：

(1) 胎盘的组成：由羊膜、叶状绒毛膜和底蜕膜组成。

(2) 胎盘的血液循环。

(3) 胎盘的功能：① 气体交换；② 营养物质供应；③ 排出胎儿代谢产物；④ 防御功能；⑤ 合成功能。

2. 胎膜：

(1) 组成：平滑绒毛膜、羊膜。

(2) 功能：重要作用是维持羊膜腔完整性，以保护胎儿。

3. 脐带：

(1) 长度为 30～100 cm（平均 55 cm）。

(2) 2 条脐动脉，1 条脐静脉。

(3) 功能。

4. 羊水：

(1) 来源。

(2) 量：正常足月羊水量为 800～1 000 ml。

(3) 性质：妊娠足月羊水略混浊、不透明，呈弱碱性，pH 为 7.20。

(4) 功能：保护胎儿，保护母体。

第二节　妊娠期母体的生理变化与调适

一、妊娠期母体的生理变化

1. 生殖系统：

(1) 子宫：妊娠期变化最大的器官。

① 子宫体：增大变软，妊娠 12 周以后超出盆腔；妊娠晚期呈不同程度右旋。

② 子宫峡部：妊娠 12 周以后，逐渐伸展拉长（临产时可达 7～10 cm），变薄，称为子宫下段，成为产道的一部分。

③ 子宫颈：自妊娠早期变软、充血、水肿，呈紫蓝色；黏液栓形成。

(2) 卵巢：停止排卵；形成妊娠黄体维持早期妊娠。

(3) 输卵管。

(4) 阴道及外阴。

2. 乳房：乳房增大，乳头、乳晕着色，"蒙氏结节"，初乳。

3. 循环系统：

(1) 心脏：

① 移位：心脏向左、向上、向前移位。

② 心率增快：增加约 10～15 次/min。

(2) 血压：24～26 周后轻度升高。

(3) 静脉压：① 痣、下肢及外阴静脉曲张；② 仰卧位低血压综合征。

4. 血液系统：

(1) 血容量增加：血容量自妊娠 6 周开始增加，至妊娠 32~34 周达高峰，此后持续此水平直至分娩。

(2) 生理性贫血。

(3) 血液高凝。

5. 呼吸系统：过度通气、易发生上呼吸道感染。

6. 消化系统：早孕反应、便秘。

7. 泌尿系统：尿糖、夜尿、尿频、肾盂肾炎（右侧）。

8. 内分泌系统。

9. 其他：

(1) 皮肤：妊娠斑、妊娠纹。

(2) 体重：13 周起每周增加 350 g，不超过 500 g，整个孕期增加约 12.5 kg。

(3) 矿物质代谢：中、晚期应补钙、铁。

二、妊娠期母体的调适

第三节　妊娠诊断

临床上将妊娠分为三个时期：妊娠 13 周末以前称为早期妊娠；第 14～27 周末称为中期妊娠；第 28 周及其后称为晚期妊娠。

一、早期妊娠诊断

1. 症状体征：

(1) 停经：最早与最重要的症状。

(2) 早孕反应：于停经 6 周左右出现，多于妊娠 12 周左右自行消失。

(3) 尿频：妊娠早期出现，妊娠 12 周以后自然消失。

(4) 乳房：乳头及乳晕着色，蒙氏结节。

(5) 妇科检查：子宫增大、黑加征。

2. 辅助检查：

(1) 妊娠试验：血、尿液 HCG，可协助诊断早期妊娠。

(2) 超声检查：是检查早期妊娠快速、准确的方法。最早在妊娠 5 周时见到原始心管搏动。

(3) 宫颈黏液检查。

(4) 黄体酮试验。

二、中、晚期妊娠诊断

1. 症状、体征：

(1) 子宫增大：手测宫底高度或尺测耻上子宫长度，估计胎儿大小与孕周是否相符。见表 3-1。

表 3-1　不同妊娠周数的子宫底高度及子宫长度

妊娠周数（妊娠月份）	手测宫底高度	尺测耻上宫底高度
12 周（3 个月末）	耻骨联合上 2～3 横指	
16 周（4 个月末）	脐耻之间	
20 周（5 个月末）	脐下 1 横指	18（15.3～21.4）cm
24 周（6 个月末）	脐上 1 横指	24（22.0～25.1）cm
28 周（7 个月末）	脐上 3 横指	26（22.4～29.0）cm
32 周（8 个月末）	脐与剑突之间	29（25.3～32.0）cm
36 周（9 个月末）	剑突下 2 横指	32（29.8～34.5）cm
40 周（10 个月末）	脐剑之间或略高	33（30.0～35.3）cm

(2) 胎动：胎儿的躯体活动。时间：妊娠 18～20 周。正常值：3～5 次/h。

(3) 胎心音：反映胎儿宫内安危的信号。时间：妊娠 18～20 周。正常值：110～160 次/min。

(4) 胎体：24 周后可进行腹部触诊辨别胎体部分及胎先露、胎方位。

2. 辅助检查：

(1) 超声检查：18～24 周可做胎儿系统检查，筛查胎儿畸形。

(2) 胎儿心电图。

三、胎姿势、胎产式、胎先露及胎方位

1. 胎姿势：胎儿在子宫内的姿势。32 周后相对恒定。

2. 胎产式：胎儿身体纵轴与母体纵轴之间的关系。

3. 胎先露：最先进入骨盆入口的胎儿部分。

4. 胎方位（胎位）：胎儿先露部指示点与母体骨盆的关系。正常的胎方位有枕左前（LOA）和枕右前（ROA）。

5. 可通过腹部视诊、腹部触诊和必要时的肛门指诊、阴道检查及 B 型超声检查，确定胎产式、胎先露及胎方位。

第四节　妊娠期管理

围生医学又称围产医学，是研究在围生期内对围生儿及孕产妇卫生保健的一门科学。围生期又称围产期，包括产前、产时、产后的一段时期。我国采用的围生期规定是：从妊娠满 28 周（胎儿体重 1 000 g，或身长 35 cm）至产后 1 周。

首次产前检查从确诊早孕开始，妊娠 20～36 周每 4 周检查 1 次，36 周后每周检查 1 次，高危妊娠者酌情增加产检次数。

一、护理评估

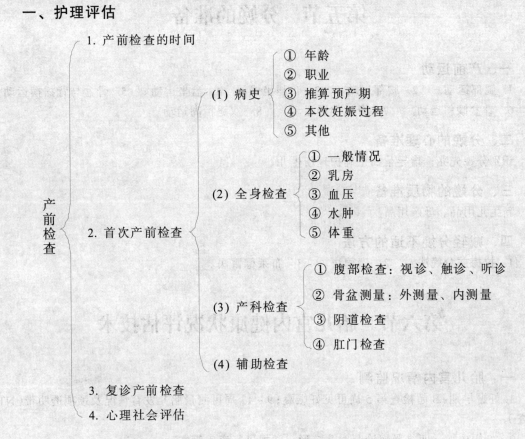

产前检查
- 1. 产前检查的时间
- 2. 首次产前检查
  - (1) 病史
    - ① 年龄
    - ② 职业
    - ③ 推算预产期
    - ④ 本次妊娠过程
    - ⑤ 其他
  - (2) 全身检查
    - ① 一般情况
    - ② 乳房
    - ③ 血压
    - ④ 水肿
    - ⑤ 体重
  - (3) 产科检查
    - ① 腹部检查：视诊、触诊、听诊
    - ② 骨盆测量：外测量、内测量
    - ③ 阴道检查
    - ④ 肛门检查
  - (4) 辅助检查
- 3. 复诊产前检查
- 4. 心理社会评估

二、常见护理诊断和护理措施

中晚期妊娠孕妇的主要护理诊断及合作性问题与护理措施见表 3-2。

表 3-2　中晚期妊娠孕妇的主要护理诊断及合作性问题与护理措施

护理诊断/问题	主要护理措施
1. 体液过多：水肿及下肢静脉曲张	(1) 嘱孕妇注意休息，抬高下肢，促进静脉回流。 (2) 避免长时间站或坐，以免水肿加重。 (3) 适当限制盐的摄入，但不必限制水分。 (4) 如下肢明显水肿或经休息后不见消退者，应及时检查。
2. 舒适改变；腰背痛、下肢痉挛等	(1) 腰背痛：指导孕妇保持正确的坐、站、走路的姿势，穿平底鞋。局部热敷、睡硬床垫，腰背部垫枕头。 (2) 下肢痉挛：指导孕妇增加钙和维生素 D 的摄入。 (3) 仰卧位低血压综合征：指导孕妇以左侧卧位休息。
3. 焦虑	心理护理。

三、孕期保健知识宣教

1. 饮食指导。　2. 活动与休息。　3. 衣着与卫生。　4. 用药指导。　5. 性生活指导。

6. 孕期自我监护：① 听胎心音；② 胎动计数。　7. 异常症状。

第五节　分娩的准备

一、产前运动

1. 腿部运动。　2. 腰部运动。　3. 盘腿坐式。　4. 盘坐运动。　5. 骨盆与背摇摆运动。
6. 骨盆倾斜运动。　7. 脊柱伸展运动。　8. 双腿抬高运动。

二、分娩的心理准备

识别分娩先兆；指导孕妇正确护理新生儿。

三、分娩的物质准备

新生儿用品、母亲用品。

四、减轻分娩不适的方法

1. 拉梅兹分娩法。　2. 瑞德法。　3. 布莱德雷法。

第六节　胎儿宫内健康状况评估技术

一、胎儿宫内情况监测

1. 妊娠早期：B超检查第5周可见妊娠囊；9~13周可测量胎儿发育情况及颈项透明带（NT检查）。

2. 妊娠中期：四维彩超诊断胎儿畸形，常规进行唐氏筛查。

3. 妊娠晚期：

(1) 定期产前检查。

(2) 胎动计数。

(3) 胎儿影像学监测及血流动力学监测。

(4) 胎儿电子监护：

① 监测胎心率：

· 胎心率基线：每分钟心搏次数和胎心率变异。

· 胎心率一过性变化：

加速：无害。

减速：早减；变异减速；晚减（胎盘功能不良，胎儿缺氧）。

② 预测胎儿宫内储备能力：

· 无应激试验（NST）：有反应型和无反应型。

· 缩宫素激惹试验（OCT）：加速、减速。

· 胎儿生物物理监测：B超和胎儿电子监护仪联合监测。

二、胎盘功能检查

1. 胎动：胎动 < 10 次/12 h，提示胎盘功能低下。

2. 孕妇尿雌三醇（E_3）值：24 h 尿 E_3 < 10 mg 为危险值。

3. 孕妇血清人胎盘生乳素（HPL）测定。

4. 胎儿生物物理监测。

三、胎儿成熟度检查

1. 羊水 L/S 比值。　2. 羊水泡沫试验。

【课前预习】

一、基础复习

子宫的结构及功能。

二、预习目标

1. 妊娠全过程分为 3 个阶段：＿＿＿＿＿＿称为早期妊娠，＿＿＿＿＿＿称为中期妊娠，＿＿＿＿＿＿称为晚期妊娠。

2. 胎儿附属物是指胎儿以外的组织，包括＿＿＿＿＿＿＿＿＿＿。

【课后巩固】

一、名词解释

妊娠　受精　着床　胎先露　胎方位

二、填空题

1. 以＿＿＿＿＿＿＿＿作为妊娠的开始计算预产期，妊娠全过程约＿＿＿周，＿＿＿＿天。胚胎、胎儿的发育以＿＿＿＿＿＿为 1 个孕龄单位。妊娠＿＿＿＿＿＿称为胚胎，自妊娠＿＿＿＿起称为胎儿。

2. 妊娠＿＿＿＿＿＿胚胎初具人形，B 型超声可见心脏搏动；＿＿＿＿＿＿从外生殖器可确认性别；28 周末身长＿＿＿＿＿＿，体重约＿＿＿＿＿＿，出生可存活；36 周末体重约＿＿＿＿＿＿；40 周末身长约＿＿＿＿＿＿，体重约＿＿＿＿＿＿。

3. 胎盘由＿＿＿＿＿＿、＿＿＿＿＿＿、＿＿＿＿＿＿构成。足月妊娠胎盘呈圆形或椭圆形盘状，直径＿＿＿＿＿＿，中央厚，边缘薄，重约＿＿＿＿＿＿。分为胎儿面和母面，＿＿＿＿＿＿覆有羊膜呈灰白色，＿＿＿＿＿＿＿＿＿＿呈暗红色，粗糙，有 20 个左右胎盘小叶。

4. 胎盘位于胎儿与母体之间，是保证＿＿＿＿＿＿和维持＿＿＿＿＿＿的重要器官。具有＿＿＿＿＿＿、＿＿＿＿＿＿、＿＿＿＿＿＿和合成功能等。

5. 胎膜由＿＿＿＿＿＿和＿＿＿＿＿＿组成。胎膜的重要作用是＿＿＿＿＿＿＿＿＿＿＿＿＿＿，起到保护胎儿的作用。

6. 脐带是母体与胎儿间进行物质交换的重要通道，足月时长约＿＿＿＿＿＿，平均约 55 cm。内有＿＿＿脐静脉，＿＿＿脐动脉，受压时＿＿＿＿＿＿，可导致＿＿＿＿＿＿＿＿＿＿，甚至死亡。

7. 羊水为充满在羊膜腔内的液体，随妊娠进展量逐渐增加。38 周时约＿＿＿＿＿＿，以后逐渐减少，40 周时约＿＿＿＿＿＿，早期为无色澄清液体，足月时略浑浊，不透明，呈弱碱性，pH 约＿＿＿＿＿＿。

8. ＿＿＿＿＿＿是妊娠期变化最大的器官，＿＿＿＿＿＿周后耻骨联合上可触及宫底，妊娠晚期子宫略＿＿＿＿＿＿，足月时子宫大小为＿＿＿＿＿＿，宫腔容积约＿＿＿＿＿＿，重量约＿＿＿＿＿＿。

9. 子宫峡部非孕时长约＿＿＿＿＿＿，妊娠后变软拉长形成＿＿＿＿＿＿，临产时长达＿＿＿＿＿＿。

10. 妊娠后乳晕的皮脂腺肥大，形成散在的结节状隆起，称_____。

11. 妊娠期血容量于_____达高峰，血浆增加多于红细胞，血液被稀释，出现_____。

12. 孕妇长时间仰卧位，子宫压迫下腔静脉，_____，出现仰卧位低血压综合征，故妊娠中晚期应鼓励孕妇_____卧位休息。

13. 妊娠 13 周后平均每周体重增加_____，正常不应超过_____，至足月时平均增加_____。

14. 早期妊娠最早、最重要的症状是_____。早孕反应一般在停经_____周左右出现，妊娠_____周左右自然消失。

15. 妊娠_____时，双合诊检查子宫峡极软，子宫体和子宫颈似不相连，称_____。

16. 孕妇于_____开始自觉胎动，正常胎动每小时约_____；胎心音是反映胎儿宫内安危的信号，妊娠_____可用听诊器在腹壁听到胎心音，呈双音，正常范围是_____次/min。

17. 妊娠早期和晚期，因_____，孕妇可出现尿频。

18. 妊娠期应适当减少性生活次数，_____以前以及_____以后应避免性生活，以防流产、早产和感染等。

19. 胎儿生物物理监测及 Manning 评分法，包括_____、_____、_____、_____和_____5 个方面。

20. 出现晚期减速一般认为是胎盘功能_____、_____的表现。

【综合练习】

A2 型题

1. 高女士，孕 39 周，测 B 超了解其羊水量。检测报告单上列出的足月妊娠正常平均羊水量是
   A．200～400 ml
   B．500～700 ml
   C．800～1 000 ml
   D．1 100～1 300 ml
   E．1 400～1 600 ml

2. 某孕妇孕 30 周，长时间仰卧后，出现血压下降表现，主要原因是
   A．脉率增快　　　B．脉压增大
   C．脉压减少　　　D．回心血量增加
   E．回心血量减少

3. 24 岁已婚妇女，既往月经不规律，停经 70 天，应首先进行下列哪项辅助检查
   A．妊娠试验　　　B．黄体酮试验
   C．测量基础体温　D．腹部 X 线摄片
   E．B 型超声检查

4. 刘女士，末次月经日期记不清，来医院检查时子宫底在脐上一横指，胎心音正常。估计妊娠为
   A．16 周末　　　B．20 周末
   C．24 周末　　　D．28 周末
   E．32 周末

5. 患者女性，27 岁。既往月经规律，停经 50 天。近 3 天晨起呕吐、厌油，伴轻度尿频，最可能的诊断是
   A．早期妊娠　　　B．膀胱炎
   C．病毒性肝炎　　D．继发性闭经
   E．妊娠剧吐

6. 孕妇，25 岁。末次月经不详，产科检查测得腹围 99 cm，宫高 35 cm，胎头已入盆且固定，5 个月前自感胎动。估计孕周为
   A．28 周　　　　B．32 周
   C．34 周　　　　D．36 周
   E．36～40 周

7. 妊娠 6 周，行妇科检查，不可能出现的特征是
   A．子宫变软
   B．子宫增大呈球形
   C．黑加征(+)
   D．阴道分泌物增多，酸性增加
   E．宫颈管变短，呈紫蓝色

8. 孕 30 周，骶左前位，胎心音的听诊部位应在
   A．脐下左侧　　　　B．脐下右侧
   C．脐上右侧　　　　D．脐上左侧
   E．脐周

9. 某孕妇，妊娠 38 周时来医院检查，以下哪项不正常
   A．枕右前位
   B．血压 142/90 mmHg
   C．胎心率 150 次/min
   D．胎动 3 ~ 5 次/h
   E．下肢轻度水肿

10. 女性，29 岁，孕 30 周，产前检查胎儿呈纵产式，故其不会是下列哪种胎先露
    A．枕先露　　　　B．臀先露
    C．肩先露　　　　D．面先露
    E．膝先露

11. 实习生小王为某孕妇听胎心，下面属正常胎心音频率的是
    A．100 次/min　　B．80 次/min
    C．105 次/min　　D．170 次/min

12. 汪女士，妊娠 28 周，产前检查均正常。咨询监护胎儿情况最简单的方法，应指导其采用
    A．胎心听诊　　　　B．自我胎动计数
    C．测宫高、腹围　　D．B 超检查
    E．电子胎心监护

13. 张女士，孕 20 周后行自我胎动计数，提示可能有胎儿宫内缺氧的是
    A．3 ~ 4 次/h　　　　B．3 ~ 5 次/h
    C．< 10 次/12 h　　　D．20 次/12h
    E．30 次/12h

14. 一位初孕 50 天的妇女向护士咨询，孕期哪段时间应禁止性生活，正确回答是在妊娠
    A．2 个月内及最后 1 个月
    B．2 个月内及最后 2 个月
    C．3 个月内及最后半个月
    D．3 个月内及最后 1 个月
    E．在妊娠 12 周内和 28 周以后应避免性生活

15. 关于胎盘的功能，错误的是
    A．供给营养物质及排泄作用
    B．能替代胎儿呼吸功能
    C．IgG 可通过胎盘使胎儿获得抗体
    D．能防御细菌、病毒及药物通过
    E．能合成激素和酶

A3/A4 型题

（1 ~ 2 题共用题干）

某月经周期正常规律的孕妇，目前怀孕 28 周，孕期进展顺利。

1. 胎儿身长约为
   A．30 cm　　　　B．35 cm
   C．40 cm　　　　D．45 cm
   E．50 cm

2. 胎儿体重约
   A．500 g　　　　B．1000 g
   C．1500 g　　　　D．2000 g
   E．2500 g

（3 ~ 6 题共用题干）

王某，28 岁，未产妇，述说平素月经规律，28 天一次，每次持续 3 ~ 4 天。其末次月经是 2 月 11 日，距今已有 8 周，现患者感觉疲乏，乳房触痛明显。

3. 除以上体征外，护士若考虑该妇女怀孕，其另外的可能表现是
   A．妊娠纹　　　　B．胎动感
   C．恶心　　　　　D．妊娠斑
   E．以上均是

4. 化验报告提示尿妊娠反应(+)，此化验的原理是查体内的
   A．催产素水平
   B．黄体酮水平
   C．雌激素水平

D．人绒毛膜促性腺激素水平

E．黄体生成素水平

5．为了进一步确诊其是否怀孕，下列可以提供确诊依据的检查是

 A．多普勒听胎心

 B．胎动

 C．放射检查脊柱轮廓

 D．B超显示胎心搏动

 E．检查血中激素水平

6．该孕妇的预产期是

 A．10月18日 　　B．11月5日

 C．11月18日 　　D．12月5日

 E．12月18日

（7～8题共用题干）

某孕妇，末次月经不详，自述停经半年多，检查发现子宫底位于脐与剑突之间，胎心正常。

7．该孕妇可能的孕周是

 A．24周末 　　B．26周末

 C．28周末 　　D．30周末

 E．32周末

8．此阶段该孕妇必须做的检查是

 A．血常规 　　B．HCG测定

 C．心电图 　　D．脑电图

 E．胸透

（9～10题共用题干）

产前检查门诊，护士在对前来检查的孕妇做骨盆外测量，测得髂棘间径25 cm，髂嵴间径26 cm，骶耻外径19 cm。坐骨结节间径9 cm，耻骨弓角度75°。

9．骨盆外测量异常的是

 A．髂棘间径 　　B．髂嵴间径

 C．骶耻外径 　　D．坐骨结节间径

 E．耻骨弓角度

10．如果坐骨结节间径小于8 cm，应测量

 A．出口前矢状径 　　B．出口后矢状径

 C．骶耻内径 　　D．出口横径

 E．对角径

（11～12题共用题干）

产前门诊护士要教会孕妇夫妇自我检查妊娠各期的生理变化。

11．妊娠期乳房的变化有

 A．乳房红肿

 B．乳头凹陷

 C．乳头皲裂

 D．乳头、乳晕色素沉着

 E．孕早期可挤出初乳

12．孕妇在中、晚期妊娠的表现，正常的是

 A．子宫增大有压痛

 B．妊娠16～20周起孕妇自觉胎动

 C．妊娠8周起腹部听到胎心音

 D．妊娠20周后偶有阴道流液

 E．每周体重增加超过0.5 kg。

（13～14题共用题干）

孕妇，32岁，孕24周。末次月经为2016年10月4日，已建立围生期保健卡，今来院做产前系列检查。

13．产前检查的间隔时间是

 A．自20周起每4周1次

 B．自20周起每2周1次

 C．20～36周期间每2周1次，自36周起每周1次

 D．28～36周期间每2周1次，自36周起每周1次

 E．20～36周期间每4周1次，自36周起每周1次

14．目前对该孕妇进行的护理，不正确的是

 A．进行腹部触诊，判断胎方位、胎先露

 B．向孕妇讲解有关孕期保健知识

 C．胎儿系统检查，筛查胎儿畸形

 D．为孕妇安排产前检查时间

 E．进行尿妊娠试验

15．产前检查发现其血色素偏低，需补充铁剂，正确的服药时间是

 A．餐前30 min 　　B．餐后20 min

 C．睡前 　　D．晨起后

 E．空腹

（编者：曾维红）

第四章　分娩期妇女的护理

【知识要点】

妊娠满 28 周及以上，胎儿及其附属物从临产开始到全部从母体产道排出的过程，称为分娩。

1. 足月产：妊娠满 37 周、不满 42 周间分娩。

2. 早产：妊娠满 28 周、不满 37 周间分娩。

3. 过期产：妊娠满 42 周及以后分娩。

第一节　影响分娩的因素

一、产力

产力是指将胎儿及其附属物从子宫内逼出的力量。包括：

1. 子宫收缩力（简称宫缩）：是临产后的主要动力。具有三个特点：① 节律性；② 对称性和极性；③ 缩复作用。

2. 腹肌及膈肌收缩力（统称腹压）。

3. 肛提肌收缩力。

二、产道

产道是胎儿娩出的通道，分为骨产道及软产道两部分。

1. 骨产道：① 骨盆各平面及其径线；② 骨盆轴及骨盆倾斜度。

2. 软产道：是由子宫下段、宫颈、阴道、外阴及盆底软组织构成的弯曲通道。

(1) 子宫下段的形成：由非孕时长约 1 cm 的子宫峡部拉长到 7～10 cm 形成。

(2) 子宫颈的变化：

① 宫颈管消失：初产妇颈管先消失，宫口后扩张;经产妇多是颈管消失与宫口扩张同时进行。

② 宫颈口扩张：临产后宫口扩张主要是子宫收缩及缩复向上牵拉的结果。当宫口开全（10 cm）时，妊娠足月胎头方能通过。

(3) 骨盆底、阴道及会阴的变化。

三、胎儿

1. 胎儿大小：在分娩过程中，胎儿大小是决定分娩难易的重要因素之一。胎头是胎体的最大部分，也是胎儿通过产道最困难的部分。

(1) 胎头颅骨。

(2) 胎头径线：

① 双顶径：9.3 cm，胎头最大横径，通过 B 超测量可评估胎儿大小。

② 枕额径：11.3 cm。

③ 枕下前囟径：9.5 cm，胎头俯屈后以此径线通过产道。

④ 枕颏径：13.3 cm。

2. 胎位：胎体纵轴与骨盆轴相一致，容易通过产道。矢状缝和囟门是确定胎位的重要标志。

3. 胎儿畸形：如脑积水、连体儿等。

四、精神心理因素

第二节　枕先露的分娩机制

分娩机制是指胎儿先露部在通过产道时，为适应骨盆各平面的不同形态，被动地进行一系列适应性转动，以其最小径线通过产道的全过程。

1. 衔接：初产妇多在临产前 1~2 周内衔接，经产妇多在分娩开始后才衔接。

2. 下降：呈间断性并始终贯穿分娩全过程之中。临床上以坐骨棘为判断胎头下降程度的重要标志。

3. 俯屈：入盆时的半俯屈位枕额径（11.3 cm）变为俯屈位枕下前囟径（9.5 cm），以最小的径线适应产道。

4. 内旋转。

5. 仰伸。

6. 复位及外旋转。

7. 胎肩及胎儿娩出。

第三节　先兆临产、临产与产程

一、先兆临产

1. 假临产：不规律的子宫收缩。

2. 胎儿下降感。

3. 见红：先兆临产最可靠的征象。

二、临产诊断及产程分期

1. 临产诊断：有规律且逐渐增强的子宫收缩，同时伴有进行性子宫颈管消失、宫口扩张和胎先露部下降。

2. 产程分期：

(1) 总产程：是指从出现规律宫缩至胎儿、胎盘全部娩出为止。

(2) 第一产程（宫颈扩张期）：从出现规律宫缩至宫口开全。

(3) 第二产程（胎儿娩出期）：从宫口开全至胎儿娩出。

(4) 第三产程（胎盘娩出期）：从胎儿娩出至胎盘娩出。

第四节　分娩期妇女的护理

一、第一产程

1. 临床表现：

(1) 规律宫缩：产程开始时，宫缩持续约 30 s，间隔 5~6 min，随产程进展，持续时间渐长且强度增加，间歇期渐短。

(2) 宫颈扩张：临产后规律宫缩的结果。

(3) 胎先露下降：胎头下降是否顺利，是决定能否经阴道分娩的重要观察项目。

(4) 胎膜破裂：多发生在宫口近开全时。

2. 护理评估：

(1) 健康史：重点了解本次妊娠情况。

(2) 身体状况：

① 一般情况。

② 胎儿宫内情况。

③ 子宫收缩。

④ 宫口扩张和先露下降：

· 潜伏期：从出现规律宫缩至宫口开张 3 cm，不超过 16 h。

· 活跃期：宫口扩张 3 cm 至宫口开全，不超过 8 h。

· 胎头下降程度以颅骨最低点与坐骨棘平面的关系为标志。

⑤ 肛门检查。

⑥ 阴道检查。

⑦ 胎膜破裂及羊水观察。

(3) 心理-社会状况。

(4) 辅助检查。

3. 主要护理诊断及合作性问题与护理措施：见表 4-1。

表 4-1　分娩期妇女第一产程的主要护理诊断及合作性问题与护理措施

护理诊断/问题	主要护理措施
1. 急性疼痛：与子宫收缩及宫颈扩张有关。	减轻疼痛，促进舒适： (1) 协助入院，热情接待，耐心讲解； (2) 指导缓解疼痛的方法。
2. 知识缺乏。	分娩知识宣教与生活护理： (1) 清洁； (2) 饮食； (3) 活动与休息； (4) 排尿与排便，灌肠。
3. 潜在并发症：产力异常，胎儿窘迫。	观察产程，预防并发症：观察宫缩→听胎心→宫口扩张和胎先露下降→绘制产程图→破膜情况→生命体征

二、第二产程

1. 临床表现：

(1) 宫缩频而强。

(2) 产妇屏气。

(3) 先露下降及胎头娩出：

· 拔露：胎头露、缩。

· 着冠：胎头不再回缩。

2. 护理评估：

(1) 健康史：评估产妇的生命体征、产程进展、胎儿宫内情况。

(2) 身心状况：了解宫口开全时间，宫缩、胎心、羊水等情况，有无排便感，观察胎头拨露，评估会阴条件，判断是否需行会阴切开术。评估产妇心理状态。

(3) 辅助检查：用胎儿监护仪监测胎心率及时发现异常，及时处理。

3. 主要护理诊断及合作性问题与护理措施：见表 4-2。

表 4-2　分娩期妇女第二产程的主要护理诊断及合作性问题与护理措施

护理诊断/问题	主要护理措施
1. 焦虑。	陪伴分娩、消除焦虑。
2. 知识缺乏。	指导正确使用腹压。
3. 有母儿受伤的危险：软产道损伤、胎儿窘迫、新生儿窒息或产伤等。	协助分娩，预防并发症： (1) 密切观察产程进展：监测胎心，每 5～10 min 听一次。 (2) 接生准备：初产妇宫口开全、经产妇宫口扩张 4 cm 时将产妇送至产房。 (3) 接生： · 产妇：正确应用腹压。 · 接生要领：保护会阴并协助胎头俯屈。 · 保护会阴时间：从胎头拨露、阴唇后联合张力较紧时开始直至胎肩娩出。

三、第三产程

1. 临床表现：

(1) 子宫收缩：胎儿娩出后，产妇稍感轻松，宫缩暂停几分钟后再现。

(2) 胎盘剥离与娩出。

(3) 阴道流血：正常分娩出血量不超过 300 ml。

2. 护理评估：

(1) 健康史：了解第一、二产程的临床经过及护理。

(2) 身心状况：

① 评估新生儿 Apgar 得分：身长、体重、体表有无畸形等，见表 4-3。

表 4-3 新生儿阿普加（Apgar）评分法

表现 \ 分数		0	1	2
Appearance 肤色红润程度				
Pulse 脉搏或心率		0	< 100	≥100
Grimace 刺激后反应				
Activity 肌张力				
Respiration 呼吸		0	弱 不规则	强 哭声响亮

② 胎盘剥离：

· 剥离征象：

宫体变硬由球形变为狭长形，宫底升高达脐上；

阴道少量出血；

阴道口外露的脐带自行下降延长；

接生者用左手掌尺侧缘轻压产妇耻骨联合上方，将宫体向上推，而外露的脐带不再回缩。

· 娩出方式：胎儿面娩出式；母体面娩出式。

· 娩出后评估：胎盘胎膜完整性、有无副胎盘。

③ 子宫收缩及阴道出血。

④ 会阴伤口。

(3) 心理-社会状况。

(4) 辅助检查。

3. 主要护理诊断及合作性问题与护理措施：见表 4-4。

表 4-4 分娩期妇女第三产程的主要护理诊断及合作性问题与护理措施

护理诊断/问题	主要护理措施
1. 潜在并发症：新生儿窒息、产后出血。	正确处理第三产程，预防并发症： (1) 正确处理新生儿，预防新生儿窒息； (2) 正确助娩胎盘，预防产后出血。
2. 母子依恋关系改变的危险。	提供舒适，情感支持：帮助产妇进入母亲角色。如新生儿无异常，产后 1 h 内可将新生儿抱给母亲进行第 1 次哺乳，吸吮乳头 30 min，建立母子情感，促进乳汁分泌。

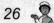

第五节　分娩期妇女疼痛的护理

一、分娩疼痛的特点及其产生机制

1. 分娩疼痛的特点：有其时间局限性和特征性。

2. 分娩疼痛产生的因素：① 宫颈生理性扩张；② 宫缩痛；③ 胎头下降；④ 组织损伤；⑤ 痛阈；⑥ 膀胱、尿道、直肠受压；⑦ 其他。

3. 影响分娩疼痛的因素：① 心理因素；② 身体因素；③ 社会因素；④ 文化因素。

二、护理评估

1. 健康史。

2. 身心状况。

3. 辅助检查。

三、护理诊断

1. 焦虑：与未知分娩过程和结果有关。

2. 个人应对无效：与过度疼痛及未能应用应对技巧有关。

四、护理措施

1. 一般护理。

2. 非药物性分娩镇痛。

3. 药物性分娩镇痛。

4. 健康指导。

第六节　阴道分娩常用手术

一、会阴切开术

1. 会阴侧切术。

2. 会阴正中切开术。

二、胎头吸引术

三、产钳术

【课前预习】

一、基础复习

1. 骨盆各平面及其径线。

2. 胎头颅骨。

二、预习目标

1. 子宫体与子宫颈之间的狭窄部位为＿＿＿＿＿＿＿＿＿，非孕时长＿＿＿＿＿＿。

2. 骨盆入口平面前后径又称_____，长_____cm，中骨盆平面横径即_____间径，长_____cm，骨盆出口平面横径又称_____间径，长_____cm。

3. 两顶骨之间的缝隙称_____缝，顶骨与两额骨之间的缝隙称_____缝，枕骨与顶骨之间的缝隙称_____缝。

【课后巩固】

一、名词解释

分娩　见红　临产　衔接　下降　拨露　着冠　第一产程　第二产程
第三产程　潜伏期　活跃期

二、填空题

1. 妊娠_____间分娩为足月产、妊娠_____间分娩为早产、妊娠满_____以上分娩称为过期产。

2. 决定分娩的因素包括_____、_____、_____及_____。

3. 子宫收缩力是分娩的_____，_____是第二产程分娩时的重要辅力，肛提肌收缩力可协助胎先露完成_____。

4. 临产后正常宫缩具有_____性、_____性、_____，并具有缩复作用。

5. 产道包括骨产道和_____。骨产道即是指_____，软产道是由_____、_____、_____构成的弯曲管道。

6. 胎体最大部分是_____，也是胎儿通过产道最_____的部分。

7. 胎头径线包括枕下前囟径长_____、枕额径 11.3 cm、枕颏径 13.3 cm、双顶径_____。

8. 临产先兆包括_____、_____、_____，其中_____是临产先兆的可靠症状。

9. _____的宫缩，伴进行性_____、_____和_____为临产的可靠标志。

10. _____为第一产程，初产妇需 11～12 h；从_____为第二产程，一般初产妇需 1～2h；_____为第三产程，需 5～15 min，不应超过_____。

11. 第一产程应鼓励产妇每_____h 排尿 1 次，以免_____影响_____。

12. 初产妇胎头衔接多在_____，经产妇常在_____。

13. 第一产程潜伏期每隔_____听胎心一次，活跃期每隔_____min 听胎心一次，第二产程每隔_____min 听胎心一次，应在宫缩_____听胎心，每次听_____。

14. 第三产程新生儿娩出后，首先_____，然后_____，出生后_____min 进行阿普加评分。

15. 阿普加评分五项指征是：_____、_____、_____、_____、_____，共 10 分。_____分属正常新生儿；_____分为轻度窒息，_____分为重度窒息，须紧急抢救。_____后再次评分。

16. 新生儿出生后_____首次哺乳。

17. 为预防产后出血，产后留在产房观察_____。

18. 将产妇送入产房准备接生的指征是初产妇宫口开至_____，经产妇口开大_____。

19. 临产后检查先露部下降程度，应以_____为标记，胎头下降程度 S+2 是指胎头_____最低点在坐骨棘平面下_____。

20. _____和_____是确定胎位的重要标志。

【综合练习】

A2 型题

1. 某产妇，孕 37 周。临产 10 h。肛查：宫口已全开，先露为头，位于坐骨棘下 4cm，此时产力组成是
   A. 子宫收缩力
   B. 子宫收缩力+腹肌收缩力
   C. 子宫收缩力+膈肌收缩力
   D. 子宫收缩力+腹肌收缩力+膈肌收缩力
   E. 子宫收缩力+腹肌收缩力+膈肌收缩力+肛提肌收缩力

2. 某孕妇，第 1 胎，妊娠 39 周来院检查，医生告之临产先兆，收住院。最可靠的依据是
   A. 宫缩强度增加　　B. 胎儿下降感
   C. 见红　　　　　　D. 上腹部舒适感
   E. 尿频

3. 初产妇，足月临产入院。检查：宫口已开大 6 cm，枕右前位，胎心正常，其他无异常。以下护理措施中错误的是
   A. 卧床休息
   B. 鼓励进食
   C. 外阴清洁，备皮
   D. 不能自解小便者给予导尿
   E. 给予温肥皂水灌肠

4. 张女士，26 岁。妊娠 40 周，规律宫缩 8 h，宫口开大 3 指，胎心 136 次/min，宫缩每 3~4 min 一次，每次持续 30 s，产妇精神非常紧张不断叫嚷"活不成了"。该产妇首先的护理是
   A. 严密观察产程　　B. 按时听胎心
   C. 做好心理调适　　D. 按时做肛查
   E. 鼓励进食

5. 产妇王女士，第二胎，孕 40 周，第一胎因前置胎盘行剖宫产术，检查宫口开大 2 cm，胎位为枕左前，胎心音 132 次/min。

制订的护理措施中哪项是错误的
   A. 剃毛（备皮）
   B. 灌肠
   C. 鼓励少量多次进食
   D. 严密观察产程
   E. 勤听胎心音

6. 初产妇王女士，妊娠 39 周住院待产，检查：规律宫缩，枕左前位，胎心 146 次/min，宫口开大 3 cm，在产程护理措施中错误的是
   A. 指导合理进食
   B. 休息时取左侧卧位
   C. 宫缩时嘱正确用腹压
   D. 每隔 1~2 h 听一次胎心
   E. 鼓励 2~4 h 排尿一次

7. 产妇孙女士，自然分娩。产后 2 h 观察内容不包括
   A. 血压及脉搏　　　B. 子宫收缩情况
   C. 阴道流血量　　　D. 乳汁分泌情况
   E. 膀胱充盈情况

8. 某产妇已临产 4 h，护士小王为其检测宫缩时，发现每次宫缩时都是宫底部最强，这中表现是宫缩的哪一种特性
   A. 对称性　　　　　B. 极性
   C. 节律性　　　　　D. 缩复作用
   E. 不对称性

9. 某初产妇，宫缩 16 h 于 8 min 前顺利娩出一个 3 000 g 女婴，目前胎盘尚未娩出，阴道无流血，此时的处理下列哪项不正确
   A. 给产妇肌内注射缩宫素 10 U
   B. 观察外露的脐带是否自行下降延长
   C. 牵拉脐带按揉子宫促进胎盘剥离
   D. 观察阴道流血
   E. 等待，有胎盘剥离征象立即助娩胎盘

10. 某经产妇，孕3产1，无难产史，孕39周，3 h前开始出现规律宫缩，急诊检查：宫缩(40~45) s/(3~4) min，胎心140次/min，头先露，宫口开4 cm，前羊水囊明显膨出，下列最恰当护理是
   A. 留急诊室观察
   B. 破膜后收住院
   C. 收待产室住院待产
   D. 急收产房，消毒外阴准备接生
   E. 灌肠清洁肠道，避免产道污染

11. 新生儿出生后，心率每分钟90次，呼吸浅慢不规则，全身皮肤青紫，吸痰器清理呼吸道时喉部有轻微反射，四肢肌张力稍有抵抗，请问该新生儿Apgar评分应为
   A. 0分　　　　B. 3分
   C. 5分　　　　D. 6分
   E. 7分

12. 初产妇，孕40周，阵发性腹痛7 h，检查：宫缩(30~40) s/(5~6) min，胎心148次/min，头先露，宫口开2 cm，可触及前羊水囊，下列最恰当处理是
   A. 待破膜后收住院
   B. 待宫缩变强后收住院
   C. 收住院待产
   D. 急收产房消毒外阴准备接生
   E. 留门诊观察

13. 某产妇在第一产程，观察宫口开大情况的一般方法是
   A. 腹部检查　　　　B. 骨盆检查
   C. 阴道检查　　　　D. 肛门检查
   E. 双合诊检查

14. 某产妇，第1胎，足月临产，入院分娩。检查：血压及心脏听诊正常；先露头已入盆，胎心正常，胎膜未破，宫颈口开1 cm。在以下护理措施中，不妥的为
   A. 测T、P、R：1次/4 h
   B. 绝对卧床休息
   C. 用肥皂水灌肠
   D. 鼓励少量多餐进食
   E. 督促每2~4 h排尿1次

A3/A4型题

（1~2题共用题干）

某产妇，26岁，第1胎足月临产12 h，肛查：宫口开全，胎膜已破，胎方位正常，双顶径已达坐骨棘水平，胎心音正常。

1. 此时产程属于
   A. 产程正常　　　B. 潜伏期延长
   C. 活跃期停滞　　D. 第二产程延长
   E. 第二产程停滞

2. 在处理中首先考虑的是
   A. 消毒外阴
   B. 准备产包
   C. 洗手准备接生
   D. 观察胎头是否已到阴道口
   E. 陪伴产妇，指导使用腹压

（3~4题共用题干）

李某，32岁，初产妇，宫内孕39周，于昨天晚上感觉腹部一阵阵发紧，每半小时一次，每次持续3~5 s，今天早上孕妇感觉腹部疼痛，每5~6 min一次，每次持续45 s左右。

3. 昨天晚上孕妇的情况属于
   A. 出现规律宫缩
   B. 孕妇紧张造成的宫缩，尚未临产
   C. 临产先兆
   D. 进入第一产程
   E. 进入第二产程

4. 今天早上孕妇的情况属于
   A. 出现规律宫缩
   B. 孕妇紧张造成的宫缩，尚未临产
   C. 临产先兆
   D. 进入第二产程
   E. 进入第三产程

（5～6题共用题干）

某产妇，30岁，孕38周，因临产由急诊收入产房。护士为其做产前检查：宫口开大10 cm，胎心140次/min。

5. 该产妇应考虑为
    A．未进入产程
    B．进入第一产程
    C．进入第二产程
    D．进入第三产程
    E．进入第四产程

6. 针对该产妇的护理，正确的是
    A．导尿
    B．灌肠
    C．做好接生准备
    D．协助产妇沐浴
    E．每小时听胎心一次

（7～8题共用题干）

某产妇，孕39周，不规则宫缩2天，阴道少许血性分泌物，血压120/80 mmHg，枕右前位，胎心150次/min，骨盆外测量径线正常，肛查宫口未开。

7. 对上述产妇的护理评估哪项正确
    A．孕1产1   B．早产
    C．胎方位LOA   D．先兆临产
    E．临产

8. 产妇入院24 h后，宫缩规律，宫缩(30～40) s/(3～5)min，胎心140次/min，S+1，

宫口开大1 cm，下列处理哪项不妥
    A．送产妇到待产室待产
    B．肥皂水灌肠
    C．每隔1～2 h听胎心音1次
    D．注意产程进展
    E．人工破膜

（9～11题共用题干）

患者，女，28岁，规律宫缩6 h，肛查宫口扩张2 cm，胎膜未破，胎心、胎位正常。

9. 根据产妇的临床表现，该产妇产程进入
    A．潜伏期   B．活跃期
    C．加速期   D．减速期
    E．最大加速期

10. 阴道检查时，下列哪项是最能体现产程进展情况，并能指导产程处理的
    A．宫缩强度与频率
    B．胎膜是否已破
    C．宫缩持续与间歇时间
    D．宫颈厚薄及软硬程度
    E．宫口扩张及胎头下降程度

11. 结合该产妇目前产程的进展，下列哪项护理措施不恰当
    A．隔1～2 h听胎心1次
    B．每隔2 h阴查1次
    C．每隔4～6 h测量血压1次
    D．每隔2～4 h排尿1次
    E．胎膜破裂，立即听胎心

（编者：曾维红）

第五章　产褥期妇女的护理

【知识要点】

从胎盘娩出至产妇全身各器官（除乳腺外）恢复至非妊娠状态的一段时期称为产褥期，一般为 6 周。

第一节　产褥期妇女的身心变化

一、产褥期妇女的生理变化

1. 生殖系统：

(1) 子宫：产褥期子宫变化最大。自胎盘娩出后，子宫状态逐渐恢复至非孕状态的过程，称为子宫复旧。

① 子宫体：由于子宫肌纤维的缩复作用，产后第一天子宫底平脐或脐下一指，以后每日下降 1~2 cm，产后 10~14 天，子宫降至骨盆腔内。产后 6 周子宫恢复至正常非孕大小。

② 子宫内膜：于产后第 3 周，除胎盘附着面外，子宫腔内膜基本由新生的内膜完成修复，胎盘附着处内膜修复需 6 周。

③ 子宫颈：产后 1 周，宫颈内口关闭。产后 4 周时，子宫颈完全恢复至未妊娠大小。宫颈外口由产前的圆形（未产型）变为产后的"一"字形横裂（经产型）。

(2) 阴道、外阴、盆底组织等变化。

2. 乳房的变化：主要是泌乳。7 天内分泌的初乳是新生儿最好的天然食物。

3. 血液循环系统的变化：

(1) 血容量：血容量产后 72 h 内增加 15%~25%，产后 2~3 周恢复至未孕状态。

(2) 血液成分：① 高凝状态；② 血细胞。

4. 内分泌的变化：不哺乳产妇于产后 6~10 周恢复月经。哺乳产妇月经复潮延迟，平均在产后 4~6 个月恢复排卵。

5. 消化道、泌尿道等变化：

(1) 消化道：产后 1~2 天内应进流质或半流质，产褥期内容易便秘。

(2) 泌尿道：产后 1 周内尿量增加，产妇受分娩影响及切口疼痛、疲劳等原因容易发生尿潴留。

6. 腹壁的变化。

二、产褥期妇女的心理调适

1. 依赖期：产后 1~3 天。

2. 依赖-独立期：产后 3~14 天。

3. 独立期：产后 2 周至 1 个月。

第二节　产褥期妇女的护理

一、临床表现

1. 生命体征：

(1) 体温：产后 24h 内体温可稍升高，但不超过 38 ℃；产后 3～4 天可因乳房血管、淋巴管充盈导致乳房胀大伴泌乳热。

(2) 其他：脉搏减慢，呼吸深慢，血压平稳。

2. 子宫复旧：产后 1 天底平脐，每天下降 1～2 cm，10～14 天降入盆腔里。

3. 恶露：产后随子宫蜕膜的脱落，血液、坏死蜕膜组织及宫颈黏液经阴道排出，称为恶露。正常恶露有血腥味，但无臭味，持续 4～6 周，总量 250～500 ml。分为：

(1) 血性恶露：持续 3～4 天。

(2) 浆液恶露：持续 10 天左右。

(3) 白色恶露：持续 3 周干净。

4. 产后宫缩痛：产褥早期，因子宫收缩而引起下腹部阵发性剧烈疼痛称为产后宫缩痛。于产后 1～2 天出现，持续 2～3 天后自然消失，多见于经产妇。

5. 褥汗：产后 1 周内皮肤汗腺排泄功能旺盛，出汗增多。

二、护理评估

1. 健康史。

2. 身体状况：

(1) 生命体征。

(2) 产后出血量：产后出血总量一般不超过 300 ml。

(3) 子宫复旧。

(4) 恶露：血性恶露量多、时间长、有臭味，加上子宫复旧不良，提示有胎盘胎膜残留或宫内感染的可能。

(5) 会阴伤口。

(6) 大小便：产后 4 h 内必须排尿，否则可能膀胱充盈影响宫缩导致产后出血。

(7) 母乳喂养。

(8) 其他。

3. 心理-社会状况：评估是否有产后压抑与产后抑郁。

4. 主要护理诊断及合作性问题与护理措施：见表 5-1。

表 5-1　产褥期妇女的主要护理诊断及合作性问题与护理措施

护理诊断/问题	主要护理措施
1. 潜在并发症：产后出血、感染。	预防并发症： (1) 预防产后出血。 (2) 预防产褥感染：① 观察生命体征；② 观察子宫复旧和恶露情况；③ 会阴伤口护理。
2. 知识缺乏：缺乏产褥期保健知识。	加强知识教育。
3. 母乳喂养无效。	乳房护理及母乳喂养指导。

三、其他护理措施

1. 乳房护理：按需哺乳，喂奶前清洁乳头、乳房，纠正乳头内陷，双侧轮换哺乳，哺乳完毕挤出多余乳汁，拍婴儿背部促其排出胃内空气。注意常见症状护理：① 乳头皲裂；② 退奶；③ 乳房胀痛；④ 乳汁不足。

2. 母乳喂养指导：

(1) 母乳喂养的优点：

① 母乳含丰富的营养且易于消化吸收，是婴儿最好的天然食物。

② 母乳中含有多种抗体，尤其是分泌 IgA 等，有利于提高新生儿免疫力。

③ 婴儿吸吮有利于母亲子宫的收缩，减少产后出血。

④ 母乳喂养有利于增进母子感情。

⑤ 母乳喂养可减少发生乳腺癌和卵巢癌的危险。

⑥ 母乳喂养温度适宜，无污染，既经济又方便。

(2) 纯母乳喂养。

(3) 母乳喂养的技巧：① 母亲体位；② 婴儿体位；③ 婴儿含接姿势；④ 早开奶、按需哺乳。

3. 计划生育：产褥期禁止性生活，产后 6 周开始性生活应注意避孕，剖宫产者严格避孕 2 年。

4. 健康指导：① 出院指导；② 产后访视及产后复查。

第三节 正常新生儿的护理

妊娠满 37 周、未达 42 周出生的胎儿为足月儿；出生 28 天内的婴儿均为新生儿。

一、新生儿护理

1. 护理评估：

(1) 健康史：判断其是否为正常新生儿。

(2) 身体状况：① 体温、呼吸、体重；② 皮肤黏膜；③ 脐部；④ 喂养；⑤ 大小便；⑥ 睡眠形态；⑦ 生理性黄疸；⑧ 乳腺肿大及假月经。

(3) 心理-社会状况。

2. 常见护理问题：

(1) 体温过高/过低的危险：与新生儿体温调节中枢发育不完善有关。

(2) 有窒息的危险：与误吸、溢乳、吸吮反射不协调有关。

(3) 有皮肤完整性受损、感染的危险：与新生儿皮肤薄嫩，易受伤、脐部易感染有关。

3. 护理措施：

(1) 出生后 24 h 内的护理：① 保暖；② 保持呼吸道通畅；③ 脐部护理。

(2) 新生儿日常护理：

① 保暖：维持室温 24 ~ 26 ℃，相对湿度 55% ~ 60%，体温维持在 36.5 ℃。

② 测体温、呼吸、体重。

③ 沐浴。

④ 眼、耳、口、鼻的护理。

⑤ 皮肤黏膜及臀部的护理。

⑥ 脐部护理。

⑦ 喂养。

⑧ 预防接种：卡介苗和乙肝疫苗。

二、新生儿护理技术

1. 新生儿沐浴。

2. 新生儿抚触。

【课前预习】

一、基础复习

妊娠期母体的生理变化。

二、预习目标

1. 从_____至产妇全身各器官除_____外恢复或接近正常未孕状态所需的一段时间，称_____，一般规定为_____。

2. 恶露是产后_____脱落，血液、坏死的蜕膜组织排出。

【课后巩固】

一、名词解释

产褥期　子宫复旧　褥汗　初乳　恶露　纯母乳喂养　宫缩痛

二、填空题

1. 恶露分为 3 种：_____恶露，持续_____天；_____恶露，持续_____左右；____恶露，持续_____。

2. 分娩后宫颈由产前的_____（未产形）变为产后的_____（已产形）。

3. 产后第 1 天子宫底平脐，以后每日下降_____cm，至产后_____子宫降至骨盆腔内，产后_____恢复正常。胎盘附着部位全部修复需至产后_____。产后_____宫颈外形恢复至正常形态。

4. 产后_____内，血容量增加 15% ~ 25%，增加产妇心脏负荷，有心衰发生的危险。因凝血酶原、凝血酶等产后 2 ~ 4 周降至正常，故产褥早期血液仍处于_____状态。

5. 产后常易发生_____，因分娩中_____使黏膜水肿、充血及肌张力下降，会阴疼痛所致。

6. 不哺乳的产妇月经多在产后_____复潮，排卵多在产后_____左右恢复。哺乳产妇排卵一般在产后_____个月恢复。

7. 产后适度活动，有利于促进_____，预防_____形成；有利于_____排出，预防感染；有利于盆底肌张力恢复，避免_____。

8. 产后应保持会阴清洁，每日用_____会阴擦洗 2 次，如有侧切伤口，应向_____卧位，外阴水肿者局部可用_____。

9. 乳头皲裂，哺乳时先喂_____侧后喂_____侧，如发生乳腺炎，则_____哺乳。

10. 产妇产后_____应排尿的原因是利于_____，防止_____。

11. 新生儿出生数天内可发生生理性体重下降，一般不超过_____，4 天后开始回升，于_____左右恢复至出生体重。

12. 新生儿生理性黄疸表现为出生后_____开始出现，第_____达高峰，持续_____左右可自然消退。

【综合练习】

A2 型题

1. 初产妇，分娩后第 2 日起体温 37.8 ℃，持续 3 日，子宫收缩好，无压痛，会阴伤口红肿、疼痛，恶露淡红色，无臭味，双乳软，无硬结，发热的原因最可能是
   A. 上呼吸道感染
   B. 正常产后体温升高
   C. 泌尿系感染
   D. 乳腺炎
   E. 会阴伤口感染

2. 某产妇产后 14 日，子宫复旧不正常的是
   A. 耻骨联合上方触及宫底
   B. 白色恶露
   C. 宫颈内口关闭
   D. 子宫颈外观呈 "一" 字形
   E. 子宫内膜尚未完全修复

3. 某经产妇产后 2 日，下腹阵痛，宫底脐下 3 横指，无压痛，阴道流血不多，无恶心呕吐，正确的处理是
   A. 给抗生素预防感染
   B. 给予止痛药物
   C. 一般不需处理
   D. 按摩子宫
   E. 停止哺乳

4. 某产妇，第一胎，足月顺产，经阴道分娩，会阴Ⅰ度裂伤，产后 2 日裂伤缝合处水肿明显，以下关于会阴的护理措施哪项正确
   A. 冲洗阴道
   B. 外用消炎药膏
   C. 50% 硫酸镁湿热敷伤口
   D. 取伤口侧卧位

E. 坐浴 2 次/日

5. 初产妇，经阴道分娩后 5 日，乳汁少，以下鼓励母乳喂养措施中哪项不对
   A. 母婴同室
   B. 精神愉快，睡眠充足
   C. 两次哺乳间给婴儿喂少量糖水
   D. 多进汤汁饮食
   E. 增加哺乳次数

6. 某产妇，产后 5 日，有下列主诉，哪项不属于产褥期的正常表现
   A. 出汗多
   B. 哺乳时腹部疼痛
   C. 乳房胀痛
   D. 体温 37.5 ℃
   E. 阴道分泌物量多、颜色鲜红

7. 某产妇，产后行母乳喂养，对乳房护理不正确的是
   A. 每次喂奶前用酒精消毒乳头
   B. 喂奶前热敷乳房
   C. 喂奶结束后挤出乳汁涂抹于乳头
   D. 每次喂奶后挤出多余乳汁
   E. 多进食汤汁饮食可以促进乳汁分泌

8. 28 岁初产妇，2 天前经阴道分娩一女婴。今日查房发现其乳头皲裂，为减轻母乳喂养时的不适，正确的护理措施是
   A. 先喂患侧、再喂健侧
   B. 减少喂哺次数
   C. 哺乳前用肥皂水清洁乳头
   D. 喂哺后挤出少许乳汁涂抹乳头及乳晕
   E. 哺乳时让婴儿含住乳头即可

A3/A4 型题

（1~2 题共用题干）

某孕妇，足月顺产第 4 日，母乳喂养，乳房胀痛无红肿，乳汁排流不畅，体温 37.8 ℃。

1. 该产妇的护理诊断是
   A．父母不称职
   B．母乳喂养无效
   C．母乳喂养中断
   D．焦虑
   E．营养失调：低于机体需要量

2. 对该产妇正确的护理是
   A．生麦芽煎服
   B．吸奶器吸乳
   C．抗生素治疗
   D．让新生儿多吸吮双乳
   E．多饮水

（3~8 题共用题干）

某产妇，经阴道分娩一女婴，分娩过程顺利。

3. 为预防尿潴留，应指导产妇产后几小时内第 1 次排尿
   A．4 h　　　　　B．5 h
   C．6 h　　　　　D．7 h
   E．8 h

4. 分娩第 2 日乳房胀痛，无红肿，首选的护理措施是
   A．热敷乳房　　B．生麦芽水煎服
   C．用吸奶器吸奶　D．让新生儿多吸吮
   E．多喝汤水

5. 在指导哺乳的措施中，正确的方法是
   A．按需哺乳
   B．在两次喂奶间添加糖水
   C．若乳汁不足则加补配方奶粉
   D．哺乳后立即更换尿布
   E．哺乳后让婴儿仰卧

6. 在新生儿出生后第 2 天，发现新生儿出现轻度生理性黄疸，关于新生儿生理性黄疸不妥的说法是
   A．一般 24 h 内出现

B．出生后 2~3 天出现
   C．第 4~5 天达高峰
   D．持续 1 周左右可自然消退
   E．可表现为皮肤、黏膜及巩膜黄染

7. 产妇出院后产后访视时间不包括
   A．出院后 3 日内
   B．产后 14 日
   C．产后 28 日
   D．产后 6 周
   E．产妇出院后 3 日内、14 日、28 日分别做 3 次产后访问

8. 产后访视内容不包括
   A．产妇饮食、睡眠及大小便
   B．妇科检查了解盆腔生殖器恢复情况
   C．检查乳房，了解哺乳情况
   D．观察会阴伤口情况
   E．了解新生儿健康状况

（9~11 题共用题干）

初产妇，27 岁，阴道分娩一男婴，会阴 I 度裂伤，产后 6 h 未排尿，检查阴道出血不多，宫底脐上一横指。

9. 该产妇可能的问题是
   A．子宫复旧不良　　B．宫腔积血
   C．尿潴留　　　　　D．腹胀
   E．阴道伤口疼痛

10. 该产妇如不及时处理会出现什么严重后果
    A．影响子宫收缩，造成产后出血
    B．恶露排除不畅
    C．会阴伤口愈合延迟
    D．腹胀，腹痛
    E．影响泌乳

11. 正确的护理措施是
    A．按摩子宫
    B．肌注缩宫素
    C．协助产妇排空膀胱
    D．硫酸镁湿热敷会阴伤口
    E．给予心理疏导

（编者：曾维红）

第六章 异常妊娠孕妇的护理

第一节 异位妊娠

【知识要点】

一、概述

1. 概念：受精卵在子宫体腔以外着床，称为异位妊娠，习惯上称为宫外孕。按受精卵着床部位分为输卵管妊娠、卵巢妊娠、腹腔妊娠、宫颈妊娠等，其中以输卵管妊娠最常见，常发生于壶腹部，是妇产科常见急腹症之一。

2. 病因：① 输卵管炎症（是最主要原因）；② 输卵管手术；③ 输卵管发育或功能异常；④ 其他。

3. 病理：

① 输卵管妊娠的结局：输卵管妊娠流产、输卵管妊娠破裂、陈旧性宫外孕、继发腹腔妊娠。

② 子宫的变化：子宫体稍增大、变软，内膜发生蜕膜样变。

二、护理评估

1. 健康史：有无慢性输卵管炎、输卵管手术史及停经史等。

2. 临床表现：

(1) 症状：

① 停经：多有 6~8 周停经史。

② 腹痛：为主要症状。

· 输卵管未破裂前：一侧下腹隐痛或酸胀感。

· 输卵管妊娠破裂或流产时，突感下腹一侧撕裂样疼痛，向全腹扩散，可有肛门坠胀感。

③ 阴道流血：不规则阴道流血，色暗红或深褐，量少呈点滴状。

④ 晕厥及休克：其严重程度与腹腔内出血速度和出血量有关，与阴道流血量不成正比。

(2) 体征：

① 腹部检查：下腹压痛、反跳痛明显，出血较多时，叩诊有移动性浊音。

② 盆腔检查主要体征：阴道后穹隆饱满、触痛，宫颈举痛或摇摆痛。

3. 辅助检查：

(1) 阴道后穹隆穿刺：简单可靠的诊断方法。

(2) 血 β-HCG 测定：有助于早期诊断。

(3) B 超检查：准确性高。

(4) 腹腔镜检查：适用于输卵管妊娠尚未破裂或流产的早期诊断及治疗。

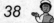

(5) 诊刮：仅适用于阴道流血量较多的患者，目的在于排除宫内妊娠流产。

三、治疗要点

1. 手术治疗为主：纠正休克同时手术。
2. 非手术治疗：中药、甲氨蝶呤等药物治疗。

四、主要护理诊断及合作性问题与护理措施

异位妊娠患者的主要护理诊断及合作性问题与护理措施见表 6-1。

表 6-1　异位妊娠患者的主要护理诊断及合作性问题与护理措施

护理诊断/问题	主要护理措施
1. 潜在并发症：出血性休克。	(1) 手术治疗患者（严重内出血）的护理： · 严密监测生命体征及面色、神志、尿量等，有无休克征象。 · 抗休克：平卧、保暖、吸氧、交叉配血，建立静脉通道，按医嘱输血、输液、补充血容量。 · 遵医嘱迅速做好手术前准备；术后密切观察。 (2) 非手术治疗患者的护理： · 卧床休息，减少刺激，避免增加腹压，保持外阴清洁，预防感染。 · 严密监测生命体征、腹痛、阴道流血及腹腔内出血等病情变化。 · 遵医嘱用药，观察用药后的毒副反应。
2. 恐惧。	解释病情，说明病情及手术的必要性，安慰、鼓励患者缓解恐惧。

五、健康教育

1. 出院后注意休息，加强营养，纠正贫血，保持外阴清洁，禁止盆浴和性生活 1 个月。
2. 有生育要求的，应积极消除诱因，注意卫生保健，在医护人员指导下做好再次妊娠的准备。
3. 及时确定早期妊娠，可通过 B 超及早发现异位妊娠。

【课前预习】

一、基础知识

1. 输卵管的解剖及功能。
2. 正常受精、受精卵输送及着床部位。
3. 子宫直肠陷凹、后穹隆。

二、预习目标

1. 受精卵在＿＿＿＿＿＿以外着床，称异位妊娠。
2. 异位妊娠按部位分为：＿＿＿＿＿妊娠、＿＿＿＿＿妊娠、＿＿＿＿＿妊娠、＿＿＿＿＿妊娠、残角子宫及阔韧带妊娠等。
3. 输卵管妊娠的病因有：① 输卵管炎症；② ＿＿＿＿＿＿；③ ＿＿＿＿＿发育或功能异常；④ 其他。
4. 输卵管妊娠破裂或流产的症状有＿＿＿＿＿＿＿、＿＿＿＿＿＿＿、＿＿＿＿＿＿＿、＿＿＿＿＿＿＿及＿＿＿＿＿＿＿。

5. 输卵管妊娠辅助检查的方法有后穹隆穿刺，测定血中_____，_____检查，_____检查。

【课后巩固】

一、名词解释

宫外孕　　宫颈举痛　　宫颈摇摆痛

二、填空题

1. 异位妊娠以_____妊娠最为常见，常发生于输卵管_____妊娠。

2. 输卵管妊娠的主要病因是_____；病理结局为输卵管妊娠_____、_____，继发腹腔妊娠，陈旧性宫外孕。

3. 输卵管妊娠流产或破裂的主要症状是停经后_____疼痛；盆腔检查主要体征有宫颈_____或_____，后穹隆_____、_____。

4. _____穿刺是一种简单可靠诊断异位妊娠破裂的方法。

5. 输卵管妊娠非手术治疗患者的护理：① 指导_____休息，避免_____过大，提供生活护理；② 严密观察_____体征及病情变化，注意阴道出血量与腹腔出血量_____比例，有_____加剧，_____坠胀感明显及时报告医生；③ 遵医嘱用药及观察用药后_____反应，并做好剖腹手术前准备。严重内出血者纠正_____同时_____手术止血。

【综合练习】

A2 型题

1. 王女士，34 岁，停经 52 天，诊断为输卵管妊娠，行非手术治疗，下列护理措施中正确的是
   A. 禁食
   B. 可随意活动
   C. 定期腹部检查
   D. 无出血危险，不必严密观察
   E. 避免用力排便等增加腹压的动作

2. 潘女士，31 岁，停经 52 天后右下腹撕裂样疼痛约 1 h，伴恶心、呕吐、肛门坠胀感，怀疑输卵管妊娠破裂，最简便可靠的诊断方法是
   A. 尿 HCG 测定
   B. 阴道后穹隆穿刺

   C. 刮宫术，子宫内膜送病理检查
   D. B 超检查
   E. 急查血常规

3. 刘女士，急诊入院，查：面色苍白，急性失血病容，血压 80/50 mmHg，腹部有明显压痛及反跳痛。叩诊有移动性浊音，初步诊断为异位妊娠，准备行剖腹探查。对该患者术前护理措施哪项不妥
   A. 立即将患者取半卧位
   B. 立即吸氧并注意保暖
   C. 迅速建立静脉通道
   D. 做好输血准备
   E. 按腹部手术常规做好准备

A3/A4 型题

（1~4题共用题干）

患者女性，30岁。停经50天，阴道少量流血1天。晨6时突发下腹剧痛，伴恶心、呕吐及一过性晕厥，面色苍白，血压65/40 mmHg，脉搏110次/min。妇科检查：阴道畅，有少量血液，宫颈举痛明显，后穹隆触痛(+)，尿妊娠试验弱阳性。

1. 该患者可能的医疗诊断是
   A．子宫肌瘤　　　　　B．宫颈糜烂
   C．子宫内膜异位症　　D．先兆流产
   E．异位妊娠

2. 作为门诊护士，首先应为患者采取的措施是
   A．建立静脉通路　　　B．准备手术
   C．测体温　　　　　　D．留置尿管
   E．取尿液化验

3. 其主要护理诊断是
   A．个人应对无效　　　B．舒适的改变
   C．知识缺乏　　　　　D．有感染的危险
   E．组织灌注量不足

4. 患者需立即手术，作为病房护士，你应立即做到
   A．导尿
   B．遵医嘱做好术前准备
   C．灌肠
   D．备皮
   E．肌注镇静剂

第二节　妊娠时限异常

自然流产

【知识要点】

一、概述

1. 概念：凡妊娠不足28周，胎儿体重不足1 000 g而终止妊娠者称为流产。妊娠12周以前终止妊娠者称为早期流产，妊娠12周至不足28周终止妊娠者称为晚期流产。以早期流产多见。

2. 病因：①染色体异常为早期流产的主要原因；②母体因素；③环境因素；④免疫功能异常。

3. 病理：

① 早期流产：胚胎多先死亡，继之底蜕膜出血，胚胎绒毛与蜕膜层分离，引起子宫收缩排出妊娠物。

② 晚期流产：胎盘完全形成，流产过程与足产相似，先腹痛后排出胎儿、胎盘。

二、护理评估

1. 健康史：询问停经史、早孕反应，有无流产诱因。

2. 临床表现：

(1) 主要症状：停经、阴道流血、阵发性下腹痛。

(2) 流产的临床类型及各型流产的特征：

① 先兆流产：少量阴道流血，无或轻微下腹痛，宫颈口未开，子宫大小于与孕周相符。

② 难免流产：阴道流血量增多，腹痛加剧，羊膜已破或未破，宫颈口已开大，子宫大小与孕周相符或略小。

③ 不全流产：部分妊娠物已排出，宫颈口已开大，子宫小于孕周，流血不止可致休克。

④ 完全流产：妊娠物已全部排出，阴道流血逐渐停止，腹痛消失，宫颈口已关闭，子宫接近正常大小。

(3) 特殊类型：

① 稽留流产：胚胎或胎儿在子宫内已死亡但未自然排出，子宫小于孕周，宫颈口未开，可发生凝血功能障碍。

② 复发性流产：连续发生自然流产 3 次或以上者。每次流产多发生于同一妊娠月。

③ 流产合并感染：流产过程中，流血时间长，有组织物残留于宫腔内，有可能引起宫内感染。

3. 辅助检查：

(1) B 超声检查：有助于诊断及确定类型。

(2) 早孕诊断试纸条法：诊断妊娠有价值。

(3) 血 β-HCG 定量测定：了解流产预后。

(4) 激素测定：血孕酮水平测定，协助判断先兆流产预后。

三、治疗要点

1. 先兆流产：保胎观察。

2. 难免流产、不全流产、稽留流产：应尽快清除宫腔内容物，防治出血及感染。

3. 完全流产：无感染，一般不需特殊处理。

4. 习惯性流产：针对病因治疗，有妊娠征兆时应保胎处理。

5. 流产感染：控制感染，同时尽快清除宫内残留物。

四、主要护理诊断及合作性问题与护理措施

流产患者的主要护理诊断及合作性问题与护理措施见表 6-2。

表 6-2 流产患者的主要护理诊断及合作性问题与护理措施

护理诊断/问题	主要护理措施
1. 潜在并发症：出血性休克。	(1) 先兆流产者： · 绝对卧床休息，禁止性生活，避免各种刺激。 · 稳定情绪。 · 遵医嘱给保胎药。 · 病情观察：注意阴道流血量、腹痛情况。 (2) 妊娠不能继续者： · 观察血压、脉搏，正确估计出血量。 · 建立静脉通道，做好输血输液准备，补充血容量。 · 遵医嘱用缩宫素。 · 做好刮宫术或引产术的术前准备，术中术后观察生命体征。
2. 感染的危险。	(1) 严格无菌操作。 (2) 擦洗外阴每日 2 次，保持外阴清洁。 (3) 监测体温、血象、阴道出血及分泌物的性质、颜色、气味等。 (4) 遵医嘱应用抗生素。 (5) 加强营养，增强抵抗力。
3. 焦虑：母儿健康。	解释病情，稳定情绪，心理支持。

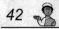

五、健康教育

1. 指导患者注意休息，加强营养。保持外阴清洁，禁止盆浴及性生活 1 个月。

2. 有发热、腹痛、异常出血及时复诊。

3. 加强孕期卫生宣教，使患者及家属对流产有正确认识，指导下次妊娠。

【课前预习】

一、基础知识

1. 妊娠的分期。

2. 早期妊娠的症状体征。

二、预习目标

1. 流产是指妊娠不足＿＿＿＿＿＿，胎儿体重不足＿＿＿＿＿而终止者。

2. 流产的病因较复杂，主要有：① ＿＿＿＿＿＿；② ＿＿＿＿＿＿；③ ＿＿＿＿＿＿；④ ＿＿＿＿＿。

3. 流产的类型有：＿＿＿＿＿＿，＿＿＿＿＿＿，＿＿＿＿＿＿，＿＿＿＿＿＿，特殊情况有：＿＿＿＿＿＿，＿＿＿＿＿＿，＿＿＿＿＿＿。

4. 流产可能的护理诊断及合作性问题：① ＿＿＿＿＿＿；② ＿＿＿＿＿＿；③ 潜在并发症＿＿＿＿＿＿。

【课后巩固】

一、名词解释

早期流产　　先兆流产　　难免流产　　复发性流产

二、填空题

1. 流产的主要症状是：＿＿＿＿＿＿，＿＿＿＿＿＿，阵发性＿＿＿＿＿＿。

2. 流产发生在妊娠 12 周以前者为＿＿＿＿流产，发生在 12 周至不足 28 周者为＿＿＿＿流产。

3. 先兆流产表现为阴道出血＿＿＿＿＿＿，下腹痛＿＿＿＿＿＿，宫颈口＿＿＿＿＿＿，子宫大小与停经时间＿＿＿＿，妊娠试验＿＿＿＿，有希望继续妊娠。处理原则可＿＿＿＿观察治疗。其护理措施：① 指导患者＿＿＿＿＿＿休息，禁止＿＿＿＿＿＿，避免各种刺激，提供生活护理；② 遵医嘱用＿＿＿＿＿＿、维生素 E、镇静剂等＿＿＿＿＿＿药；③ 注意观察＿＿＿＿＿＿，＿＿＿＿＿＿等；④ 加强心理护理使其＿＿＿＿＿＿，增强保胎信心。

4. 难免流产指流产已＿＿＿＿避免。其表现为阴道出血量＿＿＿＿＿＿，下腹痛＿＿＿＿＿＿，宫颈口＿＿＿＿＿＿，子宫大小与停经时间＿＿＿＿＿＿。诊断明确应＿＿＿＿＿＿。

5. 不全流产为＿＿＿＿＿＿妊娠物已排出体外，尚有部分仍＿＿＿＿＿＿在宫腔内，影响宫缩出现阴道＿＿＿＿＿＿，严重时可致休克。确诊后立即行＿＿＿＿＿＿或＿＿＿＿＿＿以清除宫腔内残留的妊娠物。

6. 完全流产为妊娠物已＿＿＿＿＿＿排出，阴道流血＿＿＿＿＿＿，腹痛＿＿＿＿＿＿，无感染，一般不需特殊处理。

7. 稽留流产为胚胎或胎儿在子宫内已死亡，但未自然＿＿＿＿＿＿，表现为阴道流血＿＿＿＿＿＿，腹痛＿＿＿＿＿＿，宫颈口＿＿＿＿＿＿，子宫＿＿＿＿＿＿停经时间，易发生感染和_____障碍。确诊后尽早排出宫内妊娠物。

8. 连续发生自然流产_____或以上者称为_____流产，每次流产多发生于_____妊娠月。处理应先查明_____，对因治疗。

9. 流产感染，若阴道流血_____，应用抗生素，待感染控制后再_____；若阴道流血_____，用抗生素的同时用_____将宫内残留组织夹出，减少出血，待感染控制后再行彻底_____，术后继续给予抗生素。

10. 早期流产的主要原因是_____。

11. 先兆流产与难免流产鉴别的重要体征是_____是否扩张；难免流产与不全流产鉴别的主要体征是_____。

早 产

【知识要点】

一、概述
1. 概念：妊娠满 28 周至不足 37 周之间分娩者称为早产。此时娩出的新生儿称为早产儿。
2. 病因：① 母体因素；② 胎儿、胎盘因素；③ 其他。

二、护理评估
1. 健康史：核实预产期，有无导致早产的高危因素，既往有无晚期流产、早产史。
2. 临床表现：其经过与足月临产相似。
(1) 先兆早产：不规则宫缩，伴有少许阴道血性分泌物或出血。
(2) 早产临产：逐渐加强规律宫缩，伴宫颈管消退≥80%，宫颈口扩张 1 cm 以上。

三、治疗要点
1. 若胎儿存活，无胎儿窘迫、胎膜未破，抑制宫缩，尽量维持妊娠至足月。
2. 若胎膜已破，早产已不可避免时，则应尽可能提高早产儿的存活率。

四、主要护理诊断及合作性问题与护理措施
早产患者的主要护理诊断及合作性问题与护理措施见表 6-3。

表 6-3 早产患者的主要护理诊断及合作性问题与护理措施

护理诊断/问题	主要护理措施
1. 新生儿有受伤的危险。	(1) 先兆早产： · 嘱绝对卧床，左侧卧位，避免各种刺激宫缩活动。 · 遵医嘱用宫缩抑制剂。 · 严密观察宫缩、胎心及注意破膜情况。 (2) 早产临产： · 遵医嘱用地塞米松，促进胎儿肺成熟。 · 产程中常规吸氧，协助会阴切开，防颅内出血。 · 做好早产儿保暖等护理。
2. 焦虑：担心早产儿预后。	(1) 介绍早产相关知识。 (2) 帮助孕妇尽快适应早产儿母亲的角色。

五、健康教育

1. 加强孕期保健，预防早产：指导孕妇识别早产征象，若出现临产征兆应及时就诊。
2. 指导孕妇及家属护理早产儿的技能。

【课前预习】

一、基础知识

1. 分娩先兆。
2. 临产诊断。
3. 规律宫缩。

二、预习目标

1. 早产指妊娠满＿＿＿＿＿＿＿＿＿＿至不足＿＿＿＿＿＿＿＿＿＿之间终止者。
2. 早产病因：① 母体因素：＿＿＿＿＿＿＿疾病、妊娠＿＿＿＿＿＿、子宫畸形、子宫肌瘤、＿＿＿＿＿＿＿＿＿松弛等。② 胎儿、胎盘因素：胎儿畸形、＿＿＿＿＿＿＿、＿＿＿＿＿＿＿、胎儿窘迫、＿＿＿＿＿＿、＿＿＿＿＿＿。③ 其他：外伤、＿＿＿＿＿＿、＿＿＿＿＿＿，有吸烟酗酒，精神刺激等。
3. 早产治疗要点：若胎儿＿＿＿＿＿，无胎儿＿＿＿＿、胎膜＿＿＿＿＿，通过休息和药物治疗抑制＿＿＿＿＿＿，尽量＿＿＿＿＿＿妊娠至足月；若胎膜＿＿＿＿＿，早产已不可＿＿＿＿＿时，尽可能提高早产儿的成活率。

【课后巩固】

一、名词解释

早产　　早产儿

二、填空题

1. 先兆早产护理措施：① 绝对＿＿＿＿＿＿休息，尽量取＿＿＿＿＿卧位，避免＿＿＿＿＿＿的活动，如肛查、阴道检查、性生活及乳房刺激等；② 严密观察＿＿＿＿＿＿＿＿＿、＿＿＿＿＿＿＿＿＿，注意＿＿＿＿＿＿＿＿＿；③ 遵医嘱用＿＿＿＿＿＿＿、＿＿＿＿＿＿＿＿等药物。
2. 常用的抑制宫缩的药物有：＿＿＿＿＿＿、＿＿＿＿＿＿、＿＿＿＿＿＿3 类。促进胎儿肺成熟，分娩前给予产妇＿＿＿＿＿＿＿＿＿＿＿＿＿。
3. 早产分娩过程中常规＿＿＿＿＿＿，慎用镇静剂；严密观察＿＿＿＿＿＿、＿＿＿＿＿＿及产程进展；协助＿＿＿＿＿＿缩短第二产程，产后给早产儿维生素 K_1 预防新生儿＿＿＿＿＿＿。

过期妊娠

一、概　述

1. 概念：平时月经规律，妊娠达到或超过 42 周者称为过期妊娠。
2. 病因：不清楚。与雌孕激素比例失调、头盆不称、遗传因素、无脑儿畸胎等有关。

3. 对胎儿的影响：

(1) 若胎盘功能正常：胎儿继续生长及形成巨大儿，分娩困难，手术产率增加。

(2) 若胎盘功能减退：胎儿成熟障碍、胎儿窘迫、死亡。

二、护理评估

1. 健康史：核实末次月经日期，早孕反应及胎动出现时间。

2. 辅助检查：

(1) B 超声检查：确定孕周及胎盘成熟度。

(2) 胎动计数、尿雌三醇或尿 E/C 比值测定、胎儿电子监护等了解胎盘功能及胎儿宫内安危。

三、治疗要点

根据胎盘功能、胎儿大小、宫颈成熟度等综合分析，选择恰当的分娩方式（剖宫产或引产）。

四、主要护理诊断及合作性问题与护理措施

过期妊娠患者的主要护理诊断及合作性问题与护理措施见表 6-4。

表 6-4　过期妊娠患者的主要护理诊断及合作性问题与护理措施

护理诊断/问题	主要护理措施
1. 知识缺乏。	(1) 相关知识教育，认识过期妊娠的危害性。 (2) 说明终止妊娠的必要性及终止妊娠的方法。
2. 围生儿受伤的危险。	(1) 嘱孕妇左侧卧位，勤听胎心，吸氧。 (2) 协助医生终止妊娠。 (3) 做好抢救新生儿窒息的准备。

五、健康教育

1. 加强产前检查，准确核实预产期，教会孕妇自我监护胎儿的方法。

2. 嘱咐孕妇超过预产期 1 周未临产者，必须到医院检查。

【课前预习】

一、基础知识

胎动计数的方法及意义。

二、预习目标

1. 平时月经规律，妊娠＿＿＿＿＿＿＿＿或超过＿＿＿＿＿＿＿＿者，称为过期妊娠。

2. 过期妊娠对胎儿的影响：① 胎盘功能正常：胎儿继续生长及形成＿＿＿＿＿，分娩困难，手术产率增加。② 胎盘功能减退：胎儿＿＿＿＿＿＿、＿＿＿＿＿＿、＿＿＿＿＿＿。

【课后巩固】

一、名词解释

过期妊娠

二、填空题

1. 妊娠超过预产期_____ 未临产者,必须到医院检查。可通过_____、_____或尿 E/C 比值测定、_____等了解胎盘功能及胎儿宫内安危。

2. 过期妊娠,若胎盘功能减退、有产科指征或引产失败者,遵医嘱做好_____术前准备工作。

3. 过期妊娠阴道分娩:协助医生人工破膜,静脉滴注_____,严密观察产程_____和_____率变化,发现_____异常或_____混浊_____报告,并做好手术及抢救_____的准备。

【综合练习】

A2 型题

1. 唐女士,28 岁,停经 49 天,尿妊娠试验 (+),服用堕胎药后阴道流血 2 天,量多,有血块,宫颈口已扩张,子宫如孕 40 天左右大小,B 超见宫内有少量胚胎组织,应考虑为
   A. 先兆流产　　　　　B. 难免流产
   C. 完全流产　　　　　D. 稽留流产
   E. 不全流产

2. 患者,已婚,21 岁,停经 40 天余,腹痛后有妊娠组织排出,现出血不多,查体宫口闭,妊娠试验(-)。应考虑为
   A. 先兆流产　　　　　B. 难免流产
   C. 不全流产　　　　　D. 完全流产
   E. 稽留流产

3. 患者女性。25 岁。已婚,平时月经规律,停经 60 天,下腹疼痛,阴道流血 5 h 入院:血压正常,阴道中量积血,可见胚胎样组织堵塞宫口,子宫 6 周妊娠大小,两侧附件阴性,此时应为患者进行
   A. 立即行清宫手术
   B. 卧床休息
   C. 行子宫内口缝扎术
   D. 缩宫素静脉滴注
   E. 安宫黄体酮(甲羟孕酮)口服

4. 患者女性,30 岁。停经 4 个月,曾有阴道流血史,现尿妊娠试验(-)。妇科检查:子宫孕 8 周大小。应考虑为
   A. 先兆流产　　　　　B. 难免流产
   C. 不全流产　　　　　D. 完全流产
   E. 稽留流产

5. 患者,女,27 岁,停经 67 天,下腹阵痛,阴道出血多于月经量,妇科检查:子宫如孕 2 个月大小,子宫颈口开大,尿妊娠试验阳性,应考虑为
   A. 先兆流产　　　　　B. 难免流产
   C. 不全流产　　　　　D. 完全流产
   E. 稽留流产

6. 患者,女性,28 岁。妊娠 32 周出现少量阴道流血,以往曾有 3 次早产史。主要的处理原则是
   A. 抑制宫缩,促进胎儿肺成熟
   B. 左侧卧位
   C. 迅速结束分娩
   D. 等待自然分娩
   E. 给氧

7. 关于早产的护理措施,错误的是
   A. 鼓励产妇下床活动
   B. 慎作肛门和阴道检查
   C. 遵医嘱使用抑制宫缩的药物
   D. 教会产妇自己数胎动
   E. 做好早产儿保暖和复苏的准备

8. 患者女性,30 岁。平素月经规律,现停经 56 天,近 1 周来下腹疼痛,阴道少量流血,尿妊娠试验(+),给予保胎治疗。昨天起体

温 38.5 ℃，下腹痛加剧。妇科检查：阴道少量暗红色积血，宫口闭，子宫如孕 6 周大小，触痛两侧附件增厚，触痛，白细胞计数 $18×10^9/L$，中性粒细胞 0.94，此时应对患者给予

A．刮宫术

B．卧床休息

C．抗生素

D．缩宫素静脉滴注

E．安宫黄体酮（甲羟孕酮）口服

9．患者女性，35 岁，停经 2 个月，妊娠试验阳性，曾经发生过三次自然流产，均在孕 3 个月，目前无流血及腹痛。下列哪种护理是正确的

A．有出血情况时再处理

B．有宫缩时卧床休息

C．宫颈内口缝扎术

D．绝对卧床休息

E．预防性口服硫酸舒喘灵（沙丁胺醇）

10．孕妇，孕 35 周，宫缩规律，间隔 5～6 min，每次持续约 40 s，查宫颈管消退 80%，宫口扩张 3 cm，应诊断为

A．先兆临产　　　B．早产临产

C．假临产　　　　D．足月临产

E．生理性宫缩

11．患者女性，停经 50 余天，昨日出现阵发性腹痛，阴道流血，妊娠物完全排出，阴道出血逐渐停止。腹痛逐渐消失。妇科检查：子宫接近未孕大小或略大，宫

颈口已关闭。需采取以下哪项措施

A．镇静，保胎与休息

B．立即行清宫手术

C．可不需特殊处理

D．需做凝血功能检查

E．妊娠 14～16 周行子宫内口缝扎术

12．某孕妇已确诊为过期妊娠，医生决定给予终止妊娠，而孕妇和家属担心对胎儿不利而未同意，不正确的处理方法是

A．同意孕妇及家属意见，顺其自然

B．配合治疗

C．观察病情

D．解释过期妊娠对胎儿的危害

E．监测胎心

13．30 岁初孕妇，因停经 45 天、阴道流血 3 天就诊。查体：阴道少量流血，子宫颈口关闭，子宫妊娠 40 余天大小，尿妊娠试验(+)。对该患者处理首选

A．立即刮宫　　　B．镇静休息

C．抗生素　　　　D．行凝血功能检查

E．口服己烯雌酚

14．刘女士，35 岁，孕 1 产 0，停经 43 周，既往月经规则，该孕妇不恰当的护理是

A．左侧卧位休息

B．氧气吸入

C．监测胎心、胎动

D．介绍引产方法

E．不需处理，等待自然分娩

A3/A4 型题

（1～3 题共用题干）

刘女士，35 岁，已婚，停经 60 天，少量阴道流血 3 天，轻微下腹坠痛。检查：宫颈口未开，子宫增大如孕 60 天大小，妊娠试验阳性。

1．该患者最可能的诊断是

A．不全流产　　　B．异位妊娠

C．难免流产　　　D．稽留流产

E．先兆流产

2．患者在保胎过程中突然阴道大量流血，阵发性腹痛加剧。妇科检查宫颈口已开，可见部分胚胎组织堵塞在宫颈口，考虑该患者病情发展为

A．不全流产　　　　B．完全流产

C．难免流产　　　　D．稽留流产

E．流产合并感染

3．该患者目前主要的护理措施是

A．向患者耐心解释病情

B．B超检查

C．继续观察

D．进一步问清病史

E．输液、配血的同时做好清宫术的准备

（4～6 题共用题干）

某孕妇，妊娠 32 周，有不规则宫缩，伴阴道血性分泌物 1 天。产科检查：头先露，胎心 140 次/min，宫口未开。

4．对该孕妇进行药物治疗时，应首选

A．抗感染药物 　　 B．促胎肺成熟药物

C．宫缩抑制剂 　　 D．镇静剂

E．缩宫素

5．预防早产儿呼吸窘迫综合征的方法是给产妇注射

A．维生素 K 　　 B．地塞米松

C．地西泮 　　 D．葡萄糖酸钙

E．氨茶碱

6．早产孕妇保胎的护理措施中以下哪项除外

A．绝对卧床休息，尽量取左侧卧位

B．遵医嘱应用宫缩抑制剂

C．勤肛查，以了解病情进展情况

D．精神高度紧张者遵医嘱给予镇静剂

E．严密观察并记录宫缩、阴道流血、胎膜破裂及胎心情况

第三节　妊娠期高血压疾病

【知识要点】

一、概述

妊娠期高血压病是妊娠期特有的疾病，妊娠终止后病情好转，是我国孕产妇死亡的主要原因之一。

1．病因：尚未明确。① 多种病因学说；② 与存在高危因素有关。

2．病理：① 基本病变为全身小动脉痉挛；② 全身各组织器官缺血、缺氧，有不同程度损害。

二、护理评估

1．健康史：有无高危因素，孕前及孕早期有无高血压、蛋白尿史等。

2．临床表现：

(1) 多发生于妊娠 20 周以后，出现高血压、蛋白尿、水肿，严重时伴有头痛、眼花、恶心、上腹不适等自觉症状，甚至抽搐、昏迷。

(2) 妊娠期高血压疾病有 5 种类型；各型的表现。

(3) 子痫分为产前、产时、产后子痫，以产前子痫多见。

(4) 并发症：脑水肿、脑出血、心力衰竭、肺水肿、急性肾衰竭、胎盘早剥、DIC、胎儿窘迫等。

3．辅助检查：

(1) 尿常规检查：蛋白定量、有无管型。

(2) 血液检查：血红蛋白、血细胞比容、血黏度、了解血液浓缩程度；重症患者应测定血小板计数、凝血时间等了解有无凝血功能异常。

(3) 肝、肾功能测定：谷丙转氨酶、血尿素氮、肌酐及尿酸等测定。

(4) 眼底检查：眼底小动脉可以反映全身小动脉痉挛程度。眼底 A：V 管径比值，可由正常的 2：3 变为 1：2，甚至 1：4，或出现视网膜水肿、渗出、出血，甚至视网膜脱离，一时性失明等。

(5) 其他检查：如心电图、B 超、胎盘功能、胎儿成熟度检查等。

三、治疗要点

1. 妊娠期高血压：门诊治疗，加强产前检查，防止病情发展；保证休息、调节饮食为主，必要时给镇静药物。

2. 子痫前期：住院治疗，解痉、镇静、降压、合理扩容及利尿，密切监测母胎状态，适时终止妊娠，以防止子痫及并发症的发生。

3. 子痫：控制抽搐，纠正缺氧和酸中毒，严密监护，抽搐控制后 2h 终止妊娠。

4. 常用治疗药物：

(1) 解痉药物：硫酸镁为首选药物治。

(2) 镇静药物：适用于用硫酸镁有禁忌或疗效不明显时，主要用药有地西泮和冬眠合剂。

(3) 降压药物：仅适用于血压过高，舒张压 > 110 mmHg 或平均动脉压≥l40 mmHg 者。常用药物有肼屈嗪，拉贝洛尔等。

(4) 利尿药物：仅用于全身性水肿、急性心力衰竭、肺水肿、脑水肿等。常用药物有呋塞米、甘露醇。

四、主要护理诊断及合作性问题与护理措施

妊娠期高血压疾病患者的主要护理诊断及合作性问题与护理措施见表 6-5。

表 6-5　妊娠期高血压疾病患者的主要护理诊断及合作性问题与护理措施

护理诊断/问题	主要护理措施
1. 有受伤的危险。	(1) 遵医嘱正确用硫酸镁、镇静剂、甘露醇。 (2) 子痫患者的护理。 (3) 指导左侧卧位，胎动计数，监测胎心音，间断吸氧。
2. 体液过多： · 水钠潴留； · 低蛋白血症。	(1) 记录液体出入量，每日测体重、观察水肿变化。 (2) 摄入足够蛋白质，水肿严重者适当限制食盐摄入。 (3) 保证充足睡眠，左侧卧位，抬高下肢。 (4) 遵医嘱给予利尿剂。
3. 潜在并发症： · 脑出血、胎盘早剥； · 急性肾衰竭； · 心力衰竭。	(1) 密切观察生命体征、自觉症状。 (2) 记录 24 h 液体出入量。 (3) 遵医嘱用降压利尿剂。 (4) 加强孕期保健调节休息饮食。
4. 焦虑：担心母亲及胎儿安全。	(1) 向患者及家属解释病情及提供相关信息。 (2) 说明该病的病理变化是可逆的，产后多能恢复正常。

五、健康教育

1. 加强妊娠期保健，定期产前检查，发现异常及时处理。

2. 摄入富含蛋白质、维生素、铁、钙的食物，孕 20 周起每日补钙 1～2 g，可有效降低妊娠期高血压疾病的发生。

3. 在妊娠中期做好监护和预测，预测阳性者应密切随诊。

【课前预习】

一、基础知识

1. 正常血压值。
2. 诊断高血压的标准。

二、预习目标

1. 妊娠期高血压的高危因素：①_____；②_____或气压升高时；③年轻初产妇＜_____或高龄初产妇≥4_____；④有_____、_____、_____等病史的孕妇；⑤_____；⑥_____；⑦子宫张力过高者，如_____、_____；⑧家族中有_____病史；⑨_____。

2. 妊娠期高血压疾病的分类：①_____；②_____；③_____；④_____；⑤_____。

【课后巩固】

一、名词解释

子痫　子痫前期　隐性水肿

二、填空题

1. 妊娠期高血压疾病的基本病变为_____。

2. 妊娠期高血压患者的护理措施：①加强孕期保健，增加_____次数，注意休息，每日 10 h，取_____卧，保持心情愉快，避免过劳；②合理饮食，加强营养，进食富含_____、_____、铁和钙的食物及新鲜蔬果，水肿严重者适当_____食盐入量。

3. 妊娠期高血压疾病、子痫前期、子痫的治疗原则为：_____、_____、降压、合理扩容和利尿，适时终止妊娠，防止并发症发生。首选的解痉药物_____。用硫酸镁有禁忌或疗效不明显时，可用镇静药_____、_____。

4. 子痫患者迅速控制_____，首选_____，必要时加用_____药物哌替啶或冬眠合剂，降低颅内压给予 20%_____快速静脉滴注。

5. 硫酸镁中毒首先表现为_____，继之可出现_____减退及_____抑制，严重者_____骤停。

6. 硫酸镁用药注意事项：①用药前备_____10% 葡萄糖酸钙；②注意静脉给药速度，_____静脉注射，滴速以_____为宜；③用药过程中应监测_____存在，_____不少于 16 次/min，_____不少于 25 ml/h。发现中毒症状，立即_____遵医嘱静脉注射_____10 ml 解救。

7. 子痫患者的护理：①首先保持患者_____通畅，给氧，昏迷患者应禁食、取头低____位，随时吸呼吸道分泌物及呕吐物；②专人护理，置患者于单间_____，保持_____，避免声、光_____。各项护理操作应相对集中，动作_____，以免诱发抽搐；③防止损伤：床边加_____或适当约束，开口器或缠有纱布的压舌板置于_____间防舌咬伤；④留置尿管记录_____至患者完全清醒；⑤监测病情：严密观察_____，_____状态，_____症状，_____先兆，注意胎动、胎心。

8. 终止妊娠指征：子痫前期经积极治疗_____后无明显好转，孕周已超过_____；胎龄未满_____，胎盘功能减退，胎儿已成熟者。子痫控制_____后，均应考虑终止妊娠。

【综合练习】

A2 型题

1. 初孕妇，妊娠 38 周，头痛眼花 1 周，尿蛋白(+++)，血压 160/110 mmHg，尿雌三醇 5.9 mg/24 h，监护结果：胎心晚期减速，此时恰当的处理是
   - A. 改善胎盘功能，维持妊娠
   - B. 缩宫素引产
   - C. 治疗的同时立即剖宫产
   - D. 积极治疗，待症状好转后剖宫产
   - E. 积极治疗，待病情好转后引产

2. 某孕妇，33 岁，孕 32 周，突然全身抽搐，家人即将其送往医院检查：血压 170/100 mmHg 头先露，胎心率 145 次/min，有不规律宫缩。针对该孕妇以下护理措施中不正确的是
   - A. 孕妇一旦再次发生抽搐，应尽快控制，必要时可加用镇静药物
   - B. 密切注意生命体征，记录出入量
   - C. 专人护理，防止受伤
   - D. 病室光线明亮，与患者交流，讲解分娩时的注意事项
   - E. 为终止妊娠做好用物准备

3. 陈女士，28 岁，既往体健。第 1 次怀孕，妊娠 36 周，检查：血压 150/100 mmHg，产科情况正常，双下肢水肿(++)。尿蛋白(+)，此孕妇首先考虑
   - A. 妊娠水肿
   - B. 妊娠期高血压
   - C. 子痫前期（轻度）
   - D. 子痫前期（重度）
   - E. 产前子痫

4. 初孕妇，30 岁，妊娠 39 周。妊娠中期产前检查未见异常。自妊娠 38 周开始自觉头痛、眼花。查血压 160/110 mmHg，尿蛋白 2.5 g/24 h，胎心 134 次/min。此时首先应采取哪项措施
   - A. 门诊治疗并注意随访
   - B. 静脉滴注硫酸镁
   - C. 温肥皂水灌肠引产
   - D. 人工破膜并静脉滴注缩宫素
   - E. 行剖宫产术

5. 孕妇，29 岁，孕 36 周，因抽搐急诊入院。查体：眼球固定，瞳孔散大，牙关紧闭，双手紧握，血压 170/110 mmHg。考虑为子痫抽搐时，首要的护理措施是
   - A. 使患者取头低侧卧位，保持呼吸道通畅
   - B. 加床挡，防止坠床
   - C. 密切观察生命体征
   - D. 用舌钳固定舌头，防止舌头咬伤
   - E. 置患者于安静、暗光的单人病室

6. 患者女性，35 岁。孕 32 周，突然全身抽搐，家人即将其送往医院检查：血压 165/100 mmHg，胎头先露，胎心率 145 次/min，该病例最有必要采取的辅助检查是
   - A. 胎儿成熟度检查
   - B. 眼底检查
   - C. 超声心动图检查
   - D. 尿妊娠试验
   - E. 血气分析

7. 患者 35 岁。孕 32 周，产前检查：血压 160/100 mmHg，尿蛋白(+)，双下肢水肿(+)，胎头先露，胎心率 132 次/min。入院医嘱使用硫酸镁，下列说法不正确的是
   - A. 能较好地预防控制子痫的发作
   - B. 24 h 尿量小于 500 ml 停药
   - C. 尿量小于 17 ml/h 停药
   - D. 呼吸不足 16 次/min 停药
   - E. 腱反射消失停药

A3/A4 型题

（1~3 题共用题干）

张女士，27 岁，G2P0，妊娠 34 周，近 1 周来自感头痛、头晕，在当地医院检查时发现 BP 160/110 mmHg，尿蛋白（++），水肿（+++），医生劝其住院，但因家庭经济较困难拒绝，医生给予降压、利尿药物治疗，并告知有异常及时来院就诊。

1. 患者回家治疗的第 3 天，突然头痛加重，眼花、恶心、呕吐，急送医院，你认为该患者可能即将发生
   A．脑出血　　　　　B．肾衰竭
   C．子痫　　　　　　D．DIC
   E．妊娠期高血压

2. 入院后 2 h，患者子痫发作，为防止舌咬伤，你应采取哪项紧急抢救措施
   A．在上、下磨牙之间放置开口器或缠以纱布的压舌板
   B．取下活动义齿
   C．放置床挡
   D．安置于单人暗室
   E．立即用解痉药物

3. 经过恰当处理，顺利娩出一男婴，为防止产后子痫的发生，重点观察时间是
   A．产后 2 h 内　　　B．产后 24 h 内
   C．产后 72 h 后　　　D．产后 10 天内
   E．产后 1 个月内

（4~6 题共用题干）

方女士，29 岁，第 1 孕，妊娠 37 周，自诉头晕、眼花。护理查体：血压 165/110 mmHg，产科腹部触诊情况正常，双下肢水肿（++）。尿常规检验：蛋白 > 0.5 g/24 h。被诊断为子痫前期（重度）住院治疗。

4. 不妥的护理措施为
   A．安置于单人暗室
   B．必要时记出入量
   C．备床挡、开口器

D．多给予安慰
E．观察膝反射

5. 患者经积极治疗后，如效果不明显，便应终止妊娠，其观察时限为
   A．24 h 内　　　　　B．24~48 h
   C．48~72 h　　　　 D．72~96 h
   E．96~120 h

6. 在用药治疗 10 h 后，孕妇突然感到腹部持续疼痛，且有少量阴道流血。当班护士立即检查：血压 110/60 mmHg，子宫板硬。应考虑最大可能是并发
   A．临产　　　　　　B．先兆早产
   C．先兆临产　　　　D．晚期先兆流产
   E．胎盘早剥

（7~9 题共用题干）

患者，女性，38 岁。妊娠 30 周，检查发现：血压 150/100 mmHg，胎心、胎位正常，双下肢水肿，尿蛋白 > 0.5 g/24 h。入院后诊断为子痫前期。

7. 患者出现以上症状的原因是
   A．全身小动脉痉挛　B．水钠潴留
   C．静脉淤血　　　　D．动脉硬化
   E．心功能不全

8. 遵医嘱硫酸镁治疗的过程中，以下哪项内容不是应注意观察的内容
   A．血压　　　　　　B．尿量
   C．呼吸　　　　　　D．体温
   E．膝腱反射

9. 在治疗过程中患者出现膝反射消失，呼吸减慢，每分钟 10 次，此时应立即给予
   A．5% 葡萄糖静脉滴注
   B．肌注山莨菪碱
   C．静推 50% 葡萄糖
   D．静推 10% 葡萄糖酸钙
   E．低分子右旋糖酐静脉滴注

第四节　妊娠晚期出血性疾病

前置胎盘

【知识要点】

一、概述

1. 概念：妊娠 28 周后，胎盘附着于子宫下段，甚至下缘达到或覆盖宫颈内口，其位置低于胎先露部，称前置胎盘，是妊娠晚期出血的主要原因之一，多见于经产妇及多产妇。

2. 病因：可能与子宫内膜病变或损伤，胎盘面积过大或受精卵发育迟缓等因素有关。

3. 分类：按胎盘下缘与宫颈内口的关系分三种类型。

二、护理评估

1. 健康史：有无多次刮宫、分娩、子宫手术等病史及反复出血史。

2. 临床表现：

(1) 典型症状：妊娠晚期或临产时无诱因、无痛性反复阴道流血。阴道流血发生时间、反复发生次数、出血量多少与前置胎盘类型有关。

(2) 体征：

① 贫血程度与出血量成正比。

② 子宫大小与孕周相符，软无压痛，胎位清楚，胎心可正常。胎先露高浮甚至胎位异常。

(3) 对母儿的影响：产后出血、产后感染、早产、围生儿死亡率增高。

3. 辅助检查

(1) B 型超声波检查：安全准确，首选方法。

(2) 产后检查胎盘及胎膜。

(3) 严禁做肛门检查，阴道检查必须在有条件的情况下进行。

三、治疗要点

1. 治疗原则：抑制宫缩，制止出血，纠正贫血，防止感染。

2. 方法：① 期待疗法；② 终止妊娠，剖宫产为主要手段。

四、主要护理诊断及合作性问题与护理措施

前置胎盘患者的主要护理诊断及合作性问题与护理措施见表 6-6。

表 6-6　前置胎盘患者的主要护理诊断及合作性问题与护理措施

护理诊断/问题	主要护理措施
1. 组织灌注量无效：出血。	(1) 平卧，保暖，吸氧，交叉配血。 (2) 建立静脉通道，按医嘱输血、输液、补充血容量。 (3) 遵医嘱迅速做好剖宫产手术前准备。 (4) 严密监测生命体征及面色、神志、尿量等，有无休克征象，准确估计出血量。

续表

护理诊断/问题	主要护理措施
2. 潜在并发症： · 早产 · 胎儿窘迫 · 产后出血	(1) 期待疗法孕妇的护理。 (2) 嘱孕妇取左侧卧位，间断吸氧。 (3) 监测宫缩、胎心、胎动。 (4) 产后遵医嘱及时给宫缩剂，严密观察宫缩及阴道流血情况。
3. 有感染的危险。	(1) 注意体温、血象及恶露变化。 (2) 做好外阴护理，保持外阴清洁。 (3) 遵医嘱使用抗生素。 (4) 指导加强营养，纠正贫血。

五、健康教育

1. 指导产后注意休息，加强营养补充铁剂以纠正贫血，增强抵抗力。

2. 做好计划生育，避免多产、多次刮宫导致子宫内膜损伤或子宫内膜炎。

【课前预习】

一、基础知识

1. 正常受精卵着床部位。　2. 正常胎盘的构成及血液循环。　3. 宫颈内口。

二、预习目标

1. 妊娠_____后胎盘附着于子宫下段，甚至胎盘下缘达到或覆盖宫颈内口，其位置低于胎先露部，称为前置胎盘。

2. 根据胎盘下缘与子宫颈内口的关系，前置胎盘分为三种类型：① 胎盘组织完全覆盖子宫颈内口，称为_____或_____前置胎盘；② 胎盘组织部分覆盖子宫颈内口，称为_____前置胎盘；③ 胎盘附着于子宫下段，边缘达到宫颈内口，但未覆盖宫颈内口，称为_____前置胎盘。

3. 前置胎盘目前病因不清楚，高危因素有多次_____、_____、_____史等，造成子宫内膜病变或损伤。

4. 前置胎盘的治疗原则是抑止_____、_____、_____和_____，在确保孕妇安全的前提下尽可能延长孕周，以提高围生儿存活率。

【课后巩固】

一、名词解释

前置胎盘　期待疗法

二、填空题

1. 前置胎盘的典型症状是_____或_____时发生无_____、_____性、_____阴道出血。

2. 确诊前置胎盘首选_____检查。产后检查胎盘及胎膜见胎盘前置部分呈_____或_____淤血，胎膜破口距离胎盘边缘在_____内。

3. 前置胎盘期待疗法适用于：病情轻、阴道_____少、妊娠不足_____、胎儿体重小于 2 300 g、胎儿_____者，可在保证孕妇_____的前提下，延长_____，以提高_____成活率。

4. 前置胎盘期待疗法患者的护理措施：① 指导绝对_____休息，取____卧位，定时间断吸氧，禁止_____检查及_____，腹部检查时动作需轻柔，避免各种_____，以减少出血机会，提供_____护理；② 严密观察生命体征，注意_____、宫缩_____、_____，发现异常及时报告医生；③ 遵医嘱给予补血药物及_____抑制剂、镇静剂，并做好_____术前准备，若出现_____量多，应行_____术终止妊娠止血。胎儿娩出后应及时使用_____剂，防产后出血。

5. 前置胎盘的贫血程度与阴道_____成正比。

6. 前置胎盘终止妊娠：孕妇反复多量_____甚至休克；无论胎儿成熟与否，为了母亲安全应终止妊娠；胎龄达_____以上；胎儿成熟度检查提示_____者；胎龄未达36周出现_____均应及时终止妊娠。剖宫产为_____手段。

胎盘早剥

【知识要点】

一、概述

1. 概念：妊娠 20 周后或分娩期，正常位置的胎盘在胎儿娩出前，部分或全部从子宫壁剥离，称为胎盘早剥。

2. 病因：① 血管病变；② 机械性因素；③ 宫腔内压力骤然改变；④ 子宫静脉压突然升高。

3. 病理：主要的病理改变是底蜕膜出血，形成血肿使胎盘从附着处分离。

按病理类型可分为：显性剥离（外出血）、隐性剥离 （内出血）、混合性剥离（混合性出血）。

二、护理评估

1. 健康史：有无妊娠期高血压疾病、慢性高血压史、外伤等因素存在。

2. 临床表现：

(1) 主要症状：妊娠晚期或分娩期，突然发生腹部持续性疼痛，伴有或不伴有阴道出血。

(2) 轻型：以外出血为主，多见于分娩期，阴道流血为主症、量较多，腹痛轻或不明显。

腹部检查：子宫软、轻压痛，大小与妊娠月份相符，胎位、胎心清楚。

(3) 重型：隐性出血为主，持续性剧烈腹痛为主症，伴休克，无或有少量阴道出血，与贫血程度不符。

腹部检查：子宫硬如板状，压痛明显，大于妊娠月份大，胎位不清，胎心音多消失。

(4) 并发症：子宫胎盘卒中、DIC、产后出血、肾衰竭等。

4. 辅助检查

(1) B 超：有助于明确诊断。

(2) 实验室检查：主要了解患者的贫血程度、凝血功能及肾功能。

三、治疗要点

治疗原则：纠正休克，及时终止妊娠，防治并发症。

根据病情的严重程度、胎儿宫内状况及宫口开大情况等决定阴道分娩或剖宫产。

四、主要护理诊断及合作性问题与护理措施

胎盘早剥患者的主要护理诊断及合作性问题与护理措施表 6-7。

表 6-7　胎盘早剥患者的主要护理诊断及合作性问题与护理措施

护理诊断/问题	主要护理措施
1. 组织灌注无效：出血。	(1) 平卧，保暖，吸氧，交叉配血。 (2) 建立静脉通道，按医嘱输血、输液、补充血容量。 (3) 严密监测生命体征及面色、神志、尿量等，有无休克征象。 (4) 准确评估失血量，注意宫底高度、子宫压痛、子宫壁的紧张度等。 (5) 做好分娩或剖宫产术前准备，必要时配合手术切除子宫。 (6) 胎儿娩出后遵医嘱及时给予宫缩剂，配合按摩子宫。
2. 潜在并发症：DIC、肾衰竭、胎儿窘迫。	(1) 注意尿量变化及有无全身出血倾向。 (2) 嘱孕妇取左侧卧位休息，定时听胎心，吸氧。
3. 预感性悲哀。	提供情感支持，解释病情及治疗措施，使患者接受现实，恢复心态。

五、健康教育

1. 注意休息，加强营养，促使身体早日康复；保持外阴清洁，预防感染。

2. 加强产前检查，防治妊娠期高血压疾病等诱因，妊娠晚期避免腹部受伤及长时间仰卧位。

【课前预习】

一、基础知识

正常分娩胎盘剥离时间及剥离征象。

二、预习目标

1. 胎盘早期剥离指妊娠_____后或_____期，_____位置的胎盘在胎儿娩出前，_____或_____从子宫壁剥离。

2. 胎盘早剥按病理类型可分为：① _____（外出血），有阴道出血；② _____（内出血）无阴道出血；_____（混合性出血）。

3. 胎盘早剥的病因可能与：① 妊娠期高血压疾病、慢性高血压和慢性肾炎等孕妇全身_____；② 腹部受撞击、挤压等_____；③ _____骤减等因素有关。

4. 胎盘早剥的治疗原则：_____休克，及时_____妊娠，防治_____。

【课后巩固】

一、名词解释

胎盘早剥　　子宫胎盘卒中

二、填空题

1. 胎盘早剥的主要病理变化是_____，形成血肿，使胎盘自附着处剥离。

2. 胎盘早剥的主要症状：妊娠_____或_____期突然发生腹部_____疼痛，伴有或不伴有_____。

3. 胎盘早剥轻型：以_____出血为主；_____为主要症状；腹痛_____；子宫软、轻_____，大小与_____月份相符；胎位、胎心_____。

4. 胎盘早剥重型：常伴有妊娠期高血压疾病、外伤等病史；以_____出血为主；主要症状为突发的持续性、剧烈_____；子宫_____明显，硬如_____，大于_____月份；胎位、胎心_____；阴道出血_____，与休克症状、贫血程度_____。B超胎盘_____正常，胎盘后血肿。

5. 胎盘早剥重型并发症有：_____，_____，产后出血，胎儿窘迫等。如发现患者皮下黏膜或注射部位出血、子宫出血不凝，有尿血、咯血及呕血等现象应考虑_____；患者尿少或无尿应警惕_____，立即报告医生并积极配合抢救。

【综合练习】

A2 型题

1. 陈女士，28 岁，第 1 孕，妊娠 37 周，因诊断为先兆子痫住院治疗。在用药治疗 10 h 后，孕妇突然感到腹部持续疼痛，且有少量阴道流血。当班护士立即检查：血压 110/60 mmHg，子宫板硬。应考虑最大可能是并发
   A. 晚期先兆流产　　B. 先兆早产
   C. 先兆流产　　　　D. 临产
   E. 胎盘早剥

2. 薛女士，27 岁，停经 37 周，夜间醒后，发现多量阴道出血，无腹痛，急诊入院。腹部检查：腹软无压痛，胎位清楚，胎心 148 次/min，阴道可见少量活动性出血。最可能的诊断是
   A. 胎盘早剥　　　　B. 早产
   C. 前置胎盘　　　　D. 自然临产
   E. 凝血功能障碍

3. 某孕妇，妊娠 31 周，无痛性阴道流血 2 次。检查发现，胎心在正常范围，子宫无压痛，阴道流血量少于月经量，正确的护理措施是
   A. 卧床休息，左侧卧位
   B. 肛查，了解宫口有无开大
   C. 阴道检查
   D. 缩宫素引产

E. 立即剖宫产

4. 孕妇，28 岁，孕 34 周，4 h 前出现无痛性阴道出血，量较少。B超结果提示为边缘性前置胎盘。检查：血压 120/80 mmHg，胎心率 140 次/min。此时适宜的处理措施是
   A. 阴道检查　　　　B. 人工破膜
   C. 输血　　　　　　D. 期待疗法
   E. 立即行剖宫产

5. 孕妇，妊娠 33 周，无诱因性阴道出血约 100 ml，腹部检查：腹软无压痛，胎位清楚，胎心 158 次/min，阴道可见少量出血，以下针对该患者的护理措施不妥的是
   A. 鼓励孕妇下床活动
   B. 禁做阴道检查和肛诊
   C. 严密观察阴道流血情况
   D. 监测胎儿宫内情况
   E. 定时间断吸氧

6. 患者，女性，28 岁。孕 33 周，今日阴道流血量不多，无腹痛，查血压 100/80 mmHg，脉搏 96 次/min，宫高 30 cm，腹围 85 cm，头先露，未入盆，胎心 140 次/min。考虑为前置胎盘。需进一步确诊的方法是
   A. 产科检查　　　　B. 肛门检查
   C. 阴道检查　　　　D. X 线检查
   E. B 超

A3/A4 型题

（1～4 题共用题干）

刘女士，35 岁，G1P0，妊娠 36 周，今晨不慎摔倒，3 h 后自觉下腹不适，有少量阴道出血而入院。检查：宫缩持续 30 s，间歇 10 min，强度弱，子宫底高度 33 cm，子宫软，右侧子宫有轻度局限性压痛，估计胎儿重 3 000 g，胎心率 140 次/min。

1. 首先考虑的诊断是
   A. 早产　　　　　B. 宫外孕
   C. 前置胎盘　　　D. 胎盘早期剥离
   E. 羊水过多

2. 入院观察 2 h，发现阴道血量不多，但血压降至 60/30 mmHg，此时患者不存在的护理诊断是
   A. 有感染的危险
   B. 体温过高
   C. 组织灌注量不足
   D. 有胎儿受伤的危险
   E. 疼痛

3. 患者需急诊手术，在手术中发现子宫表面出现紫蓝色斑点，此患者出现了哪种并发症
   A. 肾衰竭　　　　　B. DIC
   C. 子宫破裂　　　　D. 中央性前置胎盘
   E. 子宫胎盘卒中

4. 患者术后得知子宫被切除，表现非常悲伤，害怕影响以后的性生活，针对此种情况，你应做好
   A. 心理护理　　　　B. 指导患者加强锻炼
   C. 保持会阴清洁　　D. 观察生命体征
   E. 指导避孕孕妇

（5~8 题共用题干）

妊娠 28 周，因意外碰撞出现持续性腹痛，查体：子宫硬如板状，有压痛，子宫比妊娠周数大，阴道无流血，胎心、胎动消失。诊断为重型胎盘早剥。

5. 正确的处理措施是
   A. 催产素引产
   B. 纠正休克，剖宫产终止妊娠
   C. 等待胎儿自己娩出
   D. 产钳助产
   E. 水囊引产

6. 通过以上病理分析，该孕妇最易出现的并发症是
   A. 心衰　　　　　B. 呼吸窘迫综合征
   C. 羊水过少　　　D. 弥漫性血管内凝血
   E. 胎膜早破

7. 应采取的护理措施是
   A. 测体温　　　　B. 听胎心
   C. 按摩子宫　　　D. 开放静脉
   E. 会阴擦洗

8. 针对此患者，下列哪项不是重点观察的内容
   A. 血压　　　　　B. 脉搏
   C. 面色　　　　　D. 大便
   E. 神志

第五节　多胎妊娠及巨大胎儿

多胎妊娠

【知识要点】

一、概述

1. 概念：多胎妊娠是指一次妊娠同时有两个或两个以上的胎儿。以双胎多见。

2. 原因：不清楚。

3. 双胎分类：

（1）双卵双胎：由两个卵子同时受精后形成，占双胎妊娠的 2/3。与应用促排卵药、辅助生殖技术、遗传等有关。

（2）单卵双胎：一个受精卵分裂形成，占双胎妊娠的 1/3。

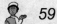

二、护理评估

1. 健康史：孕妇及其丈夫家族中有无多胎史，孕妇是否使用促排卵药等。

2. 临床表现：

(1) 症状：早孕反应较重，子宫增大快，妊娠晚期出现压迫症状。

(2) 腹部检查：子宫大于孕周，可触及两个胎头、多个肢体，不同部位可听到两个胎心音，频率相差>10 次/min。

(3) 并发症：妊娠期、分娩期对母儿的风险增加。

3. 辅助检查：B 型超声检查，可早期诊断。

三、治疗要点

加强产前母儿监护，预防并发症，提前住院待产，合理选择分娩方式。

四、主要护理诊断及合作性问题与护理措施

多胎妊娠患者的主要护理诊断及合作性问题与护理措施见表 6-8。

表 6-8　多胎妊娠患者的主要护理诊断及合作性问题与护理措施

护理诊断/问题	主要护理措施
1. 潜在并发症： · 贫血； · 胎膜早破； · 早产； · 胎盘早剥； · 脐带脱垂； · 产后出血。	(1) 妊娠期护理： · 加强营养，预防贫血。 · 妊娠 30 周后，要少活动，注意休息，宜取左侧卧位。 · 胎膜破裂时，绝对卧床休息、抬高臀部，避免站立行走。 (2) 分娩期护理： · 做好输血、输液准备。 · 注意观察产程进展、胎心音。 · 协助做好接产。 · 产后观察宫缩，阴道流血。
2. 焦虑：担心母儿的安危。	提供心理支持，鼓励孕妇积极配合各项处理。加强早产儿护理。

五、健康教育

1. 加强孕期营养，注意补充铁、钙、叶酸、维生素等，以满足两个胎儿生长发育的需要。

2. 增加产前检查次数，有异常随时就诊。

3. 准备两套新生儿用物，指导孕妇及家属正确进行母乳喂养及新生儿护理。

【课前预习】

一、基础知识

正常妊娠受精卵的发育。

二、预习目标

1. 双胎分为：① ＿＿＿＿＿＿＿＿＿＿＿＿＿＿：是由两个卵子分别受精后形成两个受精卵；
② ＿＿＿＿＿＿＿＿＿＿＿＿＿＿：是一个卵子受精后分裂成两个胎儿。

2. 双胎妊娠并发症：妊娠期易并发＿＿＿＿＿＿＿＿＿＿＿＿、＿＿＿＿＿＿疾病、羊水过多、
＿＿＿＿＿＿＿＿＿＿ 胎位异常、胎儿畸形、胎儿生长受限、死胎、＿＿＿＿＿＿＿＿及早产等。
分娩期易发生＿＿＿＿＿＿＿＿、＿＿＿＿＿＿。产褥期易发生＿＿＿＿＿＿＿、＿＿＿＿＿＿＿。

【课后巩固】

一、名词解释

双卵双胎　　单卵双胎　　胎儿生长受限　　双胎输血综合征

二、填空题

1. 双胎腹部检查子宫_____正常孕周，在腹部_____部位听到两个_____，相差大于_____。

2. 双胎分娩协助做好接产：第一个胎儿娩出不应_____以防发生_____，胎儿娩出后_____断脐，以防第二个胎儿_____，同时固定第二个胎儿呈_____；第二胎儿前肩娩出后遵医嘱立即注射_____，防止_____，同时在腹部放置_____重沙袋持续_____h，并用腹带紧裹腹部，以预防腹压骤降引起_____。

巨 大 儿

【知识要点】

一、概述

1. 概念：胎儿体重达到或超过 4 000 g 称为巨大儿。

2. 病因：高危因素：① 妊娠合并糖尿病；② 孕妇营养过剩、肥胖等；③ 遗传因素：如父母身材高大；④ 多见于经产；⑤ 过期妊娠及羊水过多孕妇。

二、护理评估

1. 健康史：有无糖尿病史。

2. 临床表现

(1) 孕期体重增长迅速，妊娠后期出现呼吸困难等，自觉腹部沉重及两肋胀痛。

(2) 腹部检查：子宫大于孕周，胎体大，先露部高浮，胎心位置偏高。

(3) 对母儿的影响：① 易发生难产、产后出血；② 新生儿易发生颅内出血、骨折等产伤。

3. 辅助检查：B 型超声检查，胎体大，测胎头双顶径>10 cm。

三、治疗要点

1. 妊娠期：发现巨大儿，应检查孕妇有无糖尿病，若为糖尿病，应积极治疗，并于妊娠 36 周后，根据胎儿成熟度、胎盘功能检查及糖尿病控制情况，择期终止妊娠。

2. 分娩期：剖宫产、会阴侧切行胎头吸引术或产钳术助产。

四、主要护理诊断及合作性问题与护理措施

巨大儿孕妇的主要护理诊断及合作性问题与护理措施见表6-9。

表 6-9　巨大儿孕妇的主要护理诊断及合作性问题与护理措施

护理诊断/问题	主要护理措施
1. 有胎儿受伤的危险。	(1) 密切监测产程的进展，胎心率、宫缩。 (2) 及时发现产程异常及胎儿宫内窘迫，做好剖宫产准备。 (3) 产后检查新生儿的健康状况，有无产伤等。 (4) 糖尿病母亲所生的新生儿，注意有无低血糖的表现。
2. 有感染的危险。	(1) 产后监测生命体征、子宫底高度、恶露量。 (2) 预防产后出血。

五、健康教育

向孕妇及家属解释巨大儿的高危因素，加强孕期检查。

【课前预习】

一、基础知识

1. 足月胎儿体重。　2. 足月胎儿头经线。

二、预习目标

1. 巨大胎儿的高危因素：妊娠合并_____；孕妇营养_____、_____、体重过重；父母身材高大、_____妊娠等巨大儿发生率高，多见于经产妇。

2. 体重达到或超过_____的胎儿，称为巨大胎儿。

【课后巩固】

一、名词解释

巨大儿

二、填空题

1. 巨大儿 B 型超声检查：_____大，测胎头_____> 10 cm。

2. 若估计为巨大胎儿，应密切监测_____、_____、_____，不宜_____过久，并应警惕_____，并及时发现产程异常及_____，做好_____手术准备。

【综合练习】

A1/A2 型题

1. 关于双胎妊娠的并发症，下列哪项错误
   - A. 容易并发妊高征
   - B. 容易发前置胎盘
   - C. 容易发生胎盘剥削
   - D. 容易发生过期妊娠
   - E. 容易发生羊水过多

2. 关于双胎妊娠的描述，不正确的是
   - A. 早孕反应常常较严重
   - B. 子宫大于孕周
   - C. 腹部检查可触及两个胎头及多个肢体，在腹部不同部位可听到两个胎心音，且两者速率不一
   - D. 早产、难产发生率增高
   - E. 子宫小于孕周

3. 双胎妊娠对围生儿的影响，以下哪项除外
   - A. 早产
   - B. 胎儿畸形
   - C. 胎儿生长受限
   - D. 巨大胎儿
   - E. 脐带脱垂

4. 王女士，34 岁，初孕妇，28 周妊娠，门诊产前检查时，于腹部触及多个小肢体，考虑双胎妊娠，以下哪种方法有助明确诊断
   - A. B 超
   - B. 腹腔镜
   - C. X 线
   - D. 宫腔镜
   - E. 腹部 CT

5. 巨大儿阴道分娩的并发症不包括
   - A. 软产道裂伤
   - B. 产后出血
   - C. 产褥感染
   - D. 羊水栓塞
   - E. 新生儿产伤

第六节　羊水量异常

羊水过多

【知识要点】

一、概述

1. 概念：妊娠任何时期羊水量超过 2 000 ml 者，称为羊水过多。

2. 病因：确切病因不清楚。① 孕妇疾病；② 胎儿畸形；③ 多胎妊娠；④ 脐带、胎盘病变；⑤ 原因不明的特发性羊水过多。

二、护理评估

1. 健康史：有无糖尿病、妊娠高血压疾病等其他病史。

2. 临床表现：

(1) 急性羊水过多：较少见，多发生于妊娠中期。数日内子宫迅速增大，压迫症状明显。

腹部检查：见腹壁紧张发亮，宫底高度及腹围明显大于孕周，宫壁张力大，液体震荡感明显，胎位触不清，胎心遥远或听不到。

(2) 慢性羊水过多：较多见。多发生于妊娠晚期，压迫症状较轻，孕妇多能适应。

腹部检查：同急性羊水过多。

(3) 并发症：妊娠期、分娩期并发症与双胎相同。

3. 辅助检查：

(1) B 超声检查：重要的辅助检查，了解羊水量和胎儿情况。

(2) 甲胎蛋白测定：羊水及血清甲胎蛋白明显增高，提示胎儿畸形。

三、治疗要点

1. 羊水过多胎儿畸形：行高位人工破膜终止妊娠。

2. 羊水过多正常胎儿：

(1) 症状严重孕妇无法忍受（胎龄不足 37 周），穿刺放羊水。

(2) 症状较轻可继续妊娠，加强监护。

四、主要护理诊断及合作性问题与护理措施

羊水过多孕妇的主要护理诊断及合作性问题与护理措施见表 6-10。

表 6-10　羊水过多孕妇的主要护理诊断及合作性问题与护理措施

护理诊断/问题	主要护理措施
1. 潜在并发症： ·早产、胎盘早剥； ·产后出血。	(1) 指导孕妇适当低盐饮食。 (2) 注意休息，采取左侧卧位，减少增加腹压的活动。 (3) 高位人工破膜引产，羊膜腔穿刺放羊水护理。 (4) 产后遵医嘱用宫缩剂，注意观察宫缩，阴道流血。
2. 焦虑：压迫症状。	(1) 观察孕妇的生命体征，定期测量宫高、腹围和体重。 (2) 讲解有关知识，心理支持，配合治疗。

五、健康教育

1. 指导产妇注意休息，加强营养，尽快恢复健康。

2. 积极查明病因，针对病因防治。

3. 胎儿畸形者需避孕 6 个月后方可再次受孕，受孕后进行遗传咨询及产前诊断，加强孕期保健，并进行高危妊娠监护。

【课前预习】

一、基础知识

1. 羊水的来源。　　2. 足月羊水量。

二、预习目标

1. 羊水过多指凡是妊娠_____时期羊水量超过_____者。

2. 羊水过多分为：①_____羊水过多，较少见，多发生于妊娠_____周；②_____羊水过多，较多见，多发生于_____。

3. 羊水过多主要护理诊断潜在并发症：_____、_____、_____等。

【课后巩固】

一、名词解释

急性羊水过多　　慢性羊水过多　　羊膜腔穿刺　　　高位人工破膜

二、填空题

1. 羊水量过多治疗要点，主要取决于胎儿_____及孕周、孕妇_____的严重程度。

2. 羊膜腔穿刺放羊水护理：① 协助做好术前准备，严格无菌操作，配合医生完成羊膜腔穿刺，控制羊水流出速度_____，一次放羊水量_____；② 放羊水过程中严密观察_____、_____、_____、_____等情况，及时发现胎盘早剥征象并配合处理；③ 放羊水后腹部放置_____或_____以防腹压骤降发生_____；④ 遵医嘱给予_____、_____预防早产，给予_____预防感染。

3. 高位人工破膜引产护理：① 做好_____、_____准备；② 严格_____操作；③ 使羊水_____流出，边放羊水边在腹部放置_____或加腹带包扎，并注意从腹部固定胎儿为纵产式；④ 监测孕妇_____、_____、阴道流血情况；⑤ 胎儿娩出后立即用_____剂，以预防产后出血。

羊水过少

【知识要点】

一、概述

1. 概念：妊娠晚期羊水量少于 300 ml 者，称为羊水过少。

2. 病因：羊水过少与羊水产生减少或羊水外漏增加有关。① 胎儿畸形，以先天性泌尿系统畸形最为常见；② 胎盘功能不良；③ 羊膜病变；④ 胎膜早破；⑤ 母体因素，孕妇脱水、服用某些药物。部分羊水过少原因不明。

二、护理评估

1. 健康史：有无以上导致羊水过少的相关因素，评估胎儿有无畸形、胎儿在宫内的生长发育情况。

2. 临床表现：

(1) 羊水过少的临床表现多不典型。胎盘功能不良者常有胎动减少；胎膜早破者有阴道流液。羊水性质黏稠、混浊、暗绿色。临产后阵痛剧烈，宫缩多不协调，宫口扩张缓慢，产程延长。

(2) 腹部检查：宫高、腹围较同期孕妇小，胎动时常感腹痛。子宫敏感性高。

阴道检查：前羊膜囊不明显，胎膜与胎儿先露部紧贴；人工破膜时发现羊水极少。

(3) 对母儿的影响：① 孕妇手术产和引产的概率均增加；② 围生儿发病率和死亡率均明显增高。

3. 辅助检查：

(1) B 型超声检查：是羊水过少的主要辅助检查方法，同时还可以发现胎儿的畸形。

(2) 直接测量羊水量：破膜时直接测量羊水，总羊水量 < 300 ml，可诊断为羊水过少。

(3) 其他检查：妊娠晚期发现羊水过少，应通过电子胎儿监护仪检查、血尿雌三醇、胎盘生乳素检测等，了解胎盘功能，及早发现胎儿宫内缺氧。

三、治疗要点

1. 确诊胎儿畸形，或胎儿已成熟、胎盘功能严重不良者，应立即终止妊娠。

2. 若胎儿肺不成熟，无明显胎儿畸形者，可行羊膜腔输液补充羊水，尽量延长孕周。

四、主要护理诊断及合作性问题与护理措施

羊水过少孕妇的主要护理诊断及合作性问题与护理措施见表 6-11。

表 6-11 羊水过少孕妇的主要护理诊断及合作性问题与护理措施

护理诊断/问题	主要护理措施
1. 有胎儿受伤的危险。	(1) 指导孕妇卧床休息，取左侧卧位，以改善胎盘血液供应。 (2) 病情观察：定期测量宫高、腹围及体重；勤听胎心音，严密观察产程进展。 (3) 行剖宫产者，需做好手术护理；经阴道试产者，需密切观察产程进展，连续监测胎心；采用羊膜腔输液补充羊水者，应注意严格无菌操作，并抗感染治疗。
2. 焦虑。	观察患者情绪变化，及时给予帮助和指导。

五、健康教育

为孕妇提供羊水过少的相关知识和信息，告知产前检查的重要性。

【课前预习】

一、基础知识

1. 羊水的来源。
2. 足月羊水量。

二、预习目标

1. 羊水过少是指妊娠晚期羊水量少于_____者。

2. 羊水过少与羊水_____或_____增加有关。例如：① 胎儿畸形，以先天性_____畸形最为常见；② _____不良；③ 羊膜病变；④ _____破；⑤ 母体因素，孕妇_____、服用某些药物。

【课后巩固】

一、名词解释

羊水过少　　羊水指数

二、填空题

1. 羊水过少的处理原则：如确诊_____，或胎儿已成熟、胎盘功能严重不良者，应_____；若胎肺不成熟，无明显胎儿畸形者，可行_____，尽量_____孕周。

2. 羊水过少、妊娠足月合并严重_____或胎儿窘迫，估计短时间内不能经阴道分娩者，应行_____，需做好手术护理。对胎儿贮备力尚好、无明显宫内缺氧、人工破膜羊水清亮者，可以_____，需密切观察_____，连续监测_____，发现异常及时报告医师并配合处理。

3. 采用羊膜腔输液补充羊水者，应注意严格_____，防止感染，同时遵医嘱给予_____治疗。

【综合练习】

A1/A2 型题

1. 羊水过多是指妊娠期间羊水量超过
   A. 1 500 ml　　　B. 2 000 ml
   C. 2 500 ml　　　D. 3 000 ml
   E. 4 000 ml

2. 羊水过多孕妇羊膜腔穿刺放羊水时，速度应控制在不超过
   A. 200 ml/h　　　B. 300 ml/h
   C. 400 ml/h　　　D. 500 ml/h
   E. 600 ml/h

3. 羊水过多的并发症以下哪项可能性最小
   A. 早产　　　　B. 妊娠期高血压疾病
   C. 胎儿畸形　　D. 胎盘早剥
   E. 子宫破裂

4. 急性羊水过多时，下列哪项正确
   A. 下肢及外阴水肿发生率不高

   B. 自觉症状轻微
   C. 产科检查胎心清楚
   D. 容易发生早产
   E. 容易发生羊水栓塞

5. 与羊水过少有关的因素是
   A. 胎儿消化道闭锁
   B. 胎儿泌尿道畸形
   C. 妊娠合并糖尿病
   D. 胎儿无脑畸形
   E. 双胎妊娠

6. 羊水过多合并胎儿畸形的处理原则为
   A. 终止妊娠　　　B. 抽取羊水
   C. 保胎治疗　　　D. 期待疗法
   E. 观察

7. 关于羊水过少的说法，以下哪项是错误的

A．妊娠早、中期的羊水过少，多以流产告终

B．羊水呈黏稠、浑浊和暗绿色

C．羊水过少，严重影响围产儿的预后

D．羊水过少的病因已完全明了

E．若羊水量少于 50 ml，胎儿窘迫发生率达 50%

A3/A4 型题

（1~2 题共用题干）

郑女士，32 岁，经产妇，妊娠 24 周以前正常，随后腹部迅速膨隆，出现腹部胀痛、呼吸困难和下肢水肿，于妊娠 29 周来院。查宫底在剑突下 3 横指，腹围 100 cm，胎位触不清，胎心听不清，隐约触到胎动。

1. 本病例腹部迅速膨隆的原因是

A．急性羊水过多　　B．双胎妊娠

C．巨大胎儿　　　　D．巨大卵巢囊肿

E．急性心衰

2. 估计在分娩过程中不会发生的产科异常情况是

A．子宫收缩乏力　　B．胎位异常

C．胎头交锁　　　　D．头盆不称

E．胎盘早剥

（3~7 题共用题干）

25 岁初产妇，现妊娠 35 周，产前检查发现宫高 39 cm，腹围 108 cm，腹壁皮肤张力较大，胎位不清，胎心遥远。

3. 为明确诊断，首选哪项检查？

A．羊膜镜　　　　B．B 超

C．腹腔镜　　　　D．腹部 X 线片

E．彩色多普勒

4. 最可能的诊断是

A．双胎妊娠　　　B．羊水过多

C．前置胎盘　　　D．胎盘早剥

E．先兆子宫破裂

5. 若 B 超显示羊水指数为 21 cm，胎儿发育正常，则首选的治疗方案是

A．人工破膜引产

B．催产素引产

C．羊膜腔穿刺放水

D．剖宫产

E．卡孕栓引产

6. 若 B 超显示羊水指数 21 cm，胎儿为无脑儿，下一步应如何处理？

A．立即剖宫产

B．期待疗法

C．人工破膜引产

D．观察

E．等待足月时引产

7. 人工破膜时哪项处理不当？

A．采用低位破膜

B．采用高位破膜

C．使羊水缓慢流出

D．破膜放羊水过程中要注意血压、脉搏和阴道流血情况

E．放羊水后腹部放置沙袋以防休克

（编者：蒋萍）

第七章　妊娠期并发症妇女的护理

第一节　妊娠合并心脏病

【知识要点】

一、概述

妊娠合并心脏病是产科严重并发症，是孕产妇死亡的重要原因之一。

1. 妊娠、分娩对心脏病的影响：加重心脏负担，诱发心力衰竭。最易发生心衰的时期是妊娠 32~34 周、分娩期及产褥期的最初 3 日内。

2. 心脏病对妊娠的影响：心脏病不影响受孕，但由于缺氧可使流产、早产、死胎、胎儿生长受限、胎儿宫内窘迫、新生儿窒息的发生率明显增加，围生儿死亡率增加。

二、护理评估

1. 健康史：既往心脏病史，心脏病种类，心功能状况及用药的情况。

2. 临床表现：

(1) 早期心衰的表现：

① 轻微活动后即有胸闷、心悸、气短。

② 休息时心率超过 110 次/min，呼吸 > 20 次/min。

③ 夜间常因胸闷而需坐起，或需到窗口呼吸新鲜空气。

④ 肺底部出现少量持续性湿啰音，咳嗽后不消失。

(2) 心功能分级：分Ⅰ~Ⅳ级。

3. 辅助检查：

(1) 心电图、X 线检查、超声心动图等。

(2) 胎儿电子监护仪。

三、治疗要点

1. 非孕期：根据心脏病的种类、病变程度、心功能等情况，决定能否妊娠。

2. 妊娠期：

(1) 对不宜妊娠者，应于妊娠 12 周前行人工流产，若有心衰应在心衰控制后再终止妊娠。

(2) 对继续妊娠者，加强孕期保健，预防心衰发生。

3. 分娩期：

(1) 心功能Ⅰ~Ⅱ级者，无产科手术指征的心脏病孕妇，在严密监护下可经阴道分娩。

(2) 心功能Ⅲ~Ⅳ级的初产妇或者有产科指征者，均应择期行剖宫产。

4. 产褥期：充分休息，严密监护，预防感染。

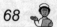

四、主要护理诊断及合作性问题与护理措施

妊娠合并心脏病患者的主要护理诊断及合作性问题与护理措施见表 7-1。

表 7-1　妊娠合并心脏病患者的主要护理诊断及合作性问题与护理措施

护理诊断/问题	主要护理措施
1. 潜在并发症： · 心力衰竭； · 胎儿窘迫。	(1) 加强孕期保健，预防心力衰竭。 (2) 分娩期严密观察产程进展，防止心力衰竭。 (3) 产褥期严密监测，预防感染，协助恢复孕前心功能状态。
2. 活动无耐力。	(1) 合理安排活动与休息。 (2) 根据心功能状况限制体力活动，避免劳累。 (3) 提供良好的日常护理。
3. 焦虑。	提供安静、舒适的环境，及时提供信息，安慰鼓励孕产妇。

五、健康教育

1. 指导孕妇及其家庭成员掌握妊娠合并心脏病的相关知识。

2. 不宜妊娠者，嘱其严格避孕或采取绝育措施，并指导避孕方法。

3. 教会孕妇自我监测心功能和胎儿的方法，出现心衰或胎儿窘迫征象及时就诊。

【课前预习】

一、基础知识

1. 正常妊娠期、产褥期血液循环系统的变化。

2. 正常分娩期三个产程的临床经过。

二、预习目标

1. 妊娠期合并心脏病的类型中，_____心脏病居首位。

2. 妊娠期：血容量于妊娠第_____周逐渐增加，_____周达高峰，至妊娠末期血容量可增加_____，产后_____周逐渐恢复正常。妊娠末期子宫增大，膈肌升高使心脏向_____、向_____发生移位，心脏负担加重。

3. 早期心衰的表现：① 轻微活动后即有_____、_____、_____；② 休息时心率超过_____次/min，呼吸>_____次/min；③ 夜间常因胸闷而需坐起，或需到窗口呼吸新鲜空气；④ 肺底部出现少量持续性湿啰音，咳嗽后不消失。

4. 左心衰以_____以及_____减少为主；右心衰以_____和_____增高为主。

5. 心功能分级：Ⅰ级，一般体力活动_____受限制；Ⅱ级，一般体力活动_____受限制，休息时无症状；Ⅲ级：一般体力活动_____受限，轻微日常活动时即出现明显症状，以往有心衰史；Ⅳ级：_____活动，休息时仍有心悸、气急、呼吸困难等。

【课后巩固】

1. 妊娠_____周后、分娩期及产褥期的最初_____日内，是心脏病孕妇的危险时期，极易发生_____，护理时应严密监护，确保母婴安全。

2. 妊娠期终止妊娠：凡不宜妊娠者，应在妊娠_____周前行人工流产。妊娠超过____周者应密切监护，积极预防心力衰竭至妊娠末期。

3. 妊娠合并心脏病患者妊娠期的护理：① 加强产前检查，妊娠 20 周前每_____周检查 1 次，妊娠 20 周后每_____次。若心功能在_____级或以上，有心力衰竭征象者，均应立即入院治疗。心功能_____级者，应在妊娠_____周提前入院待产。② 保证休息：保证孕妇每天至少____h 的睡眠且中午宜休息_____h,休息应采取_____卧位或半卧位。③ 合理营养：整个孕期体重增加不超过____kg，孕 16 周后，每日食盐量不超过_____g。④ 积极治疗诱发心力衰竭的各种因素：如_____、心律失常、妊娠期_____疾病，尤其是_____，如有感染征象，应及时给予有效的抗感染治疗。

4. 妊娠合并心脏病患者分娩期的护理：① 临产后安慰鼓励产妇，消除_____情绪，必要时遵医嘱肌注地西泮、哌替啶等镇静剂。② 严密观察_____进展和_____情况，常规_____，随时评估_____状态，正确识别_____心衰的征象。③ 如发生心衰，立即_____加压给氧，遵医嘱给予去乙酰毛花苷静脉注射。④ 第二产程避免产妇_____，协助医生行阴道助产_____。⑤ 预防产后出血和感染：胎儿娩出后，应在腹部立即放置_____重沙袋，持续_____，防止_____骤降诱发心力衰竭；为防产后出血过多，可静脉或肌内注射_____，禁用_____，以防静脉压增高诱发_____，并按医嘱给予抗生素预防感染。

5. 妊娠合并心脏病患者产褥期的护理：① 产后____h 内尤其___h 内需绝对_____休息，必要时遵医嘱给予_____；密切监护生命体征，正确识别心力衰竭征象。② 保持外阴部清洁，做好会阴护理，防止感染，每日测体温 4 次，注意观察_____、_____、_____、_____等情况；遵医嘱预防性应用抗生素至产后_____。③ 心功能_____级的产妇可以母乳喂养，但应避免过劳；心功能_____级及以上者不宜哺乳，应及时回乳，指导家属人工喂养的方法。④ 不宜再妊娠者，在剖宫产的同时行_____或于产后_____行绝育手术，未做绝育术者应建议采取适宜的避孕措施，严格避孕。

【综合练习】

A2 型题

1. 王女士，25 岁，有先天性心脏病病史，现妊娠 10 周。从事轻微家务后即感到胸闷、气短、呼吸困难。检查：心率 116 次/min，呼吸 22 次/min，心尖区听到 Ⅲ 级收缩期杂音，性质粗糙，肺底部有湿啰音。对该孕妇最恰当的处理是
   A. 收住院，继续严密监护
   B. 控制心衰后继续妊娠
   C. 立即人工流产
   D. 绝对卧床休息
   E. 控制心衰后行人工流产术

2. 女性，27 岁，自幼患有风湿性心脏病（二尖瓣狭窄），平时一般体力活动略受限制，休息时舒适如常。目前停经 12 周，在日常体力活动时即感疲劳、心悸、气急。该孕妇妊娠前心功能状况是
   A. 心功能 Ⅰ 级
   B. 心功能 Ⅱ 级
   C. 心功能 Ⅲ 级
   D. 心功能 Ⅳ 级
   E. 完全正常

3. 患者，女，28 岁，产前检查心功能 Ⅰ～Ⅱ 级，无心力衰竭且无其他并发症。对她的妊娠建议是

A．可以妊娠

B．不可以妊娠

C．密切监护下可以妊娠

D．绝对不可以妊娠

E．终身不孕

4. 患者，女性，32 岁。初次怀孕，孕 15 周出现心慌、气短，经检查发现心功能 Ⅱ 级。经过增加产前检查次数，严密监测孕期经过等，目前怀孕 38 周顺利分娩，对该产妇的产褥期护理正确的是

　A．产后前 3 天，最容易发生心衰

　B．为了早期母子感情的建立，不要让别人帮忙

　C．积极下床活动，防止便秘

　D．为避免菌群失调，不能使用抗生素治疗

　E．住院观察 2 周

5. 初产妇，26 岁，患有风湿性心脏病，正常产后，现不能平卧，有心悸、气短、心率 110 次/min，下列哪项是恰当的

　A．应早期下床活动

　B．禁止哺乳

　C．产后 1 个月行绝育术

　D．不用抗生素

　E．禁用镇静剂

6. 区女士，28 岁，妊娠 38 周，患心脏病。刚临产，产科情况暂无异常。心功能 Ⅱ 级。护理措施中，错误的是

　A．灌肠

　B．吸氧

　C．半卧位

　D．必要时注射哌替啶

　E．观察早期心衰征象

7. 心脏病孕妇，为防止分娩时发生心衰，错误的措施是

　A．吸氧

　B．尽量缩短第二产程

　C．防止产后出血应给予麦角新碱

　D．适当应用镇静剂

　E．胎儿娩出后腹部放沙袋

8. 患者，女性，28 岁。因妊娠合并心脏病，心功能分级 Ⅲ 级，行剖宫产术。手术顺利，术后安返病房，子宫收缩好，血压正常，对该产妇的护理措施中正确的是

　A．清淡饮食，防止便秘

　B．尽早协助哺乳，促进子宫收缩

　C．不宜妊娠，产后 42 天后行绝育术

　D．停用恢复心功能药，以免影响哺乳

　E．产后 24 h 可下床活动，预防血栓性静脉炎

A3/A4 型题

（1~3 题共用题干）

　患者，女，26 岁，初孕妇，38 周临产，自诉日常活动后感到乏力、心悸、气急，经检查确认为妊娠合并心脏病，心功能 Ⅱ 级。

1. 该产妇的体位最好是

　A．平卧位

　B．右侧卧位

　C．随意卧位

　D．左侧卧位上半身抬高

　E．仰卧位

2. 在严密监测下护理措施错误的是

　A．消除产妇紧张情绪

　B．氧气吸入

　C．监测心功能，胎心情况

　D．鼓励屏气用力缩短第二产程

　E．严密观察产程进展，防止心力衰竭

3. 严密监测胎儿顺利娩出，护理措施错误的是

　A．肌注麦角新碱防产后出血

　B．肌注缩官素防产后出血

　C．胎儿娩出后立即在产妇腹部放置沙袋

　D．给予情感支持

　E．告知保持安静

（4~6 题共用题干）

　某孕妇，34 岁。初次怀孕，孕 16 周出现

心慌、气短，经检查发现心功能Ⅱ级。经过增加产前检查次数，严密监测孕期经过等，目前孕37周，自然临产。

4. 该产妇在分娩期应注意的问题中，描述错误的是
   - A. 常规吸氧
   - B. 胎盘娩出后，腹部放置1 kg沙袋
   - C. 注意保暖
   - D. 注意补充营养
   - E. 采取产钳助产

5. 该产妇的体位最好是
   - A. 平卧位　　　　B. 右侧卧位
   - C. 左侧卧位　　　D. 半卧位
   - E. 随意卧位

6. 该产妇的产褥期护理，正确的是
   - A. 产后的第一天，最容易发生心衰
   - B. 为了早期母子感情的建立，不要让别人帮忙
   - C. 积极下床活动，防止便秘
   - D. 为避免菌群失调，不能使用抗生素治疗

   - E. 住院观察1周

（7~8题共用题干）

初孕妇，34岁，孕28周，主诉休息时心率超过126次/min，呼吸24次/min，夜间常因胸闷、憋气而到窗口呼吸新鲜空气。听诊有舒张期杂音，确定为早期心力衰竭。

7. 为预防妊娠期间发生心力衰竭，应避免的事项是
   - A. 按时产前检查　　B. 上呼吸道感染
   - C. 限制食盐摄入　　D. 提前入院待产
   - E. 控制体重

8. 为预防分娩期间发生心力衰竭，应避免的事项是
   - A. 密切观察产程进展
   - B. 指导产妇屏气用力，缩短产程
   - C. 去半卧位
   - D. 吸氧
   - E. 胎儿娩出后，腹部立即放沙袋

第二节　妊娠合并糖尿病

【知识要点】

一、概述

糖尿病是一组以慢性血糖水平升高为特征的全身性代谢性疾病，因胰岛素绝对或相对不足而引起糖、脂肪和蛋白质代谢紊乱。

1. 妊娠合并糖尿病包括两种情况：
(1) 妊娠前已有糖尿病。
(2) 孕前糖代谢正常或有潜在糖耐量减退，妊娠期才出现或发现的糖尿病，占糖尿病孕妇的80%。
2. 妊娠对糖尿病的影响：
(1) 妊娠可使隐性糖尿病显性化。
(2) 使既往无糖尿病的孕妇发生妊娠期糖尿病。
(3) 使原有糖尿病患者的病情加重。
3. 糖尿病对妊娠的影响：取决于糖尿病病情、血糖控制水平及有无并发症。
(1) 对孕妇的影响：流产、妊娠期高血压疾病、难产、产后出血发生率明显增高。易合并

感染，以泌尿系统感染最为常见。

(2) 对胎儿的影响：巨大儿、胎儿畸形、早产、胎儿生长受限发生率明显增高。

(3) 对新生儿的影响：呼吸窘迫综合征、低血糖。

二、护理评估

1. 健康史：有无糖尿病史及糖尿病家族史，异常妊娠分娩史。

2. 临床表现：

(1) 多数表现为"三多一少"症状，常感全身乏力、外阴道瘙痒等。

(2) 并发症：低血糖、酮症酸中毒、感染等。

3. 辅助检查：

(1) 空腹血糖测定：空腹血糖 ≥5.1 mmol/L 即可确诊为糖尿病。

(2) 糖筛查试验：用于筛查妊娠期糖尿病在妊娠 24~28 周。

(3) 75 g 葡萄糖耐量试验：诊断妊娠期糖尿病。

(4) 并发症的检查：眼底检查，24 h 尿蛋白定量，尿糖、尿酮体及肝肾功能检查。

(5) 胎儿监护：了解胎儿发育情况及成熟度。

三、治疗要点

1. 糖尿病妇女于妊娠前，确定病情的严重程度及妊娠的可能性。

2. 病情严重者应严格避孕，不宜妊娠，若已妊娠应及早终止。

3. 允许妊娠者：密切监护，饮食控制、调整胰岛素用量，使孕妇的血糖控制在正常或接近正常范围内，并选择终止妊娠的最佳时机和方式。防止并发症的发生。

四、主要护理诊断及合作性问题与护理措施

妊娠合并糖尿病患者的主要护理诊断及合作性问题与护理措施见表 7-2。

表 7-2　妊娠合并糖尿病患者的主要护理诊断及合作性问题与护理措施

护理诊断/问题	主要护理措施
1. 营养失调：低于或高于机体需要量。	(1) 饮示指导。 (2) 指导适度运动。 (3) 合理用药：正确使用胰岛素。 (4) 分娩后按医嘱调整胰岛素用量。
2. 知识缺乏：糖尿病知识。	向孕妇及家属介绍妊娠合并糖尿病的有关知识。
3. 有受伤的危险。	(1) 妊娠期胎儿监护。 (2) 分娩期监测产程进展，避免产程延长。 (3) 新生儿护理。

五、健康教育

1. 向孕妇及家属介绍妊娠合并糖尿病的有关知识。

2. 保持会阴清洁干燥，注意观察恶露情况，预防产褥感染及泌尿系统感染。

3. 鼓励母乳喂养，接受胰岛素治疗的母亲，哺乳不会对新生儿产生不利影响。

4. 产后注意避孕，不宜采用药物避孕及宫内避孕器具。

【课前预习】

一、基础知识

1. 正常空腹血糖值。
2. 胰岛素的作用及副反应。
3. 正常妊娠期糖代谢的变化。

二、预习目标

1. 妊娠合并糖尿病包括两种情况：一种是_____，即妊娠前已有糖尿病；另一种是_____，即孕前糖代谢正常或有潜在糖耐量减退，妊娠期才出现或发现的糖尿病，占糖尿病孕妇的80%。

2. 糖尿病对妊娠的影响：① 对母体的影响：_____降低，_____、_____疾病发生率增加、孕产妇_____机会增加。② 对胎儿的影响：_____、胎儿畸形发生率增加、围产儿死亡率增加。③ 新生儿易发生_____、_____，严重时危及新生儿生命。

【课后巩固】

1. 空腹血糖测定：2次或2次以上_____血糖≥_____mmol/L即可确诊为糖尿病。

2. 糖筛查试验：用于妊娠期糖尿病筛查，于妊娠_____周进行。

3. 糖尿病孕妇，_____是治疗的基础，部分仅用_____控制即可维持血糖在正常范围。孕期的_____是摄入足够的热量和蛋白质，保证胎儿的发育并避免发生_____。孕早期需要热量与孕前_____，孕中期以后_____热量增加3%～8%。控制餐后1 h血糖小于_____mmol/L，补充钙、叶酸、铁。

4. 糖尿病孕妇运动治疗：使整个妊娠期体重增加控制在_____kg范围内较为理想。运动治疗可_____胰岛素的敏感性，_____血糖，使体重增加不至过高，有利于糖尿病病情的控制和正常分娩。运动方式可选择_____，一般每日至少____次，每次____min，于餐后____h进行。

5. 对饮食运动治疗不能控制的糖尿病孕妇，_____是主要的治疗药物。因_____类及_____类降糖药均能通过胎盘对胎儿产生毒性反应，故孕妇_____口服降糖药物治疗。

6. 糖尿病孕妇分娩期：产程中应随时监测血糖、尿糖和尿酮体，防止发生_____。密切监测宫缩、胎心变化，避免_____，应在____h内结束分娩，产程＞16 h易发生_____。

7. 糖尿病孕妇分娩新生儿的护理：① 新生儿出生时应取脐血检测_____；② 新生儿无论体重大小均按_____护理；③ 提早喂_____，早_____，娩出后____min开始定时喂服25%葡萄糖液，防止_____发生。

8. 糖尿病孕妇妊娠期胎儿的监护：① 定期_____检查，确定有无胎儿畸形，监测胎头双顶径、羊水量、胎盘成熟度等；② 指导孕妇_____计数；③ 胎盘_____检查；④ 胎儿_____监测及胎儿宫内_____。

【综合练习】

A2 型题

1. 糖尿病对妊娠的影响，以下不正确的描述是
   A. 羊水过多
   B. 孕期宫内死胎发生率增高
   C. 易并发胎儿畸形
   D. 泌尿系统感染增加
   E. 易发生新生儿溶血症

2. 某初孕妇，36 岁，妊娠 16 周出现口渴，24 周唐氏筛查 8.5 mmol/L，患者需要进一步做的检查是
   A. 尿糖检测　　　　B. 空腹血糖
   C. OGTT　　　　　D. 尿酮体
   E. 24 h 尿蛋白定量

3. 关于糖耐量（OGTT）实验，错误的说法是
   A. OGTT 是用于确诊 GDM 的方法
   B. 两次空腹血糖异常，即可诊断为 GDM
   C. OGTT 两项异常，诊断为 GDM
   D. 50 g 糖筛查异常者，应进一步行 OGTT
   E. 糖尿病孕妇，还应进行 OGTT 检查

4. 关于妊娠期糖尿病的治疗，正确的选项是
   A. 孕期只需要饮食控制
   B. 糖尿病患者孕期继续口服降糖药
   C. 饮食控制后，血糖仍高者需要及时加用胰岛素
   D. 所用 GDM 孕妇均需要胰岛素控制血糖
   E. 以上均不正确

5. 妊娠合并糖尿病新生儿并发症包括
   A. 新生儿低血糖
   B. 新生儿呼吸窘迫综合征
   C. 新生儿红细胞增多症
   D. 新生儿低钙血症
   E. 以上均正确

6. 与妊娠合并糖尿病无关的是
   A. 羊水过多
   B. 新生儿呼吸窘迫综合征
   C. 妊娠呕吐
   D. 假丝酵母菌性阴道炎
   E. 胎儿畸形

7. 某孕妇，28 岁，孕期检查中发现血糖 14 mmol/L，诊断为妊娠合并糖尿病，患者最可能存在的护理问题是
   A. 活动无耐力　　B. 自理能力缺陷
   C. 营养失调　　　D. 体液过多
   E. 气体交换受损

8. 某孕妇，28 岁，妊娠 30 周，测空腹血糖，2 次均 > 5.8 mmol/L，诊断为妊娠期糖尿病。该孕妇在妊娠期最不可能出现的并发症是
   A. 过期妊娠　　B. 妊娠高血压疾病
   C. 羊水过多　　D. 胎膜早破
   E. 泌尿系统感染

9. 某孕妇，29 岁。妊娠 30 周，测空腹血糖 2 次均大于 5.8 mmol/L，诊断为妊娠期糖尿病，不恰当的护理措施是
   A. 监测血糖变化
   B. 控制孕妇饮食
   C. 指导正确的口服降糖药方法
   D. 告知胰岛素治疗的注意事项
   E. 指导患者适度运动

A3/A4 型题

（1~3 题共用题干）
张女士，30 岁，妊娠 33 周。近 2 周来多食、多饮、多尿，经常感到全身乏力，经实验室检查诊断为妊娠期糖尿病。

1. 该孕妇咨询糖尿病与妊娠的相互影响，下述错误的是
   A. 影响程度取决于糖尿病病情及血糖控制水平

B．巨大胎儿发生率高

C．糖尿病并发症发生率增加

D．易发生羊水过少

E．新生儿易发生低血糖

2．**有关控制血糖的措施，错误的是**

A．控制饮食非常重要

B．适当运动，每天散步 30 min，控制体重增加

C．口服降糖药物

D．每周产前检查 1 次，除常规内容外，每次均需检测血糖

E．饮食、运动治疗血糖控制不佳时可应用胰岛素

3．**对该孕妇的护理措施错误的是**

A．严密监测血糖，使其控制在正常或接近正常水平

B．指导孕妇胎动计数，有异常及时就诊

C．定期 B 超检查，了解胎儿、胎盘及羊水情况

D．产程时间不宜过长，应在 18 h 内结束分娩

E．新生儿无论体重大小均应按早产儿护理

第三节　妊娠合并病毒性肝炎

【知识要点】

一、概述

妊娠期病毒性肝炎是由多种病毒引起的以肝脏病变为主的传染性疾病。以乙型肝炎病毒最常见。

贫血与妊娠的相互影响：

1．对母体的影响：加重妊娠反应、妊娠期高血压、产后出血、DIC、肝性脑病、肝肾综合征。

2．对胎儿、新生儿的影响：胎儿畸形、流产、早产、死胎、死产和新生儿死亡率增加，围生儿感染。

二、护理评估

1．健康史：有无感染肝炎或接触史。

2．临床表现：

(1) 食欲减退、恶心、呕吐、腹胀、厌油腻、乏力、肝区叩击痛等消化系统症状。

(2) 重症肝炎多见于妊娠末期，起病急，病情重，表现为畏寒发热，皮肤巩膜黄染迅速，尿色深黄，食欲极度减退，频繁呕吐，腹胀、腹水、肝臭气味、肝脏进行性缩小。

(3) 急性肾衰及不同程度的肝性脑病症状：嗜睡、烦躁、神志不清甚至昏迷。

3．辅助检查

(1) 肝功能检查：

(2) 血清病原学检测及临床意义：

・ HBsAg：HBV 感染的标志，见于乙肝患者或病毒携带者。

・ HBsAb：曾感染过 HBV，已具有免疫力。

・ HBeAg：HBV 活动性复制，传染性强。

・ HBeAb：血中 HBV 减少，传染性降低。

- HBcAb-IgM：HBV 在体内复制，见于肝炎急性期。
- HBcAb-IgG：肝炎恢复期或慢性感染。

三、治疗要点

肝炎患者原则上不宜妊娠。

1. 妊娠期轻型肝炎：处理原则与非孕期肝炎患者相同。

(1) 妊娠早期，积极治疗待病情稳定后行人工流产术。

(2) 增加休息、加强营养、配合饮食、积极保肝治疗（避免雌激素、麻醉药）。

2. 妊娠期重症肝炎：保护肝脏、积极预防、治疗肝性脑病。

3. 分娩期：做好预防产后出血的准备。

(1) 经阴道分娩者，宫口开全后适时行助产术，缩短第二产程。

(2) 重症肝炎者积极治疗 24 h 后，行剖宫产终止妊娠，避免体力消耗加重肝脏负担。

4. 产褥期：预防产后出血，指导母乳喂养，新生儿免疫。

四、主要护理诊断及合作性问题与护理措施

妊娠合并病毒性肝炎患者的主要护理诊断及合作性问题与护理措施见表 7-3。

表 7-3　妊娠合并病毒性肝炎患者的主要护理诊断及合作性问题与护理措施

护理诊断/问题	主要护理措施
1. 知识缺乏：缺乏肝炎感染途径、传播方式、母儿危害及预防保健等知识。	(1) 母婴传播：乙型肝炎垂直传播、产时传播、产后传播。 (2) 向孕妇及家属介绍妊娠合并病毒性肝炎的有关知识。
2. 预感性悲哀。	(1) 防止交叉感染、预防产后出血。 (2) 指导母乳喂养、新生儿免疫。
3. 潜在并发症：肝性脑病、产后出血。	(1) 注意休息，积极治疗，加强监护，避免应用可能损伤肝脏的药物（如雌激素、镇静药），并预防感染，限制蛋白质摄入，保持大便通畅，禁止肥皂水灌肠。 (2) 预防产后出血，选用对肝脏损害较小的抗生素预防感染。

五、健康教育

1. 指导孕妇及家属做好预防隔离，孕妇用过的物品用过氧乙酸、漂白粉等消毒液擦拭或浸泡。

2. 不宜哺乳者应及早退奶，退奶不能用对肝脏有损害的药物，禁用雌激素，可口服生麦芽或乳房外敷芒硝。

3. 指导产妇保肝治疗，加强休息和营养，促进康复。

4. 指导避孕措施，禁用避孕药，痊愈后至少半年，最好 2 年后再生育。

【课前预习】

一、基础知识

1. 乙型肝炎病毒血清病原学检测及其意义。

2. 病毒性肝炎的传播方式。

二、预习目标

1. 妊娠期病毒性肝炎是由多种病毒引起的以_____病变为主的_____。以_____肝炎病毒最常见。

2. _____：HBV 感染的特异性标志，见于乙肝患者或病毒携带者。_____：HBV 活动性复制，传染性强。

【课后巩固】

1. 重症肝炎者积极治疗____h 后，行剖宫产终止妊娠，避免体力消耗加重_____。

2. 妊娠合并重症肝炎者：严格限制_____摄入，每日应 < _____，增加碳水化合物的摄入。保持_____，减少氨及毒素的吸收，遵医嘱口服新霉素或甲硝唑抑制大肠杆菌，减少游离氨及其他毒素的产生。严禁_____，及时预防和纠正 DIC。

3. 预防产后出血，产前_____及产后_____h 内不宜使用肝素。

4. 分娩期注意监测凝血功能，为预防_____，于分娩前_____遵医嘱给予_____20 ~ 40 mg 肌内注射，每日 1 次。

5. 指导母乳喂养：目前认为乳汁中_____、_____、_____及_____三项阳性及后两项阳性产妇均不宜哺乳。母亲仅_____阳性可母乳喂养。不宜哺乳者，口服维生素 B_6、生麦芽冲剂或乳房外敷芒硝回乳，禁用_____。

6. 主动免疫为出生后____h 内注射乙肝疫苗 10 μg，生后_____个月、_____个月再分别注射 10 μg；被动免疫为出生后____h 立即注射 HBIG 0.5 ml。有效保护率可达 94%。

7. 已患肝炎的育龄妇女，指导避孕措施，禁用_____，痊愈后至少_____，最好_____年后再生育。

【综合练习】

A1/A2 型题

1. 妊娠早期合并重症病毒性肝炎，最好的处理是
   A. 积极治疗肝炎
   B. 立即做人工流产术
   C. 积极治疗肝炎，病情好转后行人工流产术
   D. 肝炎好转后，继续妊娠
   E. 以上都是

2. 妊娠合并乙型病毒性肝炎分娩时，处理错误的是
   A. 尽可能经阴道分娩
   B. 首选剖宫产

   C. 预防产后出血
   D. 防止肝肾衰竭
   E. 预防滞产，缩短第二产程

3. 妊娠合并肝炎对母儿的影响，以下描述错误的是
   A. 可加重妊娠反应
   B. 易发生早产
   C. HBeAg 阳性，发生母婴传播较少
   D. 妊娠晚期妊娠期高血压疾病发病率增高
   E. 容易发生产后出血

4. 妊娠晚期及分娩期合并急性病毒性肝炎，

对产妇威胁最大的是

A．易并发妊娠期高血压疾病

B．易发展为重型肝炎，孕产妇死亡率高

C．易发生宫缩乏力产程延长

D．易发生产后出血和 DIC

E．易发生早产，围产期死亡率增加

5．不属于乙型病毒性肝炎母婴传播途径的是

A．粪口传播

B．娩出时接触母亲产道分泌液或血污染

C．母婴垂直传染

D．乳汁传染

E．密切生活接触传染

6．妊娠合并急性病毒性肝炎，以下处理不正确的是

A．原则上肝炎患者不宜妊娠

B．早孕期不宜终止妊娠，以免增加肝脏负担

C．妊娠中晚期注意防止妊娠期高血压疾病

D．分娩时注意缩短第二产程

E．防止产后出血

7．妊娠合并病毒性肝炎，临近产期有出血倾向可用

A．催产素　　　B．维生素 K_1

C．维生素 C　　D．卡巴洛克（安络血）

E．维生素 D

8．患者，女性，妊娠 38 周。因出现恶心、呕吐、食欲缺乏来院检查，诊断为急性病毒性肝炎入院待产。错误的处理是

A．立即终止妊娠

B．缩短第二产程

C．胎儿娩出后注射宫缩素

D．产后母婴同室

E．新生儿注射乙肝疫苗

9．患者，女性。病毒性肝炎且 HBeAg 及抗 HBe 阳性，于昨日正常分娩一女婴，指导母乳喂养时注意

A．使用雌激素回奶

B．不可以母乳喂养

C．婴儿接受免疫后可以母乳喂养

D．产妇接受免疫后可以母乳喂养

E．婴儿和产妇同时接受免疫可以母乳喂养

第四节　妊娠合并贫血

【知识要点】

一、概述

妊娠期贫血以缺铁性贫血最为常见。妊娠期贫血的诊断标准不同于非孕期妇女。贫血与妊娠的相互影响：

1．对母体的影响：贫血、心脏病、妊娠期高血压、产后出血、失血性休克、产褥感染等。

2．对胎儿的影响：生长受限、宫内窘迫、早产、死胎、死产等。

二、护理评估

1．健康史：有无慢性失血性疾病。

2．临床表现：

(1) 轻度贫血者多无明显症状。

(2) 严重贫血者可有乏力、头晕、心悸、气短、食欲不振、腹胀、水肿等表现。

(3) 检查可见皮肤黏膜苍白、皮肤毛发干燥、脱发、指甲脆薄等，并可伴发口腔炎、舌炎等。

3. 辅助检查：

(1) 血常规检查：血红蛋白 < 110 g/L，血细胞比容 < 0.30 或红细胞计数 < 3.5×10^{12}/L 可诊断为妊娠期贫血。

(2) 血清铁测定：孕妇血清铁 < 6.5 μmol/L（35 μg/dl），为缺铁性贫血。

三、治疗要点

1. 消除病因。

2. 给予饮示指导及补充铁剂。

3. 血红蛋白 < 60 g/L、接近预产期或短期内需行剖宫产者，应多次少量输血。

4. 产后防出血，预防感染。

四、主要护理诊断及合作性问题与护理措施

妊娠合并贫血患者的主要护理诊断及合作性问题与护理措施见表 7-4。

表 7-4　妊娠合并贫血患者的主要护理诊断及合作性问题与护理措施

护理诊断/问题	主要护理措施
1. 活动无耐力： 疲倦。	(1) 指导正确补充铁剂纠正贫血。 (2) 指导孕期的饮食，多食富含铁质的食物。 (3) 分娩期严密观察产程进展，缩短第二产程。 (4) 产后及时使用宫缩剂，预防产后出血。
2. 有受伤危险： 头晕眼花等症状。	(1) 保证充足睡眠，根据身体状况适当体力活动，避免劳累。 (2) 严重贫血者应充分休息，避免发生意外。 (3) 重度贫血不宜哺乳者，指导产妇及家属人工喂养的方法。
3. 有感染的危险： 机体抵抗力低下。	(1) 预防上呼吸道感染及泌尿系统感染。 (2) 接产过程严格执行无菌操作规程。 (3) 产后做好会阴护理，保持外阴清洁干燥。 (4) 按医嘱给予抗生素，严密观察有无感染征象。

五、健康教育

1. 孕前应积极治疗慢性失血性疾病，改变长期偏食、挑食等不良饮食习惯。

2. 加强孕期营养，摄取高铁、高蛋白及高维生素 C 食物。

3. 妊娠 4 个月起应常规补充铁剂，预防妊娠期贫血。定期产前检查，及早发现贫血并纠正。

【课前预习】

一、基础知识

1. 非孕女性血红蛋白及红细胞计数正常值。

2. 妊娠期生理性贫血。

二、预习目标

1. 贫血是妊娠期常见＿＿＿＿＿＿＿＿＿之一，以＿＿＿＿＿＿＿＿＿贫血最常见。

2. 妊娠期贫血的诊断标准＿＿＿＿＿＿非孕期妇女，我国妊娠期贫血的诊断标准：＿＿＿＿＿＿＿＿

< 110 g/L，_____ < 0.30 或_____ < 3.5×10^{12}/L。_____ < 6.5 μmol/L（35 μg/dl），可诊断为_____贫血。

🧑‍🏫【课后巩固】

1. 贫血对母体的影响：重度贫血可导致_____心脏病、_____心脏病、_____、_____、_____等并发症，危及孕产妇生命。

2. 贫血对胎儿的影响：一般情况下胎儿缺铁程度不会太严重，孕妇重度贫血容易造成_____、_____、早产、死胎或死产等不良后果。

3. 妊娠期合并贫血，防止产后出血的护理措施：中重度贫血产妇_____按医嘱给予维生素 K、卡巴克洛等止血药，_____备用；密切_____进展，必要时阴道助产，缩短_____产程，减少体力消耗，胎前肩娩出后按医嘱应用_____；产后观察_____及阴道流血。

4. 指导正确补充铁剂纠正贫血：以_____为主，硫酸亚铁 0.3 g，每日 3 次，同时服_____300 mg 或 10%_____0.5～2 ml 以促进铁的吸收；铁剂应_____或_____服用；重度贫血、严重胃肠道反应不能口服铁剂者，可给予右旋糖酐铁或山梨醇铁_____注射。

5. 妊娠合并贫血的健康教育：① 孕前应积极_____慢性失血性疾病，如月经过多等。② 加强孕期营养，摄取_____、_____、富含_____的食物，如动物肝脏、瘦肉、豆类、蛋类、菠菜、甘蓝、葡萄干、胡萝卜等，纠正偏食、挑食等不良习惯。③ 妊娠 4 个月起应常规补充_____，每日口服硫酸亚铁 0.3 g，预防妊娠期贫血；定期产前检查，及早发现贫血并纠正，指导正确服用_____的方法。

🧑‍🏫【综合练习】

A1/A2 型题

1. **妊娠期贫血防治，以下正确的是**
   - A．妊娠后半期无贫血者，不需要常规应用硫酸亚铁
   - B．治疗贫血最好静注或肌注铁剂
   - C．口服铁剂前后避免喝浓茶或咖啡
   - D．口服硫酸亚铁一般需 1 个月才能纠正贫血
   - E．严重贫血有心功能代偿失调并迫近分娩者，严禁输血

2. **判断贫血最重要的检查项目是**
   - A．血红蛋白、血细胞比容
   - B．红细胞计数
   - C．血红蛋白、血小板

   - D．血细胞比容、中性粒细胞
   - E．血红蛋白

3. **为妊娠合并贫血的产妇提供产褥期护理，不必要的是**
   - A．增加休息和营养
   - B．做绝育术术前准备
   - C．继续应用抗生素
   - D．重度贫血者回奶
   - E．补铁剂纠正贫血

4. **母亲缺铁严重，不会导致胎儿发生**
   - A．巨大儿　　　　　B．早产
   - C．胎儿宫内窘迫　　D．胎儿生长受限
   - E．死胎

5. 社区内健康教育板报写着"预防妊娠合并贫血"，最好在妊娠前治疗
   A．慢性胃窦炎　　　B．慢性胆囊炎
   C．便秘或咳嗽　　　D．血栓性静脉炎
   E．慢性失血性疾病

6. 针对妊娠合并贫血孕妇进行补铁剂的健康教育，不正确的是
   A．首选口服制剂
   B．同时服维生素 C
   C．最好在餐中（后）服用
   D．服后即卧床休息
   E．有黑便无须就医

A3/A4 型题

（1~3 题共用题干）

孕妇，32 岁，孕 1 产 0。现妊娠 33 周，近 10 天来自觉头晕、乏力、心悸及食欲减退。查体：面色苍白，心率 100 次/min，胎位、胎心及骨盆测量均正常，血红蛋白 80 g/L，红细胞压积 0.25。

1. 最可能的诊断是
   A．妊娠生理性贫血
   B．再生障碍性贫血
   C．巨幼细胞性贫血
   D．缺铁性贫血
   E．溶血性贫血

2. 首选的药物为
   A．口服叶酸
   B．少量多次输血
   C．肌内注射右旋糖酐铁
   D．口服硫酸亚铁
   E．肌内注射维生素 B_{12}

3. 针对该患者的护理措施，错误的是
   A．加强产前检查和母儿监护
   B．补充铁剂首选口服
   C．指导孕妇餐前服用铁剂
   D．服用铁剂时同时服维生素 C
   E．摄取高铁、高蛋白、高维生素 C 食物

（编者：刘娜）

第八章　异常分娩产妇的护理

第一节　产力异常

【知识要点】

产力异常主要是子宫收缩力异常，在临床上分为子宫收缩乏力（简称宫缩乏力）和子宫收缩过强（简称宫缩过强）两类，每类又分为协调性子宫收缩和不协调性子宫收缩。

一、子宫收缩乏力

1. 护理评估

(1) 病因：精神因素、产道与胎儿因素（导致继发性子宫收缩乏力的常见原因）、子宫因素、内分泌失调、药物影响、其他等。

(2) 临床表现：

① 症状：

· 协调性子宫收缩乏力：子宫收缩具有正常的节律性、对称性和极性，但收缩力弱，持续时间短，间歇期长。

· 不协调性子宫收缩乏力：子宫收缩失去正常的节律性、对称性和极性，节律不协调。

② 体征：

· 协调性子宫收缩乏力：子宫收缩达高峰时，子宫体不隆起和变硬，用手压宫底部肌壁仍有凹陷。

· 不协调性子宫收缩乏力：下腹部压痛，宫缩间歇不明显，胎位触不清，胎心不规则。

③ 对母儿的影响：

· 对产妇的影响：体力消耗、产伤、产后出血、感染。

· 对胎儿的影响：胎膜早破、脐带脱垂、胎儿窘迫、新生儿窒息、颅内出血、死亡。

(3) 辅助检查：

① 胎儿电子监护仪监测宫缩和胎心变化。

② 实验室检查：尿酮体阳性、电解质紊乱、CO_2 结合力降低。

2. 处理要点：

(1) 纠正异常宫缩，严密监测，及时发现异常宫缩并确定其类型并给予纠正。

(2) 协调性宫缩乏力：找出原因，进行处理，加强宫缩。

(3) 不协调性宫缩乏力：恢复子宫收缩的极性和对称性。

(4) 有明显头盆不称者行剖宫产术。

3. 主要护理诊断及合作性问题与护理措施：见表 8-1。

表 8-1　子宫收缩乏力产妇的主要护理诊断及合作性问题与护理措施

护理诊断/问题	主要护理措施
1. 乏力：与宫缩乏力、产程延长、产妇体力消耗有关。	(1) 改善全身状况：指导产妇安静休息、进食进水，必要时静脉补充液体或遵医嘱使用地西泮或哌替啶。 (2) 纠正异常宫缩： ① 协调性宫缩乏力：加强宫缩。 · 排空充盈的膀胱和直肠； · 刺激乳头； · 针刺合谷、三阴交、关元等穴位； · 人工破膜； · 静脉滴注缩宫素。 ② 不协调性宫缩乏力：遵医嘱给予镇静剂，严禁缩宫素。
2. 焦虑：与担心自身和胎儿安全有关。	给予心里支持，多关心安慰产妇。
3. 潜在并发症：产后出血。	(1) 对有异常分娩的产妇，产前遵医嘱查血型、备血，做好输血、输液准备。 (2) 协助医生积极处理宫缩乏力，避免产程延长；胎儿娩出后及时注射宫缩剂，仔细检查胎盘、胎膜是否完整、软产道有无损伤等。 (3) 产后 2~4 h 密切观察宫缩、阴道流血、血压、脉搏等情况，督促产妇及时排尿，教会产妇及家属按摩子宫，协助新生儿吸吮乳头。

4. 健康教育

(1) 加强产前教育，让孕妇及家属了解分娩过程，认识到过多镇静剂的使用会影响子宫收缩。

(2) 临产后，指导产妇休息、饮食、排尿及排便。

(3) 产后，嘱产妇注意观察宫缩、阴道流血情况。加强营养，保持外阴部清洁，注意恶露的量、颜色及气味。指导母乳喂养。

二、子宫收缩过强

1. 护理评估

(1) 病因：急产、缩宫素使用不当、分娩发生梗阻或胎盘早剥、产妇精神紧张、过度疲劳、宫腔内操作过多或粗暴操作。

(2) 临床表现：

① 症状：

· 协调性子宫收缩过强：子宫收缩的节律性、对称性和极性均正常，仅子宫收缩力过强、过频。

· 不协调性子宫收缩过强，有两种表现：

强直性子宫收缩，可出现病理缩复环；

子宫痉挛性狭窄环，可发生在宫颈、宫体的任何部分（胎儿较细部位），多在子宫上下交界处，查体可触及不随宫缩上升的狭窄环。

② 对母儿的影响：

· 对产妇的影响：撕裂伤、产后出血、感染、子宫破裂。

· 对胎儿的影响：胎儿窘迫、新生儿窒息、颅内出血、感染、死亡。

(3) 辅助检查：

① 胎儿电子监护仪监测宫缩和胎心变化。

② 检测宫缩。

2. 处理要点

(1) 认真寻找宫缩过强发生的原因，及时纠正。

(2) 协调性子宫收缩过强：注意预防急产和发生急产后抢救。

(3) 不协调性子宫收缩过强：立即停用缩宫素，停止宫内操作，给予宫缩抑制剂，若仍不能缓解，应行剖宫产术。

(4) 出现胎儿窘迫征象，应行剖宫产术的准备。

3. 主要护理诊断及合作性问题与护理措施：见表 8-2。

表 8-2 子宫收缩过强产妇的主要护理诊断及合作性问题与护理措施

护理诊断/问题	主要护理措施
1. 急性疼痛：与过频过强的宫缩有关。	缓解疼痛：深呼吸、变换体位、腹部按摩，及时更换汗湿的衣服及床单，保持安静环境等。必要时遵医嘱给予镇静剂或宫缩抑制剂。
2. 焦虑：与担心自身和胎儿安全有关。	给予心里支持，多关心安慰产妇。
3. 有母儿受伤的危险：与产程过快造成产妇软产道损伤、新生儿外伤有关。	(1) 产前详细了解孕产史，凡是有急产史的孕妇，嘱其在预产期前 2～3 周不外出远行，提前 1～2 周住院待产，以防院外分娩伤及母儿。 (2) 产时避免灌肠，提前做好接产和新生儿窒息抢救的准备工作。 (3) 产后及时检查软产道和新生儿，发现损伤及时处理。 (4) 分娩过快未经消毒者，遵医嘱给母儿使用抗生素。
4. 潜在并发症：子宫破裂。	(1) 及时发现子宫破裂先兆，防止子宫破裂发生。 (2) 严密观察宫缩。

4. 健康教育

(1) 嘱产妇观察宫体复旧、会阴伤口、阴道出血、生命体征等情况，进行产褥期健康教育及出院指导。

(2) 如新生儿发生意外，协助产妇及家属平稳度过悲伤期，为产妇提供出院后的避孕和今后的生育指导。

【课前预习】

一、基础复习

1. 正常分娩的产程分期。

2. 产力包括哪些。

3. 子宫收缩力的特点。

二、预习目标

1. 产力是分娩的动力，它包括_____、_____和_____以及_____，其中_____是主要的产力，贯穿于分娩全过程。

2. 子宫收缩力异常分为_____和_____。

3. 协调性子宫收缩乏力分为_____子宫收缩乏力和_____子宫收缩乏力。

4. 不协调性子宫收缩过强分为_____和_____。

5. 分娩的进展和结局受_____、_____、_____及待产妇的_____这四种因素的相互影响，顺利分娩将依赖这些因素之间的相互_____和_____，如果这四大因素中有_____或一个以上的因素异常或各因素之间不能相互适应时，分娩进展受到阻碍，称为_____，又称难产。

【课后巩固】

1. 在分娩过程中，子宫收缩的_____、_____及_____不正常或_____、_____发生改变，称为子宫收缩异常，简称产力异常。

2. 临产后，当骨盆异常或胎位异常时，胎儿先露部下降受阻，胎先露不能紧贴子宫下段及宫颈内口，不能引起反射性宫缩，这是导致_____子宫收缩乏力的常见原因。

3. 协调性子宫收缩乏力（低张性子宫收缩乏力）表现为子宫收缩具有正常的_____、_____和_____，但收缩力弱，宫腔_____（小于 15mmHg），持续_____，间歇期_____而_____。当子宫收缩达极期时，子宫体不隆起，用手指压宫底部肌壁仍可出现凹陷，致使_____或_____。

4. 不协调性子宫收缩乏力（高张性子宫收缩乏力）多见于初产妇，表现为子宫收缩的极性_____，宫缩的兴奋点不是起自两侧_____部，而是来自子宫其他部位的一处或多处，_____，_____不协调。宫缩时宫底部不强，而是中段或下段强，宫缩间歇期子宫壁不能完全松弛，这种宫缩不能使宫口如期扩张、胎先露如期下降，属_____，致使产程进展_____或_____。

7. 潜伏期延长：从临产规律宫缩开始到宫口开大_____cm 为潜伏期，初产妇正常约需_____h，最大时限____h，超过____h 称为潜伏期延长。

8. 活跃期延长：从宫口开大 3 cm 到_____为活跃期，初产妇约需_____h，最大时限_____h，超过_____h 者称为活跃期延长。

9. 滞产：总产程超过____h 者称为滞产。

10. 不协调性子宫收缩乏力：原则上是恢复子宫收缩的正常_____和_____，给予适当的镇静剂如地西泮、哌替啶等，使产妇_____，醒后多能恢复协调性。

11. 加强子宫收缩的方法：①_____；②_____可加强宫缩；③_____：宫颈口扩张_____及以下、无_____、_____，可行人工破膜。④_____注：适用于_____、宫口扩张_____、_____、_____、_____。依宫缩情况调整滴速，一般不宜超过____滴/min，以子宫收缩持续时间____s、间隔_____min 为好。缩宫素静脉滴注，必须_____，随时调节剂量、浓度和滴速，以免因子宫收缩过强而发生子宫破裂或胎儿窘迫。

12. 凡破膜时间超过____h 或总产程超过____h、肛查或阴道助产操作多者，按医嘱给予抗生素预防感染。

13. 不协调性子宫收缩乏力：遵医嘱给予_____100 mg 肌内注射，确保产妇休息，耐心解释疼痛的原因，指导产妇深呼吸、腹部按摩及放松技巧。

14. 协调性子宫收缩过强表现为子宫收缩的_____、_____和_____均正常，但收缩力_____、_____，若无头盆不称或胎位异常，往往产程进展很快，分娩在短时间内结束，造成_____，即总产程不超过_____，多见于经产妇。

15. 强直性子宫收缩：宫缩间歇期_____或无间歇期，产妇烦躁不安、腹痛、腹部拒按。胎方位_____，胎心音_____。有时可在脐下或平脐处见一环状凹陷，即病理缩复环，出现血尿等先兆子宫破裂的征象。

16. 子宫痉挛性狭窄环：指子宫壁局部肌肉呈痉挛性_____子宫收缩所形成的环状狭窄，持续不放松称子宫痉挛性狭窄环。狭窄环可发生在_____、_____的任何部位，多在子宫上下段交界处，也可在胎体的某一狭窄部，以_____、_____处多见。

17. 凡是有急产史的产妇，在预产期前____周不宜外出，应提前住院待产，以免发生意外。

18. 如发生急产来不及消毒，新生儿应肌注_____以预防颅内出血，并尽早肌注破伤风抗毒素 1 500 U 和抗生素以预防感染。

19. 出现强直性子宫收缩时，及时给予_____，如 25% 硫酸镁 20 ml 加入 5% 葡萄糖 20 ml 静脉缓推（大于 10 min），或肾上腺素 1 mg 加入 5% 葡萄糖 250 ml 静脉滴注。如属梗阻性原因，应立即行_____。胎死宫内可用乙醚吸入麻醉。若仍不能缓解强直性宫缩，应立即剖宫产。

20. 出现子宫痉挛性狭窄环时寻找原因，及时纠正，停止_____内一切操作，停用缩宫素等。如胎心正常，可用镇静剂或镇痛剂。当宫缩恢复正常时经阴道助产或待自然分娩。如上述处理狭窄环仍不能缓解，宫口未开全，胎先露高浮或伴有胎儿窘迫征象，均应行_____。

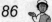【综合练习】

A2 型题

1. 初产妇 27 岁，孕 39 周，头位，临产 12 h 入院，胎膜未破，宫口开大 1 cm，S－2，胎心 140 次/min，下列哪项处理不正确
   A. 观察
   B. 行骨盆内外测量
   C. B 型超声检查，判断胎儿大小
   D. 肌内注射地西泮 10 mg，令产妇休息
   E. 立即给予缩宫素静脉滴注

2. 初产妇，孕 40 周，临产 10 h，产妇烦躁不安，呼痛不已，查子宫收缩强，间歇时不放松，胎心 140 次/min，宫口开大 1 cm，S－2，应首选哪项处理
   A. 肥皂水灌肠
   B. 人工破膜
   C. 静脉滴注小剂量缩宫素
   D. 肌内注射哌替啶
   E. 立即行剖宫产

3. 某产妇 26 岁，在产程中，宫口开大 2 cm，出现协调性子宫收缩乏力，最恰当的处理措施是
   A. 镇静剂
   B. 催产素静滴
   C. 人工破膜
   D. 顺其自然，直至分娩
   E. 剖宫产

4. 初产妇，28 岁。足月妊娠临产，2 h 前肛

查宫口开 4 cm，现肛查宫口仍开 4 cm。检查：宫缩 7～8 min 一次，持续时间 30 s，胎膜未破，余无异常。从产程图上可以看出，该产妇存在的问题是

A．潜伏期延长　　　B．活跃期延长
C．活跃期停滞　　　D．第二产程延长
E．第二产程停滞

5. 初产妇，24 岁。妊娠 38 周临产，2 h 前肛查宫口开 3 cm，现肛查宫口仍开 3 cm。检查：宫缩 7～8 min 一次，持续时间 30 s，胎膜未破。正确的处理措施是

A．静脉滴注催产素　　B．人工破膜
C．会阴侧切　　　　　D．给予镇静剂
E．产钳助产

6. 孕足月，有规律宫缩 17 h，宫口开大 2 cm，胎心 140 次/min，枕左前位。宫缩开始尚好，随产程进展，间歇 15～20 min 一次，每次持续 20 s 左右，诊断为

A．不协调性宫缩乏力
B．正常宫缩
C．宫缩乏力
D．子宫收缩过强
E．子宫麻痹状态

7. 初产妇，妊娠足月临产，规律性宫缩已 18 h，肛查：宫口开大 2 cm，胎心 146 次/min，该产妇的产程可判断为

A．正常产程　　　　B．潜伏期延长
C．滞产　　　　　　D．活跃期延长
E．活跃期停滞

8. 初产妇，孕足月临产后，有规律宫缩 16 h，破膜 3 h，宫缩持续 20～30 s，间歇 15～20 min，且宫缩时宫体不硬。检查：胎心 138 次/min，宫口开大 3 cm，无头盆不称，在下列处理措施中错误的是

A．改善全身情况
B．定时排空膀胱
C．肌内注射缩宫素
D．密切观察胎心变化
E．密切观察羊水的性状

9. 妊娠 39 周的一位经产妇，在田间做农活时急产，你认为哪项发生的可能性最小

A．会阴阴道裂伤　　B．新生儿窒息
C．子宫颈裂伤　　　D．新生儿颅内出血
E．宫缩乏力

10. 产妇，32 岁，自然分娩一男婴。30 min 后，胎盘未娩出，发现因子宫狭窄环所致的胎盘嵌顿，正确的处理措施是

A．牵拉脐带，协助胎盘娩出
B．徒手伸入宫腔剥离胎盘
C．用刮匙取出残留胎盘
D．按压宫底，协助胎盘娩出
E．使用麻醉药后，用手取出胎盘

A3/A4 型题

（1～6 题共用题干）

初产妇，28 岁。足月妊娠临产，2 h 前肛查宫口开 4 cm，现肛查宫口仍开 4 cm。检查：宫缩 7～8 min 一次，持续时间 30 s，胎膜未破，余无异常。

1. 从产程图上可以看出，该产妇存在的问题是

A．潜伏期延长　　　B．活跃期延长
C．活跃期停滞　　　D．第二产程延长
E．第二产程停滞

2. 正确的处理措施是

A．静脉滴注催产素　　B．人工破膜
C．会阴侧切　　　　　D．给予镇静剂
E．产钳助产

3. 若进行人工破膜，应在什么情况下进行

A．宫缩时　　　　　B．孕妇屏气时
C．宫缩间歇时　　　D．孕妇深呼吸时
E．孕妇喊叫时

4. 人工破膜后最重要的观察点是

A．胎心的变化　　　B．面色
C．体温　　　　　　D．脉搏
E．血压

5. 破膜 1 h 后需观察的重点是

A．面色　　　　B．体温

C．脉搏　　　　D．血压

E．宫缩

6. 破膜 1 h 后观察到的宫缩仍为 7～8 min 一次，持续时间 30 s，应采取的措施是

A．静脉滴注催产素

B．嘱孕妇向下用力

C．会阴侧切

D．给予镇静剂

E．产钳助产

（7～8 题共用题干）

初产妇，妊娠 37 周入院待产。查体：左枕前位，胎心 140 次/min，规律宫缩达 18 h，宫日开大 2 cm，宫缩间歇期长，宫缩持续时间短，宫缩达高峰时子宫体不隆起和变硬，无头盆不称。

7. 应考虑该产妇为

A．潜伏期延长　　　B．活跃期延长

C．活跃期停滞　　　D．胎头下降延缓

E．第二产程延长

8. 针对上述情况，应采取的处理措施是

A．静脉点滴催产素　　B．产钳助产

C．使用镇静剂　　　　D．行胎头吸引术

E．立即行剖官产

9. 针对该产妇的护理措施，错误的是

A．鼓励产妇进食

B．指导产妇 6～8 h 排尿一次

C．提供心理支持

D．加强胎心监测

E．避免过多使用镇静药物

（10～12 题共用题干）

某初产妇，妊娠 39 周，阵发性下腹痛 10 h 入院，自述疼痛难忍，哭闹不安。入院查：生命体征正常，子宫处于紧张状态，间歇期不明显，下腹部有压痛，胎位触不清，胎心不规则，宫颈口开大 3 cm，未破膜，先露 S=0。

10. 初步评估此产妇为

A．协调性宫缩乏力

B．不协调性宫缩过强

C．潜伏期延长

D．活跃期延长

E．不协调性宫缩乏力

11. 首选的护理措施是

A．肌注哌替啶　　　B．肥皂水灌肠

C．人工破膜　　　　D．静滴缩官素

E．立即剖官产

12. 经处理宫缩恢复正常，观察 2 h，产程无进展，正确的护理措施是

A．加大缩官素的用量

B．加大镇静剂的用量

C．准备剖官产

D．阴道检查

E．心理护理

第二节　产道异常

【知识要点】

产道包括骨产道（骨盆腔）及软产道（子宫下段、宫颈、阴道、外阴），是胎儿经阴道娩出的通道。产道异常可使胎儿娩出受阻，临床上以骨产道异常多见。

一、概述

产道包括骨产道和软产道。骨产道异常（多见）是指骨盆的径线过短或形态异常，阻碍胎先露下降，影响产程顺利进展，又称狭窄骨盆。

二、护理评估

1. 病因：佝偻病、结核病、骨软化病以及外伤史。经产妇有无难产和新生儿产伤等异常分娩史。

2. 临床表现：

(1) 症状：

① 骨产道异常：

· 骨盆入口平面狭窄：骶耻外径＜18 cm，前后径＜10 cm，对角径＜11.5 cm，常见于扁平骨盆。

· 中骨盆及骨盆出口平面狭窄：坐骨棘间径＜10 cm，坐骨结节间径＜8 cm，耻骨弓角度＜90°。坐骨结节间径与出口后矢状径之和＜15 cm。骨盆成漏斗状。

· 骨盆三个平面都狭窄：骨盆形状正常但各径线均小于正常值2 cm或以上，称为均小骨盆。

· 畸形骨盆：骨盆变性，左右不对称，如骨软化症骨盆、偏斜骨盆。

② 软产道异常：外阴异常，阴道异常，宫颈异常。

(2) 体征：

跨耻征检查：了解头盆相互关系。若胎头低于耻骨联合平面，表示胎头可以入盆，头盆相称，称跨耻征阴性；若胎头和耻骨联合在同一平面，表示可疑头盆不称，称跨耻征可疑阳性；若胎头高于耻骨联合平面，表示明显头盆不称，称胎头跨耻征阳性。

(3) 对母儿的影响：

① 对产妇的影响：母体骨盆各平面的狭窄，引起胎位异常，宫缩乏力，导致产程延长或停滞，甚至子宫破裂；易形成生殖道瘘等。

② 对胎儿的影响：易发生胎膜早破、脐带脱垂导致胎儿窘迫；新生儿颅内出血、产伤及感染的几率增加。

3. 辅助检查：B超测量胎儿各径线，判断胎儿能否通过骨产道。

三、治疗要点

1. 绝对性狭窄和明显头盆不称者行剖宫产。

2. 相对性狭窄者可行试产。

四、主要护理诊断及合作性问题与护理措施

产道异常产妇的主要护理诊断及合作性问题与护理措施见表8-3。

表8-3 产道异常产妇的主要护理诊断及合作性问题与护理措施

护理诊断/问题	主要护理措施
1. 有感染的危险：与胎膜早破、脐带脱垂、新生儿产伤有关。	(1) 少肛查，禁灌肠，试产中一般不用镇静、镇痛药。 (2) 密切观察胎儿情况及产程进度，注意有无脐带脱垂。 (3) 遵医嘱应用抗生素。
2. 有新生儿窒息的危险：与产道异常、产程延长有关。	(1) 临产后严密观察产程进展。 (2) 有明显头盆不称，遵医嘱做好剖宫产术的术前准备与护理。 (3) 可疑头盆不称，协助医师试产。 (4) 试产2~4 h，胎头仍未入盆，并伴胎儿窘迫，停止试产。
3. 有产妇受伤的危险：与分娩困难造成软产道损伤、生殖道瘘、甚至子宫破裂有关。	对明显头盆不称、不能经阴道分娩者，按医嘱做好剖宫产手术的准备及胎儿宫内监护。
4. 潜在并发症：子宫破裂。	(1) 注意先兆子宫破裂的征象。 (2) 及时控制病情。

五、健康教育

1. 向产妇进行产褥期健康教育及出院指导，预防产后感染。

2. 指导产妇喂养及护理手术儿的知识，并告知产后检查的必要性和时间。

【课前预习】

一、基础复习

1. 骨盆三个平面的各条径线。

2. 骨盆的内外测量方法。

3. 四步触诊法。

二、预习目标

1. 产道异常包括_____和_____。

2. 常见骨产道异常的类型有_____平面狭窄、_____平面狭窄、_____平面均狭窄和_____。

3. 软产道异常有_____、_____、_____。

4. 骨盆三个平面都狭窄：骨盆形状正常但各径线均小于正常值_____cm 或以上。

【课后巩固】

1. 骨盆入口平面狭窄，入口平面呈_____，其前后径短，骶耻外径小于_____，对角径小于_____，前后径小于 10cm。常见有_____骨盆和_____骨盆两种。

2. 漏斗骨盆：骨盆入口各径线值正常。骨盆侧壁向内倾斜，形状似漏斗得名。其特点是_____及_____平面均明显狭窄，使坐骨棘间径_____cm、坐骨结节间径____cm，耻骨弓角度_____。坐骨结节间径与出口后矢状径之和_____cm。

3. 估计头盆关系：正常情况下，部分初孕妇在预产期前_____，经产妇于_____后，胎头应入盆。若胎头低于耻骨联合平面，表示胎头可以入盆，_____，称_____；若胎头和耻骨联合在同一平面，表示_____头盆不称，称跨耻征_____；若胎头高于耻骨联合平面，表示_____头盆不称，称胎头跨耻征_____。

4. 有轻度头盆不称者，在严密观察下可以试产，试产_____h 后胎头仍未入盆并伴胎儿窘迫者，应停止_____。

【综合练习】

A2 型题

1. 患者女性，宫内妊娠 38 周，临产 2 h 入院，骨盆外测量，髂棘间径 24 cm，髂嵴间径 26 cm，出口横径 7.5 cm，消毒下行阴道检查，宫口开大 2 cm，坐骨棘较突，坐骨切迹 2 横指，请问下列诊断正确的是

A．入口狭窄　　B．中骨盆狭窄
C．出口狭窄　　D．漏斗骨盆
E．头盆不称

2. 26 岁初产妇，身高 165 cm，孕 40 周，骨盆入口平面相对狭窄，估计胎儿体重

3 000 g，宫缩好，正确处理是

A．试产 2~4 h

B．镇静休息

C．做术前准备

D．胎心正常可做剖宫产

E．立即剖宫产

3．某孕妇身体矮小，匀称，骨盆测量数值如

A3/A4 型题

（1~3 题共用题干）

赵女士，28 岁，初产妇，妊娠 40 周，腹痛 6 h 入院。身高 150 cm，产前检查资料，各平面径线值均小于正常值 2 cm，查生命体征正常，心肺无异常。宫缩规律，40 s/(3~4) min，头先露，胎心 148 次/min，肛查：宫口开大 4 cm，羊膜囊膨出，先露头，S=0。

1．判断产妇的骨盆属于

A．均小骨盆

B．中骨盆狭窄

C．骨盆入口平面狭窄

D．出口平面狭窄

E．漏斗骨盆

2．按照 B 超检查提供的数据，结合宫高、腹围，估计胎儿体重 2 500 g，此时最适宜的处理是

A．立即剖宫产

B．全身支持治疗后剖宫产

C．试产

D．安慰产妇

E．将病情告知家属，让其选择分娩方式

3．目前采取什么方法加强宫缩对产妇比较合适

A．针刺合谷穴　　B．静滴缩宫素

C．人工破膜　　　D．按摩乳头

E．肌注哌替啶

（4~6 题共用题干）

某女士，29 岁，初产妇，妊娠 41 周，腹痛 5 h 入院。骨盆外测量径线：髂棘间径

下：髂前上棘间径 22 cm，髂嵴间径 24 cm，骶耻外径 17 cm，出口横径 7.5 cm，对角径 11.5 cm，此孕妇骨盆为

A．扁平骨盆　　　B．畸形骨盆

C．漏斗骨盆　　　D．横径狭小骨盆

E．均小骨盆

23 cm，髂嵴间径 26 cm，骶耻外径 18 cm，出口横径 9 cm，产科检查头先露，胎心好，估计胎儿体重 3 600 g 左右，跨耻征可疑阳性。

4．产妇的骨盆情况最大可能是

A．漏斗骨盆　　　B．可疑头盆不称

C．均小骨盆　　　D．畸形骨盆

E．扁平骨盆

5．拟定试产，试产时间应为

A．1 h　　　　　B．2~4 h

C．5~7 h　　　　D．8~10 h

E．11~12 h

6．试产 1 h 后，查宫口开大 4 cm 并行人工破膜后，阴道流出浅绿色的混浊羊水，提示

A．宫内感染　　　B．胎盘早剥

C．胎儿死亡　　　D．胎儿窘迫

E．先兆子宫破裂

（7~8 题共用题干）

初产妇，妊娠 39 周，骨盆各径线为：对角径 13 cm，坐骨棘间径 9.5 cm，坐骨结节间径 7 cm，耻骨弓角度 80°。

7．对该孕妇的骨盆诊断是

A．扁平骨盆　　　B．中骨盆狭窄

C．漏斗骨盆　　　D．均小骨盆

E．畸形骨盆

8．若胎儿体重 3 900 g，其分娩方式应为

A．等待自然分娩　B．试产

C．剖宫产　　　　D．产钳助产

E．胎头吸引

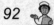

第三节　胎儿异常

【知识要点】

一、概述

胎儿异常包括胎位异常和胎儿发育异常。胎位异常临床常见持续性枕后位或枕横位以及臀位。胎儿发育异常常见巨大儿和脑积水。

二、护理评估

1. 临床表现：

(1) 持续性枕后位、枕横位：分娩时产程延长，产妇自觉肛门坠胀及排便感。产妇可有宫颈水肿、产后出血、感染。新生儿可出现胎儿窘迫。引起的主要原因与骨盆异常、胎头俯屈不良或前置胎盘、子宫收缩乏力、头盆不称、膀胱充盈等，影响胎头的俯屈及内旋转有关。

(2) 臀位：臀先露是最常见的胎位异常。孕妇常感肋下或上腹部有圆而硬的胎头。产妇可有胎膜早破、脐带脱垂、宫颈裂伤。新生儿产伤。臀先露以骶骨为指示点，有骶左前、骶左横、骶左后、骶右前、骶右横、骶右后 6 种胎位。

(3) 肩先露：胎体横卧于宫腔成横产式。

(4) 面先露：胎儿枕部与背部接触。经产妇多于初产妇。

(5) 巨大胎儿：胎儿出生体重达到或超过 4 000 g 者。临床表现为妊娠期子宫增大较快。

(6) 胎儿畸形：如脑积水、无脑儿、脊柱裂、联体双胎。

2. 辅助检查：

(1) B 超测量胎儿各径线，判断胎儿能否通过骨产道。

(2) 四步触诊。

(3) 肛门或阴道检查。

(4) 实验室检查。

三、治疗要点

1. 加强产前检查，及时纠正胎位异常（臀位）。

2. 胎位异常或巨大儿不能经阴道分娩者行剖宫产。

3. 胎儿畸形及时终止妊娠。

四、主要护理诊断及合作性问题与护理措施

胎儿异常产妇的主要护理诊断及合作性问题与护理措施见表 8-4。

表 8-4　胎儿异常产妇的主要护理诊断及合作性问题与护理措施

护理诊断/问题	主要护理措施
1. 有母儿受伤的危险：与产程延长、手术助产引起产道损伤和新生儿产伤等有关。	(1) 加强产前检查，及时发现胎儿异常。臀位的孕妇在妊娠30 周后采用膝胸卧位法矫正胎位。 (2) 按医嘱做好剖宫产术前准备与护理。 (3) 胎儿娩出后，仔细检查软产道。
2. 恐惧：与知识缺乏、担心胎儿预后、害怕手术分娩有关。	给予心里支持，多关心安慰产妇。
3. 潜在并发症：胎膜早破、脐带脱垂、胎儿窘迫、新生儿窒息、产后出血。	(1) 指导胎位异常待产中的孕妇少活动；尽量少肛查，禁灌肠。 (2) 遵医嘱防止产后出血。

五、健康教育

1. 加强孕期保健，定期产前检查。
2. 产程中指导产妇保持轻松愉快的心情，积极配合医护人员的工作。
3. 给予产后身体恢复和喂养新生儿等健康指导。
4. 为产妇提供出院后的避孕和今后的生育指导。

【课前预习】

一、基础复习

1. 胎位、胎产式。
2. 四步触诊法。

二、预习目标

1. 胎位异常包括：持续性_____、_____、_____、_____、_____。
2. 胎儿发育异常包括：_____和_____。
3. 胎儿畸形：如_____、_____、_____、_____。
4. _____是最常见且最容易作出临床诊断的一种胎位异常，约占妊娠足月分娩总数的 3%~4%。
5. 胎儿出生体重达到或超过_____者称为巨大儿。

【课后巩固】

1. 妊娠 30 周以前，胎儿活动空间大，臀先露较多见，妊娠_____周以后多能自然转成头先露。若妊娠 30 周后仍为臀先露，应予矫正。常用的矫正方法有：_____、激光照射或艾灸至阴穴、外转胎位术。
2. 持续性枕后位、枕横位：因枕骨持续位于骨盆后方压迫直肠，产妇自觉肛门_____及_____，致使宫口尚未开全时过早使用腹压，致宫颈前唇水肿和产妇疲劳，影响产程进展。常致_____及第二产程_____。胎心音在_____一侧最清楚。
3. 臀先露：孕妇常感肋下_____的胎头，临产后常导致_____，宫颈扩张缓慢，致使产程延长。
4. 胸膝卧位：嘱孕妇排空膀胱，松解裤带，取胸膝卧位姿势，_____、_____，一周后复查。
5. 一般行臀位助产术：脐部娩出后，一般应在_____min 娩出胎头，最长不能超过____min。后出胎头娩出有主张用单叶产钳，效果佳。
6. 压力和焦虑引发_____的变化：这种作用将影响到子宫这个非生命器官的血供，间接影响到胎儿、胎盘、子宫肌层的氧气供应，使胎儿_____。
7. 压力、焦虑还可促使肝脏分解_____、_____以满足身体的需要；并使支气管扩张、呼吸加速，氧气供应增加；刺激下丘脑分泌促肾上腺素释放激素，促进脑垂体释放促肾上腺素，刺激肾上腺皮质激素，使血糖升高；脑垂体释放抗利尿激素以保留水分，排出钾离子，钾的丢失会减少子宫肌层的活动。长时间或过度的压力、焦虑会使上述过程持续，而使_____储存减少，使_____时缺乏可使用的能量。

8. 产妇所经历的恐惧、紧张和疼痛会形成一个_____。恐惧、紧张会导致对疼痛的阈值降低，机体释放较多的_____，使身体倍感压力，不断重复上述的机制，最终导致_____、_____及_____等状况。

【综合练习】

A1/A2 型题

1. 对母儿最不利的胎位是
　　A．臀位　　　　　　B．枕前位
　　C．枕后位　　　　　D．胎头高直位
　　E．横位

2. 临床上最常见的异常胎位是
　　A．枕横位　　　　　B．枕前位
　　C．臀位　　　　　　D．胎头高直位
　　E．枕后位

3. 属于异常胎位的是
　　A．妊娠 26 周臀位
　　B．妊娠 36 周臀位
　　C．足月枕左前位
　　D．妊娠 34 周枕左前位
　　E．妊娠 24 周横位

4. 初产妇，孕 39 周。宫口全开 2 h 频频用力，未见胎头拨露。检查：宫底部为臀，腹部前方可触及胎儿小部分，未触及胎头，肛查胎头已达坐骨棘下 2 cm，矢状缝与骨盆斜径一致，大囟门在前方。诊断为
　　A．持续性枕横位　　B．持续性枕后位
　　C．骨盆入口轻度狭窄　D．头盆不称
　　E．原发性宫缩乏力

5. 某女士，27 岁，第一胎，妊娠 39 周，临产后 8 h，宫缩 30 s/(4~6) min，较弱，胎心好。宫口开大 5 cm，先露头 S+1。产妇自述每次宫缩时有排便感，想屏气用力，估计胎儿的胎方位是
　　A．枕左前　　　　　B．枕右前
　　C．颌右前　　　　　D．肩左前
　　E．持续性枕后位

6. 26 岁初产妇，妊娠 38 周，自诉肋下有块状物，腹部检查：子宫呈纵椭圆形，胎先露部软而不规则，胎心在脐上偏右听得最清楚，考虑胎先露是
　　A．肩先露　　　　　B．臀先露
　　C．头先露　　　　　D．枕先露
　　E．面先露

7. 某产妇，妊娠 20 周进行产检，为臀位。她要求马上给予纠正胎位，护士应向她解释，纠正胎位的时间应在
　　A．孕 24 周后　　　　B．孕 26 周后
　　C．孕 28 周后　　　　D．孕 30 周后
　　E．孕 32 周后

A3/A4 型题

（1~2 题共用题干）

孕妇，27 岁，G1P0，妊娠 38 周，规律性腹痛 3 h 入院。胎方位为单臀位，估计胎儿重 3 000 g，骨盆外测量正常。

1. 对该孕妇的处理原则，以下错误的是
　　A．胎方位为臀位的初产妇一律行剖宫产
　　B．可阴道分娩

　　C．注意后出胎头的娩出
　　D．注意胎头双手上举
　　E．阴道分娩时注意严密监测胎儿情况

2. 臀位最易发生的并发症是
　　A．胎儿窘迫　B．胎膜早破、脐带脱垂
　　C．产后出血　D．产褥感染
　　E．宫颈撕裂

（编者：刘娜）

第九章　分娩期并发症妇女的护理

第一节　胎膜早破

【知识要点】

一、概述

胎膜于临产前自然破裂者称为胎膜早破。

二、护理评估

1. 病因：生殖道感染、宫颈内口松弛、羊膜腔内压力升高、胎先露部衔接不良、胎膜发育不良、孕妇缺乏微量元素、机械性刺激。

2. 临床表现：

(1) 症状与体征：① 症状：孕妇突感阴道有不能自控的较多液体流出，咳嗽、用力时流液增多。② 体征：行肛诊检查，触不到羊膜囊，上推先露部流液量增多。

(2) 对母儿的影响：① 对产妇的影响：引起胎盘早剥、难产、宫内感染及产褥感染明显增加。② 对胎儿的影响：诱发早产、脐带脱垂、胎儿窘迫等，围生儿死亡率增加。

3. 辅助检查：① 阴道液检查：pH > 6.5 时胎膜早破的可能性大。② 阴道排液涂片检查。③ 羊膜镜检查。

三、治疗要点

1. 足月胎膜早破：① 自然临产；② 破膜超过 12 h 应用抗生素预防感染；③ 破膜 24 h 仍未临产且无头盆不称者应引产。

2. 足月前胎膜早破：① 期待疗法；② 应用抗生素预防感染；③ 抑制宫缩；④ 使用肾上腺皮质激素促胎儿肺成熟；⑤ 适时终止妊娠。

四、主要护理诊断及合作性问题与护理措施

胎膜早破孕(产)妇的主要护理诊断及合作性问题与护理措施见表 9-1。

表 9-1　胎膜早破孕(产)妇的主要护理诊断及合作性问题与护理措施

护理诊断/问题	主要护理措施
1. 有胎儿受伤的危险：与脐带受压和早产儿各器官发育不成熟有关。	(1) 应绝对卧床休息，采取头低、臀高、左侧卧位为宜，注意胎心率监测。 (2) 促进肺成熟：小于 35 孕周的胎膜早破者，遵医嘱给地塞米松 10 mg 肌内注射，并做好早产儿的抢救和护理准备。
2. 有感染的危险：与破膜后宫腔感染机会增加有关。	预防感染：保持外阴清洁，使用消毒会阴垫，会阴擦洗每日 2 次；破膜 12 h 按医嘱使用抗生素。
3. 焦虑：与担心自身及胎儿安危有关。	缓减焦虑，促进舒适。

五、健康教育

1. 指导孕妇妊娠期注意营养和卫生；胎位不正者及时纠正；妊娠最后 2 个月禁性交，防止劳累、过度使用腹压、腹部受撞击等。

2. 告知孕妇一旦破膜应立即平卧并抬高臀部，禁止直立行走，尽快住院。

3. 宫颈内口松弛者，于妊娠 14～16 周行宫颈环扎术。

4. 指导孕妇补充足量的维生素及钙、锌、铜等微量元素。

【课前预习】

一、基础复习

1. 胎膜正常破裂时间、正常羊水的性质。

2. 阴道的 pH。

二、预习目标

胎膜早破为胎膜于临产前_____者，是分娩的常见并发症。

【课后巩固】

1. 胎膜早破的症状：孕妇突感无法_____的阴道流出液体。体位改变、用腹压时（咳嗽、打喷嚏、负重）流液_____。

2. 胎膜早破体征：阴道检查_____消失，上推先露，见_____从宫腔流出。如果有脐带脱垂，则可见到阴道内有_____。可伴有胎心率异常。

3. 胎膜破裂：阴道排液检查 pH≥_____，表示流出液体是_____的羊水；涂片干燥后镜检见到_____。

4. 预防脐带脱垂和胎儿窘迫：孕妇一旦发生胎膜破裂，应立即_____或_____左侧卧位，抬高臀部，避免增加腹压的动作，预防脐带脱垂。避免不必要的_____和_____。

5. 发生脐带脱垂者，使脐带处于_____，避免脐带受压，配合医生可试行脐带还纳术，失败后应迅速在_____内结束分娩。同时做好接生和抢救新生儿的准备。

6. 破膜_____h 后按医嘱使用抗生素。

7. 胎膜早破时应禁止_____。

8. 加强围生期卫生宣教和指导，嘱孕妇妊娠_____禁止性交，避免负重和腹部受撞击。

9. 告知宫颈内口松弛者于妊娠_____周行宫颈环扎术。

10. 告知孕妇一旦破膜，应立即平卧或头低臀高左侧卧位，抬高臀部，禁止_____，尽快住院。

【综合练习】

A1/A2 型题

1. 胎膜早破是指
　A. 胎膜在临产前破裂
　B. 胎膜在潜伏期破裂
　C. 胎膜在活跃期破裂

D．胎膜在第一产程未破裂

E．胎膜在第二产程未破裂

2. **不支持胎膜早破的诊断是**

　　A．阴道持续性流液

　　B．宫缩时肛查触不到前羊膜囊

　　C．羊水涂片镜检可见羊齿状结晶

　　D．石蕊试纸测定阴道排液呈弱酸性

　　E．羊水涂片染色可见毳毛

3. **患者，女，29 岁，G1P0，停经 38 周。阴道不自主流水 8 h，疑为胎膜早破。护士立刻给予抬高臀部是为了防止**

　　A．早产　　　　　B．感染

　　C．脐带脱垂　　　D．胎位异常

　　E．子宫破裂

4. **初产妇，孕 35 周，有液体从阴道流出来院，无腹痛。行肛查，触不到羊膜囊，上推胎儿先露部可见到流液量增多。胎心率正常。最可能的诊断为**

　　A．先兆流产　　　B．先兆早产

　　C．临产　　　　　D．胎膜早破

　　E．胎盘早剥

5. **某孕妇，妊娠 32 周，因"胎膜早破"14 h**

入院，检查发现胎心正常，无腹痛。错误的处理措施是

　　A．给予抗生素

　　B．严密观察孕妇生命体征

　　C．监测白细胞计数

　　D．监测胎儿宫内安危

　　E．无须使用抗生素

6. **孕妇，32 岁，在家阴道有液体流出，无腹痛，到医院医生诊断为胎膜早破，孕妇下床小便，护士发现脐带脱垂，必须采取的措施是**

　　A．数分钟内结束分娩

　　B．顺其自然

　　C．保持外阴清洁

　　D．定时观察羊水性状

　　E．定时听胎心

7. **患者，女性，34 岁。妊娠 39 周，35 min 前娩出一健康女婴，胎盘尚未娩出，检查子宫为痉挛性收缩。最有可能出现的情况是**

　　A．胎盘粘连　　　B．胎盘植入

　　C．胎盘残留　　　D．胎盘嵌顿

　　E．存在副胎盘

A3/A4 型题

（1~4 题共用题干）

初产妇，孕 35 周，臀位，不规律宫缩，胎心率 148 次/min，血压 138/82 mmHg，先露高浮，未破膜，收入院待产。

1. **待产 3 h 后，胎膜破裂，护士立即**

　　A．协助医生阴道检查并听胎心

　　B．测量生命体征

　　C．呼叫其他人员抢救

　　D．开放静脉输液

　　E．给予氧气吸入

2. **应急护理完成后，护士还需向产妇讲解绝对卧床是因为**

　　A．胎儿不成熟需保胎

　　B．能阻止羊水流出

　　C．便于观察宫缩进展

　　D．防止脐带脱垂

　　E．能减少体力消耗

3. **破膜后，可能会临产，这时遵医嘱应执行的是**

　　A．静滴缩宫素

　　B．肌注地塞米松

　　C．肌注哌替啶

　　D．静脉补充营养

　　E．静滴抗生素

4. **产妇得知可能早产，情绪低落，此时护士应采取的护理措施是**

　　A．立即向值班医生汇报

　　B．强调早产的危险性

　　C．引导产妇说出心理感受

D．鼓励产妇增加营养

E．让产妇欣赏音乐

（5～7题共用题干）

患者，女性。妊娠32周，因"胎膜早破"入院。检查：先露未入盆。

5．针对该患者的护理措施错误的是

A．嘱绝对卧床休息

B．取半卧位

C．观察阴道流液情况

D．给予抗生素预防感染

E．禁止清洁灌肠

6．此孕妇不可能出现的并发症是

A．胎儿窘迫   B．早产

C．流产   D．宫腔感染

E．脐带脱垂

7．预防胎膜早破错误的方法是

A．妊娠最后两个月禁止性交

B．加强产前检查

C．活动适度

D．及时纠正异常胎位

E．宫颈内口松弛者绝对卧床

第二节　产后出血

【知识要点】

一、概述

胎儿娩出后24 h内失血量超过500 ml，是导致我国产妇死亡的首位原因。

二、护理评估

1．病因：子宫收缩乏力（主要原因）、胎盘因素（胎盘滞留、胎盘粘连或植入、胎盘部分残留）、软产道损伤及凝血功能障碍。

2．临床表现：

(1) 全身表现：贫血、失血性休克表现。

(2) 不同原因出血特点：见表9-2。

(3) 并发症：失血性休克、席汉综合征。

3．辅助检查：检查血常规，血型、交叉合血及凝血功能。

表 9-2　产后出血妇女不同原因的出血特点

出血原因	出血特点
子宫收缩乏力	胎盘娩出后阴道大量流血，间歇性，血色暗红，有血凝块。子宫软，轮廓不清，按摩子宫有积血流出，给予缩宫素后子宫变硬，阴道流血停止或减少。
软产道裂伤	胎儿娩出后立即发生阴道流血，持续性，色鲜红，能自凝。
胎盘因素	胎儿娩出后30 min内胎盘未娩出，阴道流血，间歇性，血色暗红，有血凝块。
凝血功能障碍	胎盘娩出前、后持续阴道流血，血液不凝，且伴有全身多部位出血。

三、治疗要点

查找原因，迅速止血，纠正休克，预防感染。

四、主要护理诊断及合作性问题与护理措施

产后出血妇女的主要护理诊断及合作性问题与护理措施见表 9-3。

表 9-3 产后出血妇女的主要护理诊断及合作性问题与护理措施

护理诊断/问题	主要护理措施
1. 潜在并发症： 失血性休克。	(1) 预防产后出血：严密观察产妇生命体征和阴道流血，发现异常及时报告医生。 (2) 协助医生迅速止血。 (3) 纠正全身情况，遵医嘱迅速建立静脉通路，输液、输血、吸氧，及时纠正休克。
2. 有感染的危险： 与操作、出血有关。	(1) 预防感染：保持外阴清洁。 (2) 遵医嘱给予抗生素。
3. 恐惧： 与担心生命安危有关。	护士应保持镇静态度，多给予产妇及家属安慰解释，增加信任及安全感。

五、健康教育

1. 重视高危孕妇的产前检查，对有产后出血危险的孕产妇须及早纠正，择期住院待产。向产妇讲解正常分娩过程，教会产妇按摩子宫及会阴伤口的自我护理知识。

2. 产后 2 h 是产后出血发生的高峰期。

3. 发现子宫复旧、恶露异常及时就诊。

4. 指导母乳喂养，促进子宫缩复，减少出血。

5. 科学饮食、合理安排休息与活动，服用纠正贫血药物，增强机体防御力，促进机体早日康复。

6. 产褥期禁止盆浴，禁止性生活。

7. 产后 6 周复查。

【课前预习】

一、基础复习

1. 休克的表现；评估出血的量。　2. 子宫收缩的特点。

二、预习目标

1. 产后出血是指胎儿娩出后_____内失血量超过_____。

2. 产后出血的原因：_____、_____、_____、_____。

【课后巩固】

1. 胎盘滞留的原因是：胎盘剥离_____、胎盘剥离后_____、胎盘_____、胎盘_____、胎盘_____、_____部分残留。

2. 产后出血是指胎儿娩出后____h内，失血量超过_____，最易发生在产后____h内。居我国产妇死亡原因的_____。

3. 胎儿娩出后开始_____出血，_____，_____，检查见_____，

软如布袋，按压子宫有血块涌出，按摩子宫或者使用宫缩剂后出血减少，胎盘未娩出或娩出后完整，即为宫缩乏力性_____。

4. 胎儿娩出后即出现_____流出鲜红色可_____，检查见到软产道相应部位有裂口，并见裂口处涌出鲜血，宫缩好，胎盘、胎膜娩出完整，即为_____。

5. 会阴裂伤分为Ⅳ度：Ⅰ度为_____黏膜撕裂；Ⅱ度为_____肌层撕裂，_____肌完整；Ⅲ度为_____外括约肌撕裂，_____尚完整；Ⅳ度为肛门、直肠和阴道完全_____，_____肠腔外露。

6. 如果胎盘剥离后或软产道裂伤后开始出血，_____。检查_____，_____娩出完整，软产道裂伤已经缝合，结合产前即有血液病或有妊娠并发症（胎盘早剥、妊娠期高血压疾病、羊水栓塞、死胎）或妊娠合并重症肝炎，或有全身_____倾向，结合实验室检查有凝血功能障碍，即为_____。

7. 产后出血常见的原因是_____。

8. 产后宫缩乏力的止血措施：_____、_____、_____、_____、_____。

🧑‍🏫【综合练习】

A1/A2 型题

1. 产后出血的处理原则是
   A. 输液、抗凝、抗休克、抗感染
   B. 纠酸、扩容、抗感染
   C. 切除子宫、扩容、抗感染
   D. 止血、扩容、抗休克、抗感染
   E. 病情观察、生命体征监护

2. 某患者，第一胎，足月顺产，胎儿娩出后，阴道出血约为 500 ml，血液呈鲜红色，很快凝成血块，此时胎盘尚未娩出，根据上述情况，考虑出血原因的最大可能是
   A. 宫缩乏力   B. 软产道损伤
   C. 胎盘滞留   D. 胎盘残留
   E. 凝血功能障碍

3. 孕妇，28 岁，妊娠足月产，巨大儿。当胎儿娩出后，产妇阴道流出大量鲜红色血液，但很快凝集成块。查体：子宫收缩良好，胎盘完全剥离，胎膜完整。该产妇出血的可能原因为
   A. 胎盘残留   B. 软产道损伤
   C. 子宫收缩乏力   D. 胎盘嵌顿

   E. 弥漫性血管内凝血

4. 产妇，李某，28 岁，双胎妊娠，37 周分娩。产后 1 h 阴道出血达 200 ml。查体：子宫轮廓不清，血压 100/60 mmHg，首要的处理措施是
   A. 快速输液
   B. 检查软产道
   C. 阴道填塞纱布条
   D. 应用子宫收缩剂
   E. 查血小板和出凝血时间

5. 患者，女，26 岁，G1P0，妊娠 29 周，胎动、胎心音消失一周入院，经人工破膜及静脉滴注缩宫素娩出一死婴后，开始阴道出血，人工剥离胎盘和按摩子宫同时注射缩宫素处理后无效，出血不止且无凝血块，出血原因是
   A. 子宫收缩乏力   B. 软产道损伤
   C. 胎盘残留   D. 胎盘滞留
   E. 凝血功能障碍

A3/A4 型题

（1~3 题共用题干）

孕 39 周，有规律宫缩 17 h，宫口开大 2 cm，胎头下降缓慢，胎心率正常。诊断子宫收缩乏力。

1. 为预防产后出血，胎儿娩出后

A. 即给予导尿术

B. 即静脉注射缩宫素

C. 安置中凹位

D. 严密观察血压

E. 吸氧保暖

2. 为预防产后出血，胎盘娩出前应注意

A. 产妇生命体征

B. 产妇情绪变化

C. 不过早牵拉脐带

D. 禁止使用缩宫素

E. 补充能量水分

3. 为预防产后出血，胎盘娩出后不妥的护理措施是

A. 按摩子宫底

B. 观察宫底高度和硬度

C. 避免膀胱充盈

D. 停止缩宫素改输血液

E. 检查胎盘胎膜的完整性

（4~8 题共用题干）

某产妇，妊娠 38 周，产前合并有轻度妊娠期高血压疾病，产后阴道持续出血，胎儿娩出后 24 h 出血量达 600 ml，检查子宫软，按摩后子宫变硬，阴道流血减少，该产妇诊断为产后出血。

4. 造成该产妇产后出血的最可能原因是

A. 子宫收缩乏力

B. 胎盘残留

C. 软产道裂伤

D. 凝血功能障碍

E. 胎膜残留

5. 该产妇给药首选

A. 麦角新碱　　　　　B. 硫酸镁

C. 酚磺乙胺　　　　　D. 维生素 K

E. 缩宫素

6. 用药时注意观察的是

A. 体温　　　　　　　B. 呼吸

C. 尿量　　　　　　　D. 膝腱反射

E. 宫底高度

7. 若产妇次日又出血约 200 ml，下列哪项措施不是必须实施的

A. 按摩子宫　　　　　B. 应用宫缩剂

C. 输血　　　　　　　D. 抗感染

E. 取血查血常规

8. 该产妇最不可能出现的护理问题是

A. 有组织灌注量改变的危险

B. 有感染的危险

C. 有受伤的危险

D. 皮肤完整性受损

E. 疲乏

（9~11 题共用题干）

患者，女性，初产妇，26 岁。妊娠足月出现规律宫缩，1 h 后入院。由于宫缩过强，急送产房未来得及消毒及保护会阴，胎儿很快娩出。在处理新生儿时，见阴道有较多鲜血流出，并有凝块。腹部检查：子宫收缩良好。

9. 该患者出血原因可能是

A. 会阴、阴道裂伤

B. 尿道、膀胱损伤

C. 子宫收缩乏力

D. 子宫破裂

E. 凝血功能障碍

10. 临床经常采取预防产后出血正确的措施是

A. 胎儿娩出后肌内注射缩宫素

B. 胎肩娩出后，立即肌内注射缩宫素

C. 胎儿娩出后，立即徒手取出胎盘

D. 常规会阴侧切

E. 胎头娩出后，即注射缩宫素，加强宫缩

11. 此产妇于胎盘娩出后，检查发现娩出胎盘不完整，首先的处理措施是

A. 按摩子宫，止血

B. 按摩子宫，同时肌内注射宫缩素

C. 检测生命体征，注意观察尿量

D. 宫腔探查

E. 阴道内填塞纱布止血

第三节　子宫破裂

【知识要点】

一、概述

子宫破裂是指在妊娠晚期或分娩过程中子宫体部或子宫下段发生的破裂。

二、护理评估

1. 病因：胎先露下降（最常见的原因）、子宫瘢痕、宫缩剂使用不当、手术创伤。

2. 临床表现：

(1) 先兆子宫破裂：持续性剧烈腹痛、血尿、子宫病理缩复环形成、胎心率改变。

(2) 子宫破裂：产妇突感下腹部撕裂样剧痛后腹痛消失，子宫收缩停止。胎心音、胎动消失，在腹壁可扪及胎体，全腹压痛、反跳痛明显，阴道可有鲜血流出。

3. 辅助检查

(1) B 超：用于可疑子宫破裂病例的检查。

(2) 实验室检查：血尿常规检查。

三、治疗要点

1. 先兆子宫破裂：给予抑制宫缩药物同时行剖宫产术。

2. 子宫破裂：在积极纠正休克的同时，迅速行剖腹取胎，子宫修补或切除。

四、主要护理诊断及合作性问题与护理措施

子宫破裂孕(产)妇的主要护理诊断及合作性问题与护理措施见表 9-4。

表 9-4　子宫破裂孕(产)妇的主要护理诊断及合作性问题与护理措施

护理诊断/问题	主要护理措施
1. 急性疼痛：与强直性子宫收缩有关。	(1) 抑制宫缩，预防子宫破裂。 (2) 做好剖宫产的术前准备。
2. 组织灌注量改变：与大量出血有关。	完全子宫破裂，按照休克抢救原则进行护理。
3. 预感性悲哀：与胎儿死亡、子宫切除有关。	给予同情和理解，耐心倾听他们的感受，引导他们树立生活的信心。

五、健康教育

1. 建立健全三级保健网，加强产前检查，有骨盆狭窄、胎位异常或子宫瘢痕者应在预产期前 2 周住院待产。胎位异常在孕 30 周后进行矫正。

2. 宣传计划生育，减少分娩、流产的次数。

3. 对行子宫修补术的患者，指导其 2 年后再孕，可选用药物或避孕套避孕。

4. 指导产妇产褥期的修养计划。

【课前预习】

一、基础复习

1. 宫缩过强的特点。　　2. 休克的抢救措施。

二、预习目标

1. 子宫破裂是指在妊娠晚期或分娩过程中＿＿＿＿＿＿或＿＿＿＿＿＿发生的破裂。
2. 子宫破裂按破裂阶段分为＿＿＿＿＿＿和＿＿＿＿＿＿。

【课后巩固】

1. 子宫破裂的症状：产妇自觉＿＿＿＿难忍，可有＿＿＿＿＿＿或＿＿＿＿＿＿。
2. 子宫破裂的体征：急性＿＿＿＿，烦躁不安，呻吟，拒按下腹，＿＿＿＿＿。腹部呈"葫芦"状外观，即＿＿＿＿＿＿。可有胎心率异常及血尿。
3. 完全子宫破裂：产妇腹痛难忍，突感＿＿＿＿剧痛后，腹痛缓解随后宫缩消失，然后全腹＿＿＿＿疼痛。出现面色苍白，血压下降、四肢湿冷等休克表现。产妇出现＿＿＿＿＿，腹部清楚扪及＿＿＿＿＿＿，＿＿＿＿＿＿，一侧可扪及缩小的子宫。移动性浊音＿＿＿＿＿。阴道检查可见有血液流出，开大的宫口和先露均已回缩。
4. 先兆子宫破裂：＿＿＿＿＿＿同时行＿＿＿＿＿＿。
5. 先兆子宫破裂的临床表现＿＿＿＿＿＿、＿＿＿＿＿＿、＿＿＿＿＿＿、＿＿＿＿＿＿。
6. 子宫破裂：纠正休克，同时＿＿＿＿＿＿取出胎儿，行＿＿＿＿＿或＿＿＿＿＿。
7. 分娩期产妇一旦发现子宫先兆破裂，首选的护理措施是停止＿＿＿＿＿，抑制＿＿＿＿。
8. 加强产前检查，有头盆不称、胎位不正或子宫瘢痕等高危因素者，提前＿＿＿＿＿。做好计划生育宣教，防止＿＿＿＿、＿＿＿＿＿。子宫手术后的患者，＿＿＿＿＿后再考虑妊娠。

【综合练习】

A1/A2 型题

1. 分娩期产妇一旦发生子宫先兆破裂，首选的措施是
   A. 抗休克、静脉输血输液
   B. 停止一切操作，抑制宫缩
   C. 阴道助产尽快结束分娩
   D. 大量抗生素预防感染
   E. 以上全正确

2. 初产妇，因子宫破裂、胎儿死亡行子宫全切术，术后心理护理不妥的是

   A. 允许产妇诉说内心感受
   B. 鼓励患者面对现实
   C. 鼓励家属多陪伴产妇
   D. 多与其他产妇和新生儿接触
   E. 选择适当时机向产妇解释胎儿死亡原因

3. 患者，女性，28岁。足月分娩时出现腹部撕裂样疼痛，检查面色苍白，血压70/50 mmHg，腹部压痛，反跳痛，腹肌紧

张,胎心音消失。目前最主要的护理诊断是

A.有胎儿受伤的危险

B.有感染的危险

C.焦虑

D.体液过多

E.组织灌注无效

4. 26 岁初孕妇,妊娠 40 周临产后 5 h 出现烦躁不安,自述下腹疼痛难忍,检查腹部见病理性缩复环,下腹拒按,胎心音不清,导尿为血尿。此病例应诊断为

A.子宫破裂

B.患者耐受性差

C.重型胎盘早剥

D.先兆子宫破裂

E.妊娠合并急性阑尾炎

5. 初产妇,孕 38 周,临产 10 h,产妇突感

腹部撕裂、剧烈疼痛,随即出现面色苍白,出冷汗,呼吸急促。查体:全腹有压痛和反跳痛,腹壁可扪及胎体,胎动和胎心消失。应首选哪项处理

A.肥皂水灌肠

B.人工破膜

C.静脉滴注小剂量缩宫素

D.肌内注射哌替啶

E.立即行剖宫产

6. 某产妇,29 岁,G1P0,孕 39 周。因胎儿畸形分娩时子宫破裂行子宫修补术。该产妇再次妊娠至少需要

A.3 个月　　　　B.6 个月

C.1 年　　　　　D.2 年

E.3 年

A3/A4 型题

(1~2 题共用题干)

姚女士,孕 40 周,孕 1 产 0,LOA 位,临产 16 h,宫口开大 8 cm,先露头 S－2,3 h 无进展,缩宫素静滴后产程依然无进展,由基层转诊入院,初步诊断为"子宫破裂"。

1. 最可靠的诊断依据是

A.产妇疼痛难忍、烦躁、呼叫

B.脐下病理性缩复环随宫缩上升

C.阴道多量出血

D.子宫轮廓不清,清楚触及胎体

E.胎心音、胎动消失

2. 此时最适合的处理方法是

A.行阴道检查,明确有无破口及破口部位和大小

B.立即阴道助产娩出死胎

C.即刻剖宫取胎,并行子宫次全切除术

D.输液、输血纠正休克

E.即刻剖腹取胎,对破口小、时间短、无感染者行子宫修补术

第四节　羊水栓塞

【知识要点】

一、概述

羊水栓塞是指在分娩过程中羊水进入母体血液循环后引起急性的肺栓塞、休克、弥散性血管内凝血(DIC)、肾衰竭等一系列严重症状的综合征,是造成产妇死亡的重要原因之一。

二、护理评估

1. 病因：过强宫缩、羊膜腔内压力过高、血窦开放、胎膜破裂后。

2. 临床表现：① 症状：休克、DIC 引起的出血、急性肾衰竭。② 体征：肺部听诊有湿啰音。③ 并发症：休克、肾衰竭、DIC、胎儿窘迫。

3. 辅助检查：① DIC 各项实验室指标阳性。② X 片可见肺部双侧弥漫性点状、片状浸润阴影。③ 心电图示右侧房室扩大。④ 痰液涂片和腔静脉取血均可查到羊水中的有形物质。

三、治疗要点

1. 抗过敏和休克、解痉。

2. 纠正酸中毒、心衰。

3. 防止 DIC 和肾衰竭。

4. 预防感染。

四、主要护理诊断及合作性问题与护理措施

羊水栓塞产妇的主要护理诊断及合作性问题与护理措施见表 9-5。

表 9-5　羊水栓塞产妇的主要护理诊断及合作性问题与护理措施

护理诊断/问题	主要护理措施
1. 气体交换受损： 与肺动脉高压、肺水肿有关。	(1) 抗过敏解除肺动脉高压，纠正呼吸困难；缓解支气管痉挛。 (2) 加压给氧或气管切开保持呼吸道通畅。 (3) 遵医嘱给药抗过敏。
2. 组织灌流量改变： 与失血及弥散性血管内凝血有关。	(1) 抗休克治疗，休克护理。 (2) 给予肝素，抗纤溶药物，防止大出血。
3. 潜在并发症： 休克、肾衰竭、DIC、胎儿窘迫有关。	(1) 密切观察胎心率的变化。 (2) 遵医嘱应用强心剂和利尿剂，防治心力衰竭及肾衰竭。
4. 恐惧： 与病情危重、临死感有关。	减轻或消除其恐惧心理，取得家属的理解和配合。

五、健康教育

1. 对治愈出院者讲解保健知识，增加营养，加强锻炼，产后 42 天检查时应做尿常规及凝血功能检查，判断肾功能恢复情况，防止并发症的发生。

2. 对保留子宫的患者，仍有生育愿望时，应指导采用合适的方法避孕，怀孕最好在一年后身体及各器官恢复正常时，怀孕前到妇产科门诊咨询最佳受孕时间及注意事项，在身心状态完好的情况下可再次怀孕。

【课前预习】

一、基础复习

1. 空气栓塞的病理。

2. 肺栓塞、休克的临床表现。

二、预习目标

羊水栓塞是指羊水进入母体血液循环引起的_____、_____、_____、_____、_____或死亡的严重并发症。其发病急，病情凶险，足月分娩的产妇发生时死亡率达到 70%~80%。

【课后巩固】

1. 羊水栓塞典型患者可经历_____、_____和_____。

2. 羊水栓塞的处理原则：_____、_____、_____、_____及_____。

【综合练习】

A1/A2 型题

1. 羊水栓塞最早出现的症状是

 A. 弥漫性血管内凝血

 B. 急性肾衰竭

 C. 急性呼吸衰竭

 D. 急性心力衰竭

 E. 消化道出血

2. 28 岁初产妇，临产前静脉滴注缩宫素，破膜后不久突然出现烦躁不安、呛咳、呼吸困难、发绀，数分钟后死亡。本病例最可能的诊断是

 A. 脐带脱垂

 B. 妊娠期高血压疾病：子痫

 C. 羊水栓塞

 D. 重型胎盘早剥

 E. 宫缩过强

3. 产妇发生羊水栓塞时，首要的处理措施是

 A. 纠正酸中毒

 B. 解除肺动脉高压

 C. 加压给氧

 D. 抗休克

 E. 抗过敏

4. 产妇发生羊水栓塞时，首要的护理问题是

 A. 组织灌注不足

 B. 恐惧

 C. 气体交换受损

 D. 知识缺乏

 E. 潜在并发症：DIC

5. 羊水栓塞发生时的紧急处理措施是

 A. 剖宫产

 B. 输血、输液

 C. 改善呼吸循环功能

 D. 速尿和甘露醇

 E. 大量抗生素

（编者：刘娜）

第十章　高危儿的护理

第一节　胎儿窘迫

【知识要点】

一、概述

胎儿窘迫指胎儿在宫内有缺氧征象，危及胎儿健康和生命者。主要发生在临产过程中，也可在妊娠晚期。

根据胎儿窘迫发生的速度，又分为急性与慢性。

二、护理评估

1. 病因：母体因素、胎盘、脐带因素、胎儿因素。

2. 症状与体征：

(1) 急性胎儿窘迫（多见于分娩期）：

· 胎心率改变：胎心率加快是最早出现的症状。

· 胎动改变：早期胎动明显，后期逐渐减少。

· 胎粪污染羊水（分为三度）。

(2) 慢性胎儿窘迫（多见于妊娠晚期）：最早表现是胎动减少。

3. 辅助检查：

(1) 胎动计数：最方便又最准确。

(2) 胎心率监测：出现晚期减速或变异减速。

(3) 胎盘功能检测：尿 E3 < 10 mg/24 h 提示胎盘功能减退。

(4) 胎儿血气分析：pH < 7.2，提示胎儿酸中毒。

(5) 其他：B 超检查、羊膜镜检查等可帮助诊断。

三、治疗要点

1. 急性胎儿窘迫应提高母体血氧含量、改善缺氧状态，尽快终止妊娠。

2. 慢性胎儿窘迫应针对病因，结合孕周期及胎儿成熟度检测进行处理。

四、主要护理诊断及合作性问题与护理措施

胎儿窘迫孕(产)妇的主要护理诊断及合作性问题与护理措施见表 10-1。

五、健康教育

1. 指导孕妇休息取左侧卧位，改善胎盘血供；加强产前检查，高危孕妇酌情提前入院待产。

2. 教会孕妇从 30 周开始进行胎动计数，发现异常及时就诊。

表 10-1　胎儿窘迫孕(产)妇的主要护理诊断及合作性问题与护理措施

护理诊断/问题	主要护理措施
1. 气体交换受损（胎儿）：与子宫、胎盘、脐带、胎儿供血供氧不足有关。	(1) 吸氧：嘱产妇左侧卧位，间断吸氧。 (2) 协助医生结束分娩：经以上处理未见好转者，应迅速结束分娩。
2. 有胎儿受伤的危险：与胎儿缺氧及抢救胎儿需要手术有关。	(1) 严密监测胎儿情况：每 10～15 min 听胎心 1 次，慢性胎儿窘迫进行胎动计数、监测胎盘功能及胎心音。 (2) 做好抢救新生儿窒息的准备。
3. 焦虑：与担心胎儿安全有关。	耐心解答孕妇及家属的问题，缓减焦虑。
4. 预感性悲哀：与胎儿可能死亡有关。	护士或家人多陪伴产妇，鼓励产妇诉说悲伤，给予产妇精神安慰和悉心照顾，帮助产妇缓解心理压力。

【课前预习】

一、基础复习

1. 正常胎动的次数、胎动计数的方法。

2. 成人心肺复苏的操作方法。

二、预习目标

1. 胎儿窘迫：指胎儿在宫内有_____，危及胎儿_____和_____。

2. 根据胎儿窘迫发生的速度，又分为_____与_____。

3. 胎儿轻度缺氧时，二氧化碳蓄积出现呼吸性酸中毒，_____兴奋，代偿性地使血压升高及_____加快；如继续缺氧，则转为_____兴奋，胎心率由_____变_____，胎儿血液重新分布。无氧酵解增加以补偿能量消耗，丙酮酸和乳酸等有机酸增加，胎儿血_____下降，转为代谢性酸中毒。细胞膜通透性破坏，胎儿血钾增加以及_____兴奋，胎儿出现宫内呼吸运动增强，_____亢进，肛门括约肌松弛使_____，导致混有胎粪的羊水吸入，对胎儿有一定危险，出生后极易发生肺不张及肺炎，导致新生儿窒息和死亡。

【课后巩固】

1. 胎儿窘迫临床表现为_____、_____、_____。

2. 胎心率变化：是胎儿窘迫_____的临床征象。胎儿早期缺氧，胎心率加快_____，持续缺氧，胎心率减慢_____。胎心率监护表现为基线平直、晚期减速或变异减速。

3. 羊水胎粪污染：Ⅰ度，羊水呈_____；Ⅱ度，羊水混浊呈_____；Ⅲ度，羊水稠厚呈_____。

4. 急性胎儿窘迫护理措施：给产妇_____（每分钟_____，间隔吸氧每次____min，间隔_____min），协助产妇取_____、严密监测_____（每____min 测 1 次胎心或进行胎心监护）、宫口开全，胎先露部已达坐骨棘平面以下_____者，应协助医生经阴道助产娩出胎儿等。

5. 指导孕妇休息时宜采取_____，以改善胎盘血供；教会孕妇从____周开始进行胎动计数，发现异常及时就诊；加强产前检查，高危孕妇酌情提前_____周入院待产。

👤 【综合练习】

A1/A2 型题

1. 提示胎儿窘迫的表现是
   A. 妊娠 37 周，胎动 12 h 30 次
   B. 头先露，羊水中有胎粪
   C. 胎儿头皮血 pH 是 7.30
   D. 胎心率 140 次/min
   E. 胎心监护无减速

2. 胎儿窘迫的护理措施错误的是
   A. 左侧卧位
   B. 静脉注射葡萄糖、维生素 C
   C. 静滴缩宫素，加速产程进展
   D. 立即吸氧
   E. 纠正酸中毒

3. 与胎儿窘迫的预防无关的措施是
   A. 积极防治妊娠期高血压疾病、贫血
   B. 孕晚期、分娩期取侧卧位
   C. 少运动，保证休息
   D. 孕晚期应注意休息，防胎膜早破、脐带脱垂
   E. 第二产程不宜超过 2 h

4. 初产妇，临产 14 h，宫口开全，胎头颅骨最低点在坐骨棘下 3 cm，胎心率 100 次/min，首选哪项处理
   A. 等待自然分娩
   B. 立即剖宫产
   C. 缩宫素静脉滴注
   D. 立即吸氧进行阴道助产
   E. 给予葡萄糖加维生素 C

5. 丁女士，28 岁，第 1 孕，妊娠 41 周，骨盆外测量径线：24、26、18、8（cm），产科腹部触诊，头位，估计胎儿体重 3 500 ~ 3 600 g，跨耻征可疑阳性试产 1 h 后，产妇阴道流出浅绿色的混浊羊水，提示
   A. 宫内感染
   B. 胎盘早剥
   C. 胎儿窘迫
   D. 胎儿死亡
   E. 先兆子宫破裂

6. 初产妇，27 岁。临产 16 h，宫缩 40 s /(2 ~ 3) min，胎心率 110 次/min，阴道检查宫口全开，膜破，LOA 位，S+2，羊水黄绿。最适合的处理是
   A. 剖宫产
   B. 等待自然分娩
   C. 催产素静脉滴注加强宫缩
   D. 产钳助产
   E. 注意听胎心

7. 患者，女性。足月临产 14 h，破膜 2 h，宫缩 (40 ~ 50)s /(3 ~ 5)min，宫口开大 6 cm，先露 S+2。最好的处理措施是
   A. 积极治疗胎儿窘迫，如无好转，则行剖宫产
   B. 立即剖宫产
   C. 静滴缩宫素
   D. 温热肥皂水灌肠
   E. 包扎腹部

8. 患者，女性。孕 28 周，被诊断为妊娠期高血压疾病，产前检查宣教预防胎儿宫内窘迫的知识，不妥当的护理措施是
   A. 教会孕妇胎动计数
   B. 提前终止妊娠
   C. 讲解左侧卧位的意义
   D. 严密监测胎心率、胎盘功能
   E. 增加产前检查次数

A3/A4 型题

（1 ~ 3 题共用题干）
一孕妇，孕 32 周，胎方位 ROA，因中度妊娠高血压伴慢性胎儿窘迫入院。

1. 护士指导孕妇最佳体位是
   A. 平卧位
   B. 左侧卧位
   C. 仰卧位
   D. 半卧位
   E. 右侧卧位

2. 此时产妇需要得到护士帮助的护理诊断是
   A. 焦虑：与担心胎儿安全有关
   B. 睡眠形态紊乱：与不熟悉环境有关

C. 自理能力缺陷：与要求左侧卧位有关

D. 营养失调：与孕妇食欲差，低于机体需要量有关

E. 有感染的危险：与可能发生胎膜早破有关

3. 护士教会孕妇自我检测胎儿窘迫方法是

A. 胎心监护　　　B. 让家属听胎心

C. 胎动计数　　　D. 观察尿量

E. 观察羊水性质

第二节　新生儿窒息的护理

【知识要点】

一、概述

新生儿窒息：是指胎儿娩出后 1 min，仅有心跳而无呼吸或未建立规律呼吸的缺氧状态，是新生儿死亡及伤残的主要原因之一。

二、护理评估

1. 病因：呼吸中枢受抑制或损伤、呼吸道阻塞。

(1) 产妇因素：母体使用麻醉剂、镇静剂。

(2) 分娩因素：脐带受压、打结、绕颈等，产钳术、臀位以及产程中的麻醉、镇痛剂和催产药使用不当等。

(3) 胎儿因素：早产儿、小于胎龄儿、巨大儿、各种畸形、羊水或胎粪吸入、宫内感染、胎儿窘迫。

2. 发病机制：原发性呼吸暂停、继发性呼吸暂停、血液生化和代谢改变。

3. 症状与体征：

通过对新生儿 Apgar 评分（心率、呼吸、肌张力、喉反射、皮肤颜色）可分为：

(1) 轻度窒息（青紫窒息）：4～7分，新生儿面部与全身皮肤呈青紫色；呼吸表浅或不规律；心跳规则有力，心率减慢（80～120 次/min）；对外界刺激有反应；喉反射存在；肌张力好；四肢稍屈。

(2) 重度窒息（苍白窒息）：0～3分，新生儿皮肤苍白；口唇暗紫；无呼吸或仅有喘息样微弱呼吸；心跳不规则；心率 < 80 次/min，且弱；对外界刺激无反应；喉反射消失；肌张力松弛。

4. 辅助检查：查新生儿血氧分压、二氧化碳分压、新生儿头皮血 pH，了解缺氧和酸中毒情况。

三、治疗要点

1. 以预防为主，一旦发生及时抢救。

2. 估计胎儿娩出后有窒息危险者，应做好复苏准备。

3. 一旦出现新生儿窒息，应按 ABCDE 步骤进行复苏（A—清理呼吸道；B—建立呼吸，增加通气；C—维持正常循环；D—药物治疗；E—评价）。

四、主要护理诊断及合作性问题与护理措施

新生儿窒息的主要护理诊断及合作性问题与护理措施见表 10-2。

五、健康教育

1. 指导产妇学会观察新生儿的面色、呼吸、哭声、大小便的变化，发现异常及时就诊；指导母乳喂养。

2. 对于重度窒息复苏时间较长的新生儿，应注重观察精神状态及远期表现，提防智障发生。

表 10-2 新生儿窒息的主要护理诊断及合作性问题与护理措施

护理诊断/问题	主要护理措施
1. 气体交换受损（胎儿）：与胎儿宫内缺氧有关。	新生儿窒息应按 ABCDE 步骤进行复苏（A—清理呼吸道；B—建立呼吸，增加通气；C—维持正常循环；D—药物治疗；E—评价）。
2. 有新生儿受伤的危险：与胎儿缺氧及抢救新生儿需要手术有关。	(1) 保暖。 (2) 复苏后护理。
3. 焦虑：与担心胎儿有关。	耐心解答孕妇及家属问题，缓减焦虑。
4. 预感性悲哀：与胎儿可能死亡有关。	护士或家人多陪伴产妇，鼓励产妇诉说悲伤，给予产妇精神安慰和悉心照顾，帮助产妇缓解心理压力。

【课前预习】

一、基础复习

新生儿 Apgar 评分表。

二、预习目标

新生儿窒息：是指胎儿娩出后_____min，仅有_____而_____或未建立规律呼吸的缺氧状态。

【课后巩固】

1. 新生儿窒息分_____和_____窒息，轻度（青紫）窒息：Apgar 评分_____，新生儿面部与全身皮肤呈_____；呼吸表浅或不规则；心跳规则有力，心率减慢（_____次/min）；对外界刺激_____；喉反射_____；肌张力_____；四肢_____。重度（苍白）窒息：Apgar 评分_____，新生儿皮肤_____；口唇暗紫；无呼吸或仅有喘息样微弱呼吸；心跳不规则；心率_____次/min，且弱；对外界刺激_____；喉反射____；肌张力____。

2. 新生儿窒息 ABCDE 的抢救方案是：A—_____；B—_____；C—_____；D—_____；E—____。

3. 新生儿摆放体位：呈_____，具体做法取仰卧位，肩背部垫高_____，颈部轻度_____，使咽后壁、喉和气管呈一直线，利于_____。

4. 复苏囊加压给氧：如无自主呼吸或心率_____次/min，立即用呼吸囊加压给氧。氧流量应_____，面罩应密闭口、鼻，通气频率为_____次/min，压力大小随患儿体重和肺部情况而定，手指压与放的时间比为_____。看到胸廓起伏证明通气有效。

5. 建立有效循环：如心率低于____次/min，需进行_____。一般采用拇指法，操作者双手拇指并排或重叠于患儿胸骨下_____，其他手指围绕胸廓托在后背；按压频率为_____次/min；按压深度为胸廓下约_____；按压有效可摸到大动脉搏动，如颈动脉和股动脉，人工呼吸与胸外按压的比例为_____。

【综合练习】

A1/A2 型题

1. 新生儿青紫窒息的临床表现，错误是
   - A. 皮肤苍白，口唇青紫
   - B. 呼吸浅或不规则
   - C. 心率 80~120 次/min
   - D. 肌张力好
   - E. 对外界刺激有反应

2. 新生儿窒息复苏后的护理，下列错误的是
   - A. 保暖、静卧
   - B. 保持呼吸道通畅、继续给氧
   - C. 严密观察
   - D. 尽快喂养
   - E. 预防感染和颅内出血

3. 新生儿出生时无呼吸，心率小于 90 次/min，全身苍白，四肢瘫软，经清理呼吸道后不能改善，首选的抢救措施是
   - A. 气管插管加压给氧
   - B. 给予抗生素
   - C. 给氧
   - D. 注射呼吸兴奋剂
   - E. 胸外按压

4. 臀位助产娩出一男婴，全身青紫，呼吸表浅不规则，心率 90 次/min，目前患儿的首优护理诊断是
   - A. 有受伤的危险
   - B. 有感染的危险
   - C. 体温过低
   - D. 清理呼吸道无效
   - E. 气体交换受损

5. 新生儿出生后 1 min 内的情况是：心率 92 次/min，无呼吸，四肢稍屈，有喉反射但无咳嗽，躯干红，四肢青紫，按新生儿 Apgar 评分为
   - A. 4 分   B. 5 分
   - C. 6 分   D. 7 分
   - E. 8 分

6. 张女士，28 岁，第一胎，孕足月，今晨产钳助娩一男婴，体重 3.5 kg，出生后 Apgar 评分 7 分。该新生儿护理措施中不妥的是
   - A. 严密观察面色、呼吸、哭声
   - B. 补充营养，必要时静脉补液
   - C. 保持清洁，每天淋浴
   - D. 常规使用维生素 K_1，肌注
   - E. 3 天后情况正常可以喂奶

A3/A4 型题

（1~3 题共用题干）

患者女性，足月分娩一重度窒息男婴，经抢救后复苏。产妇娩出胎盘后，阴道出血呈间歇性，约 600 ml，色暗红。检查子宫软，按摩后子宫变硬，阴道出血量明显减少。

1. 该产妇产后出血的重要原因是
   - A. 产后宫缩乏力
   - B. 胎盘、胎膜滞留
   - C. 宫颈裂伤
   - D. 会阴、阴道裂伤
   - E. 凝血功能障碍

2. 在新生儿窒息的抢救中，错误的是
   - A. 新生儿置于抢救台，取侧卧位
   - B. 气管插管，吸净黏液
   - C. 加压供氧 40~60 次/min
   - D. 自主呼吸后，改一般供氧
   - E. 脐静脉给药纠正酸中毒

3. 新生儿窒息复苏后，为防止再窒息，错误的护理措施是
   - A. 保持安静、继续保暖
   - B. 继续给氧
   - C. 治疗与护理集中进行
   - D. 观察新生儿面色、呼吸
   - E. 及时哺乳

（编者：刘娜）

第十一章　产褥期疾病妇女的护理

【知识要点】

第一节　产褥感染

产褥感染是指病原体在分娩期和（或）产褥期侵入生殖道，引起局部及全身的炎性反应，发病率为 6%，是导致孕产妇死亡的四大原因之一 。

产褥病率是指分娩 24 h 至产后 10 日内，用口表每日测量体温 4 次，有 2 次≥38 ℃。多数为产褥感染引起。

一、病因

1. 感染诱因：
(1) 泌尿生殖器官的防御功能下降。
(2) 妊娠期或分娩期异常。
(3) 产后出血、贫血等造成全身情况差。
2. 感染途径：
(1) 内源性：重要来源。
(2) 外源性。
3. 病原体：多为混合感染。

二、护理评估

1. 健康史。
2. 身体状况：产褥感染以发热、疼痛、恶露异常为三大症状。
(1) 外阴炎、宫颈炎：主要为局部疼痛、触痛、红肿、有分泌物等。
(2) 子宫内膜炎：最为常见。表现为下腹痛，恶露量多，血性恶露时间长，有臭味。
(3) 急性盆腔结缔组织炎、急性附件炎。
(4) 急性盆腔腹膜炎及弥漫性腹膜炎。
(5) 血栓性静脉炎：盆腔血栓性静脉炎和下肢血栓性静脉炎。
(6) 脓毒血症及败血症：全身中毒症状明显。
3. 心理-社会状况。
4. 辅助检查：①血常规检查；②分泌物细菌培养及药敏试验；③CT、B 超检查。

三、治疗要点

抗感染为主，辅以支持、对症、局部手术等。

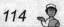

四、主要护理诊断及合作性问题与护理措施

产褥感染妇女的主要护理诊断及合作性问题与护理措施见表11-1。

表11-1　产褥感染妇女的主要护理诊断及合作性问题与护理措施

护理诊断/问题	主要护理措施
1. 体温过高： 与产褥感染所致炎性反应有关。	(1) 体温高达39 ℃者应物理降温，设法控制体温在38 ℃左右。 (2) 鼓励患者多饮水，必要时遵医嘱静脉输液，补充水、电解质，以维持机体水电解质平衡。 (3) 口腔护理，协助或指导产妇采取半卧位。遵医嘱正确应用抗生素，做好局部护理。
2. 舒适感改变： 与疼痛、恶露改变、高热有关。	(1) 心理安慰；会阴侧切者，应健侧卧位，及时更换卫生垫，保持切口干燥、清洁。 (2) 每日擦洗或冲洗外阴2次，每次大小便后随时擦洗；会阴水肿者，局部用50%硫酸镁湿热敷或用红外线照射会阴；下肢血栓性静脉炎者，嘱其抬高患肢，局部保暖并给予热敷，以促进血液循环减轻肿胀。
3. 营养失调： 低于机体需要量，与发热消耗增多、摄入量降低有关。	(1) 指导患者进食高热量、高蛋白、高维生素，易消化饮食，每天水分补充不少于2 000 ml。 (2) 遵医嘱静脉输液补充营养。

第二节　晚期产后出血

【知识要点】

晚期产后出血是指分娩24 h后，在产褥期内发生的子宫大量出血。常发生在产后1~2周。

一、病因

1. 胎盘胎膜或蜕膜残留：影响子宫复旧导致出血，多发生于产后10天左右。
2. 胎盘附着部位子宫复旧不全：常在产后3周左右出现。
3. 剖宫产术后伤口裂开：常发生于产后20天后，有时为大量出血。
4. 其他。

二、护理评估

1. 健康史。
2. 身体状况：
(1) 阴道出血的特点：量、时间、有无臭味和伴随症状等。
(2) 生命体征。
(3) 定期观察子宫复旧和恶露情况。
3. 心理-社会状况。
4. 辅助检查。
5. 处理原则：对因治疗、止血、抗感染。

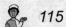

三、主要护理诊断及合作性问题与护理措施

晚期产后出血妇女的主要护理诊断及合作性问题及护理措施见表 11-2。

表 11-2　晚期产后出血妇女的主要护理诊断及合作性问题及护理措施

护理诊断/问题	主要护理措施
1. 组织灌注量改变： 与阴道失血过多有关。	(1) 一般护理：平卧位、保暖，观测生命体征。 (2) 配合医师寻找出血原因，对因治疗。 (3) 协助采取止血措施。
2. 潜在并发症： 贫血、感染。	(1) 预防感染：遵医嘱使用抗生素，做好会阴护理，产褥期禁止盆浴及性生活。 (2) 纠正贫血：饮示指导，遵医嘱补铁、输血。
3. 恐惧： 与担心生命安危有关。	护士应保持镇静态度，多给予产妇及家属安慰解释，增加信任及安全感。

第三节　产后抑郁症

产后抑郁症，是指产妇产褥期的抑郁症状，是产褥期非精神病性精神综合征最常见的一种类型。通常发生在产后 2 周内，可持续 4~6 个月。

一、病因

1. 分娩影响。　2. 内分泌因素。　3. 心理因素。　4. 社会因素。　5. 遗传因素。

二、护理评估

1. 健康史。　2. 身体状况。　3. 心理-社会状况

三、常见护理诊断/问题

1. 应对无效：与产后抑郁有关。
2. 有对自己实施暴力的危险：与产后严重的心理障碍有关。

四、护理措施

1. 心理护理。　2. 一般护理。　3. 药物治疗。

【课前预习】

一、基础复习

1. 产褥期生殖系统的变化。
2. 引起产后出血的原因，产后出血的表现及护理措施。

二、预习目标

1. 产褥感染指_____生殖道受病原体侵袭，引起局部或全身的感染。
2. 产褥病率指分娩后_____至产后_____内，用口表每日测量体温____，有 2 次_____。
3. 晚期产后出血是指_____，在_____内发生的子宫大量出血。

4. 产后抑郁症是指产妇产褥期的抑郁症状，是产褥期_____最常见的一种类型。

【课后巩固】

一、名词解释

产褥感染　　产褥病率　　晚期产后出血　　产后抑郁症

二、填空题

1. 引起产褥感染的主要原因是_____。

2. 产褥感染的病原体以_____和_____为常见，_____较为严重，常为几种细菌的_____。

3. 产褥感染的护理措施采取_____卧位，有利于_____，防止_____，提供舒适的环境，保证充足_____和睡眠，给予_____、_____、_____易消化饮食，对感染者进行_____隔离，正确执行医嘱，使用_____等药物。

4. 产褥感染轻、中度发热患者应_____、给予_____降温；高热及超高热时应_____，取_____位，遵医嘱使用_____降温。

5. 晚期产后出血与_____残留，子宫胎盘附着面_____，剖宫产术后子宫_____等有关。

6. 晚期产后出血的一般护理措施，产妇取_____位，进食_____，_____、_____、_____饮食，并注意保暖及观察生命体征。

7. 产褥感染中最常见的类型是_____。

8. 产后抑郁症的病因有_____、_____、_____、_____等。

【综合练习】

A2 型题

1. 患者，女性，26 岁，分娩后第 2 天起，连续 3 天体温持续在 38 ℃ 左右。查体：子宫硬、无压痛，会阴侧切口红肿、疼痛，恶露淡红色，无臭味，双乳软，无红肿。该产妇发热的原因可能是
   A. 产褥感染
   B. 急性乳腺炎
   C. 上呼吸道感染
   D. 急性子宫内膜炎
   E. 会阴侧切口感染

2. 实习生小王回答带教老师提问，关于产褥感染的防治不妥的是
   A. 加强孕期保健
   B. 产时尽量少做肛查

   C. 产前、产时常规应用抗生素
   D. 产褥期保持外阴清洁
   E. 掌握阴道检查适应证

3. 产妇，21 岁，产后 1 周出现寒战、弛张热，下肢持续性疼痛、水肿，皮肤发白。最可能的诊断是
   A. 子宫内膜炎
   B. 下肢血栓性静脉炎
   C. 急性盆腔结缔组织炎
   D. 急性盆腔腹膜炎
   E. 急性宫颈炎

4. 产妇，24 岁，产后第 3 天出现畏寒、高热，体温高达 40 ℃，伴有恶心、呕吐，下腹部压痛、反跳痛。最可能的诊断是

A．子宫内膜炎

B．下肢血栓性静脉炎

C．急性盆腔结缔组织炎

D．急性盆腔腹膜炎

E．急性宫颈炎

5. 某产妇在家中自然分娩，现产后 6 天，突然大量阴道流血，急诊入院。检查：呼吸 22 次/min，脉搏 98 次/min，血压 75/50 mmHg，面色苍白。诊断为晚期产后出血。不妥的护理措施是

A．按摩子宫

B．建立静脉通道

C．协助患者取半卧位

D．给氧

E．给予抗生素防感染

6. 患者女性，30 岁。分娩后 2 周发生阴道大量出血入院，护士对患者进行健康评估时，与病情最不相关的是

A．了解患者的分娩史

B．评估患者生命体征

C．观察阴道出血情况

D．了解宫底的大小及有无压痛

E．了解患者的母乳喂养情况

7. 患者，女，26 岁，G2P0，剖宫产术后 5

日，体温持续为 38～39 ℃，临床拟诊为产褥感染。最有价值的诊断依据是

A．咳嗽，双肺可闻及干湿性啰音

B．乳腺肿胀，可触及硬结

C．宫底脐下一横指，有压痛，恶露血性、浑浊

D．伤口发红

E．尿频、尿急，右侧肾区叩击痛

8. 初产妇，32 岁。自然分娩。产程延长，手取胎盘。出院时，责任护士告诉其预防感染的措施错误的是

A．防止感冒　　　　B．不能外出

C．注意卫生　　　　D．禁止盆浴

E．加强营养

9. 初产妇，会阴侧切。产后第 3 天，体温 39.0 ℃，伴脉速、头痛，下腹疼痛，恶露有臭味。最有效的对因治疗为

A．鼓励产妇多饮水

B．给予半流质饮食

C．取半卧位

D．保证室内通风

E．用敏感、足量、高效抗生素

A3/A4 型题

（1～4 题共用题干）

产妇，28 岁，产后第 3 天出现高热，体温达 39 ℃，恶露增多，有臭味。查体：子宫体软，子宫底脐上 1 指，余无明显异常。

1. 应考虑该产妇为

A．子宫内膜炎

B．下肢血栓性静脉炎

C．急性盆腔结缔组织炎

D．急性盆腔腹膜炎

E．急性宫颈炎

2. 针对该产妇的护理措施，错误的是

A．及时更换会阴垫，保持会阴部清洁

B．给予物理降温

C．遵医嘱给予抗生素

D．盆浴

E．取半卧位

3. 在护理中，告知产妇取哪种卧位最为恰当

A．俯卧位　　　　B．平卧位

C．半卧位　　　　D．头低足高位

E．侧卧位

4. 在护理中，应采取哪种隔离

A．保护　　　　B．床边

C．呼吸道　　　　D．严密

E．消化道

（编者：曾维红）

第十二章 妇科病史采集及护理配合

第一节 妇科病史

【知识要点】

一、护理评估

1. 病史采集方法：通过观察、会谈及对患者进行身体检查、心理测试等方法获得其生理、心理、社会、精神和文化等各方面的资料。

护理评估的过程中：要做到态度和蔼、语言亲切、关心体贴和尊重患者，并给予保守隐私的承诺。

2. 病史内容：包括患者的一般项目、主诉、现病史、月经史、婚育史、既往史、个人史及家族史。

(1) 妇科常见的主诉（症状）有：外阴瘙痒、阴道流血、白带异常、闭经、下腹痛、下腹包块、不孕等。

(2) 月经史可简写为：初潮年龄　行经时间/月经周期　末次月经日期或绝经年龄。

(3) 生育史可简写为：足月产数　早产数　流产数　现存子女数或孕×产×。

3. 心理社会评估：患者对健康问题及医院环境的感知、患者对疾病的反应、患者的精神状态。

二、护理诊断

应包括患者的潜在性与现存性问题、自我护理的能力及妇女群体健康改变的趋势，按照其重要性和紧迫性排列先后顺序。

三、护理目标

通过护理干预，护士期望患者达到的健康状态或在行为上的改变，分为长期目标和短期目标。

四、护理措施

护士为帮助患者达到预定目标所采取的具体护理活动，分为依赖性、协作性、独立性护理措施三类。

五、护理评价

对整个护理效果的鉴定。

【课前预习】

一、基础知识

健康史、病史采集。

二、预习目标

1. 月经史应询问_____、_____、_____、_____，末次月经日期或绝经年龄。LMP 表示_____日期。

2. 妇科患者常见的症状有_____、_____、_____、_____、_____、_____、_____或与计划生育手术相关的症状等。也有本人无任何不适，妇科普查发现问题的患者。

3. 婚育史包括：_____及每次结婚年龄，男方健康情况，是否近亲结婚同居情况，性病史及双方性生活情况等；既往孕产情况，询问_____、_____、_____及_____、_____、_____、产后或流产后_____、_____，_____的时间，采取的_____措施及效果。

【课后巩固】

一、名词解释

主诉　　月经史

二、填空题

1. 护理评估过程中应做到态度_____，语言_____，关心体贴，询问病史应有_____，可采用启发式提问，但应避免暗示和主观臆测，并给予保守_____的承诺。

2. 月经史记录为：$14\dfrac{5}{30}$2017.1.10。说明：初潮年龄_____，周期_____，经期____，末次月经_____。

3. 生育史：足月产、早产、流产及现存子女数，如某患者流产 2 次，无早产史，足月产 1 次，现有 1 女，其生育史可简写为_____。

第二节　妇科检查与护理配合

【知识要点】

1. 身体检查包括全身检查、腹部检查和盆腔检查，盆腔检查为妇科特有，也称为妇科检查。
2. 盆腔检查：① 基本要求；② 检查方法、步骤、目的；③ 记录。

【课前预习】

一、基础知识

1. 体格检查的内容、方法。

2. 内外生殖器的解剖与邻近器官。

二、预习目标

妇科检查方法有：_____，_____，'_____，_____，_____。

【课后巩固】

一、名词解释

双合诊　　三合诊

二、填空题

1. 妇科检查前嘱患者排空_____，必要时先_____后进行检查。大便充盈者应在排便或_____后进行检查。

2. 妇科检查后每_____应更换臀下的_____、无菌_____和检查_____，以防交叉感染。

3. 正常月经期应_____盆腔检查，如为异常阴道流血者必须行阴道检查时，应先_____，使用无菌手套及器械，以防发生感染。

4. 除尿瘘病外，一般妇科检查均取_____位，危重患者可在_____上检查。

5. 阴道窥器检查，可观察_____及_____情况，并注意阴道_____的颜色、性状、量、气味。

6. 阴道窥器检查，如拟做宫颈刮片或阴道涂片细胞学检查时，窥器上下两叶不宜用_____剂，可改用_____润滑以免影响检查结果。

7. 双合诊指检查者一手示指和中指伸入_____和另一手放在_____配合检查，可扣清阴道、宫颈、宫体、附件、宫旁结缔组织和韧带及盆壁内壁情况，触诊宫颈可以检查有无_____性出血和_____举痛。

8. 三合诊指一手示指在_____、中指在_____与另一手在_____配合检查，可扣清后倾后屈子宫及盆腔后部情况，在生殖器肿瘤、结核、内膜异位、炎症检查时尤为重要。

9. 直肠-腹部诊指一手示指伸入_____和另一手在_____的配合检查，主要用于_____者、阴道闭锁或_____不适合行阴道检查者。

10. 未婚患者_____做双合诊及阴道窥器检查。若有必要时，应先征求_____同意后方可用_____放入阴道扣诊。

第三节　妇科疾病常见症状

【知识要点】

一、阴道流血

1. 病因：功能失调性子宫出血、与妊娠有关的子宫出血、生殖器官炎症、生殖器官肿瘤和损伤、异物、外源性性激素。

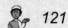

2. 临床表现：经量增多，月经周期不规则，停经后阴道流血，阴道流血伴白带增多，接触性阴道出血或阴道检查后立即出现鲜血，绝经后阴道流血。

二、白带异常

1. 病因：阴道炎症、宫颈炎症、盆腔炎症、生殖器官肿瘤。

2. 临床表现：灰黄色或黄白色泡沫稀薄白带，凝乳块状或豆渣样白带，灰白色均匀伴鱼腥味白带，脓样白带，血性白带，水样白带。

三、下腹痛

1. 病因：妇科疾病引起。

2. 临床表现：根据起病缓急、下腹痛部位、下腹痛性质、下腹痛时间和腹痛伴随症状来考虑各种不同妇科情况。

四、下腹部包块

1. 病因：可为功能性、炎症性、肿瘤性等。

2. 临床表现：

(1) 来自子宫：妊娠子宫、炎症性、肿瘤性、阻塞性。

(2) 来自附件：卵巢非赘生性囊肿、附件炎症性肿块、肿瘤；与来自肠道、泌尿系统的肿块及腹壁或后腹膜肿块鉴别。

【课前预习】

一、基础知识
内生殖器的解剖与邻近器官。

二、预习目标

1. 引起阴道流血的原因有_____、_____、_____、_____和损伤、异物、外源性性激素。

2. 引起白带异常的原因有_____、_____、_____、生殖器官肿瘤。

【课后巩固】

1. 月经量_____或经期延长，但周期基本正常，为_____的典型症状。

2. 接触性_____或阴道检查后立即出现鲜血，应考虑_____、_____等。

3. 灰黄色或黄白色_____白带，为_____的特征。凝乳块状或_____白带，为外阴阴道_____的特征。灰白色均匀伴_____白带，常见于_____。

4. _____多为炎症或腹腔内积液所致；_____难以忍受应考虑晚期生殖器官肿瘤可能；_____可考虑子宫或输卵管等空腔器官收缩所致；_____可考虑输卵管妊娠或卵巢囊肿破裂；_____可考虑宫腔内有积血或积脓不能排出。

5. 腹痛伴恶心、呕吐考虑为_____的可能；伴畏寒、发热常为_____；伴有休克症状应考虑_____；伴肛门坠胀一般为_____有积液所致；伴有恶病质为生殖器官_____表现。

【综合练习】

A2 型题

1. 某患者，28 岁，主诉近一周来白带增多，外阴痒，为明确诊断，应首先做哪项妇科检查了解其白带的颜色、性状、量、气味。
   A．外阴检查　　　B．阴道窥器检查
   C．双合诊检查　　D．三合诊检查
   E．直肠-腹部诊

2. 某患者，56 岁，以卵巢肿瘤收入院，采集病史询问生育史，回答为足月产 1 次，流产 1 次，无早产，现存 1 个孩子，应记录为
   A．1—0—1—1
   B．1—1—0—1
   C．2—0—1—1
   D．1—0—1—2
   E．1—1—1—0

3. 34 岁妇女，自述一周前发现下腹包块无痛感，来院就诊。予以双合诊检查子宫时，下列何项不能发现
   A．位置　　　　　B．大小
   C．活动　　　　　D．硬度
   E．宫颈糜烂程度

4. 某女 18 岁，未婚，阴道流血 5 天，来院检查。应先做何项检查
   A．腹腔镜检查　　B．阴道窥器检查
   C．双合诊检查　　D．三合诊检查
   E．直肠-腹部诊

5. 李女士，55 岁，13 岁月经初潮，周期 28～30 日，持续 3～5 日，50 岁绝经，可简写为
   A．$13\dfrac{3\sim5}{28\sim30}50$　　B．$13\dfrac{5}{50}28\sim30$
   C．$50\dfrac{5}{28\sim30}13$　　D．$13\dfrac{28\sim30}{5}50$
   E．$5\dfrac{13}{28\sim30}50$

6. 55 岁妇女，绝经 4 年，阴道脓血性分泌物 4 个月。阴道窥器检查，见宫颈轻度糜烂，触之易出血。门诊护士接诊时哪项不正确
   A．热情接待并引导患者就诊
   B．解释诊疗程序及目的
   C．告知患者检查前需憋尿
   D．检查器具要严格消毒
   E．减轻患者心理压力

A3/A4 型题

（1～2 题共用题干）

患者，71 岁。绝经后 23 年阴道萎缩，因阴道流血来院就诊。

1. 当为该患者做妇科检查时，责任护士的护理配合需特别注意下列哪一事项
   A．语言亲切
   B．臀垫每人一块
   C．消毒外阴戴无菌手套
   D．必要常规导尿
   E．观察全身情况

2. 给该患者做盆腔检查最宜采取下列哪项检查方法
   A．腹部叩诊　　　B．肛腹诊
   C．双合诊　　　　D．三合诊
   E．腹部听诊

（编者：康萍）

第十三章　女性生殖系统炎症患者的护理

第一节　概　述

【知识要点】

一、女性生殖系统的自然防御功能

1. 女性生殖器的解剖、生理、生化及免疫学特点：具有比较完整的自然防御功能。

2. 女性生殖器通过阴道口与外界相通，在儿童期外阴易被污染，经期不卫生、性生活不洁、分娩期产伤、阴道及宫腔检查治疗操作不规范、更年期与老年期生殖道上皮萎缩等，容易造成病原体的繁殖引起生殖道的炎症。

二、病原体

细菌、原虫、真菌、病毒、螺旋体、衣原体、支原体。细菌多由需氧菌和厌氧菌混合感染。

三、传染途径

沿生殖器官黏膜上行蔓延、经血液循环播散、经淋巴系统蔓延、直接蔓延。

【课前预习】

一、基础知识

内外生殖器的解剖及组织结构。

二、预习目标

1. 女性生殖器官自然防御功能：① 两侧大阴唇自然合拢，遮掩＿＿＿＿＿＿＿、＿＿＿＿＿＿＿；阴道前后壁紧贴可防止外界污染。② ＿＿＿＿＿＿＿＿＿＿＿＿＿＿作用；③ 宫颈阴道部表面覆以＿＿＿＿＿＿＿＿＿＿上皮；④ 宫颈＿＿＿＿＿＿＿紧闭，宫颈腺体分泌的碱性黏液形成"黏液栓"，＿＿＿＿＿＿＿＿＿子宫颈管，可防止病原体侵入；⑤ 子宫内膜周期性＿＿＿＿＿＿＿有清除宫腔内感染的作用；⑥ 输卵管蠕动及黏膜上皮细胞的纤毛向宫腔方向摆动，利于阻止病原体侵入。

2. 女性生殖系统炎症的传播途径有：沿生殖器官＿＿＿＿＿＿＿上行蔓延、经＿＿＿＿＿＿＿循环播散、经＿＿＿＿＿＿＿＿＿＿系统蔓延及＿＿＿＿＿＿＿＿＿蔓延。

【课后巩固】

一、名词解释

阴道自净作用

二、填空题

1. 阴道上皮在卵巢分泌的_____作用下_____，阴道上皮细胞内的_____含量增加，在_____作用下，糖原分解为乳酸，维持阴道_____环境（pH为 3.8～4.4），使部分病原菌的活动和繁殖受到抑制，称为_____作用。

2. 女性生殖系统炎症，经淋巴系统蔓延是_____、_____及_____的主要传播途径；经血液循环蔓延是_____的主要传播途径；沿生殖器官黏膜上行蔓延是_____、_____、_____的主要传播途径。

第二节　外阴部炎症

外阴炎

【知识要点】

一、概述

1. 概念：是指外阴部皮肤与黏膜的炎症，其中以大小阴唇最多见。

2. 病因：外阴不洁，局部透气性差、潮湿等。

二、护理评估

1. 健康史：有无糖尿病、阴道炎病史，有无外阴炎其他诱因等。

2. 临床表现：

(1) 症状：外阴瘙痒、疼痛、烧灼感。

(2) 体征：局部充血、肿胀、有抓痕甚至溃疡；皮肤增厚、粗糙、皲裂及苔藓样变。

3. 辅助检查：行阴道分泌物检查，必要时查血糖。

三、治疗要点

1. 消除病因。

2. 局部治疗：1:5000 高锰酸钾溶液坐浴，每日 2 次，每次 15～30 min，如有皮肤黏膜破溃可涂抗生素软膏，急性期行局部物理治疗。

四、主要护理诊断及合作性问题与护理措施

外阴炎患者的主要护理诊断及合作性问题与护理措施见表 13-1。

表 13-1　外阴炎患者的主要护理诊断及合作性问题与护理措施

护理诊断/问题	主要护理措施
1. 皮肤或黏膜完整性受损。	(1) 教会患者坐浴的方法。 (2) 指导患者局部用药。 (3) 急性期局部照射微波或红外线治疗。
2. 舒适感改变。	(1) 保持外阴的清洁、干燥。 (2) 局部严禁搔抓，严禁用刺激性药物或肥皂擦洗。
3. 知识缺乏。	(1) 讲解外阴炎的原因，积极治疗原发病。 (2) 注意个人卫生，保持外阴清洁，干燥。

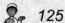

五、健康教育

1. 养成良好的个人卫生习惯。
2. 急性期注意休息，禁止性生活。
3. 月经期禁止坐浴，防止逆行感染。

【课前预习】

一、基础知识

外生殖器解剖结构。

二、预习目标

1. 外阴炎的病因包括：_____ 、_____刺激、不同程度的_____，穿化纤内裤或紧身衣致局部透气性差，_____致细菌感染。

2. 外阴炎的临床表现：外阴皮肤_____、_____、_____，局部_____、_____、_____等。

【课后巩固】

一、名词解释

外阴炎

二、填空题

1. 外阴炎主要指外阴部皮肤与黏膜的炎症，部位以_____最多见。

2. 对外阴炎患者教会坐浴的方法：用_____溶液坐浴，水温在 41~43 ℃，每次坐浴_____左右，_____2 次。坐浴浸没会阴部，月经期_____坐浴。

3. 外阴炎局部护理：严禁_____皮肤，避免_____或合并_____，如有皮肤黏膜破溃可涂_____。

前庭大腺炎

【知识要点】

一、概述

1. 概念：是指病原体侵入前庭大腺而引起的炎症。

2. 病因：由于前庭大腺的解剖特点，在性交、流产、分娩等情况下外阴部被污染，病原体侵入腺体易发生炎症。

3. 病原体：主要病原体有葡萄球菌、链球菌、大肠杆菌、肠球菌等。

4. 病理：前庭大腺囊肿和前庭大腺脓肿。

二、护理评估

1. 健康史：卫生习惯。

2. 临床表现：

(1) 症状：① 急性期，外阴大阴唇下 1/3 处，红肿、热、痛，脓肿形成可触及波动感；② 慢性期，形成前庭大腺囊肿，有外阴坠胀感或性交不适。

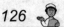

(2) 体征：局部皮肤红肿，压痛明显，患侧前庭大腺开口处有时可见白色脓点，脓肿形成可触及波动感。

3. 辅助检查：白细胞计数检查，穿刺液细菌培养。

三、治疗要点

1. 全身：分泌物细菌培养和药敏，选用抗生素。
2. 局部：热敷或坐浴、涂抗生素软膏。
3. 手术：囊肿、脓肿形成后，可切开引流并做造口术。

四、主要护理诊断及合作性问题与护理措施

前庭大腺炎患者的主要护理诊断及合作性问题与护理措施见表 13-2。

表 13-2　前庭大腺炎患者的主要护理诊断及合作性问题与护理措施

护理诊断/问题	主要护理措施
1. 皮肤或黏膜完整性受损。	(1) 耐心解释其病因，消除焦虑情绪。 (2) 卧床休息，减少活动时的摩擦，注意外阴清洁卫生。
2. 疼痛（局部）。	(1) 急性期卧床休息，坐浴或局部热敷。 (2) 遵医嘱给予抗生素。 (3) 协助做切开引流术和造口术，术后伤口护理。

五、健康教育

1. 保持外阴清洁，注意性卫生。
2. 防止月经期、产后及流产后感染。
3. 加强营养。

【课前预习】

一、基础知识

前庭大腺的位置及解剖结构。

二、预习目标

1. 前庭大腺位于两侧大阴唇＿＿＿＿＿＿＿＿＿＿深部，腺管开口于小阴唇与处女膜之间。

2. 由于前庭大腺的解剖特点，在＿＿＿＿＿、＿＿＿＿＿、＿＿＿＿＿等外阴部被污染，病原体侵入腺体易发生炎症。前庭大腺炎，主要病原体有＿＿＿＿＿、＿＿＿＿＿、大肠杆菌、肠球菌等。

【课后巩固】

一、名词解释

造口术　　坐浴

二、填空题

1. 前庭大腺炎急性期＿＿＿＿＿休息，局部可＿＿＿＿＿或＿＿＿＿＿，同时用抗生素治疗，脓肿形成后，行＿＿＿＿＿＿＿＿＿＿＿＿，保持引流通畅。

2. 术后伤口的护理：切开引流造口术后，引流条＿＿＿＿＿更换一次，擦洗外阴每日＿＿＿＿＿，伤口愈合后可＿＿＿＿＿＿＿＿＿＿。

第三节　阴道炎症

滴虫性阴道炎

【知识要点】

一、概述

1. 病因与发病机制：由阴道毛滴虫引起的常见的阴道炎。阴道毛滴虫适宜生长在 25～40℃、pH 为 5.2～6.6 的潮湿环境。月经前后阴道 pH 发生变化，滴虫得以生长繁殖。滴虫还可寄生于尿道、尿道旁腺、膀胱、肾盂以及男性生殖器处。

2. 传播方式：性交直接、间接传播。

二、护理评估

1. 健康史：有无不洁性生活史及污染物品、器械等接触史。

2. 临床表现：

(1) 症状：典型症状是阴道分泌物增加伴瘙痒。分泌物呈稀薄泡沫状，可有臭味。可有尿频、尿痛或性交痛、不孕。

(2) 体征：阴道黏膜充血或出血斑点。有少数患者无炎症反应，但阴道内有滴虫存在，成为带虫者。

3. 辅助检查：

(1) 分泌物生理盐水悬滴法。

(2) 分泌物培养法：阳性率高。

三、治疗要点

1. 全身用药：比局部用药治愈率高。局部用药：酸性溶液阴道冲洗后放药（现不提倡）。

2. 顽固性或复发性滴虫性阴道炎提倡全身用药，性伴侣同治。

四、主要护理诊断及合作性问题与护理措施

滴虫性阴道炎患者的主要护理诊断及合作性问题与护理措施见表 13-3。

表 13-3　滴虫性阴道炎患者的主要护理诊断及合作性问题与护理措施

护理诊断/问题	主要护理措施
1. 组织完整性受损：舒适度的改变。	(1) 指导患者全身用药，观察用药不良反应。 (2) 孕 20 周前及哺乳期禁用甲硝唑。 (3) 指导阴道用药患者：用药方法、阴道冲洗液浓度、月经期暂停。
2. 知识缺乏、焦虑。	(1) 讲解有关知识，告知患者坚持正规按照医嘱治疗。 (2) 保持外阴清洁、勿搔抓。 (3) 治疗期间禁止性生活，性伴侣同时治疗，用物煮沸消毒 5～10 min。

五、健康教育

1. 做好卫生宣传，积极治疗患者及带虫者，消灭传染源并切断传播途径。

2. 治愈标准：治疗后，在每次月经后复查白带，连续三次均为阴性方为治愈。

3. 告知患者复查白带前 24～48 h 避免性交、阴道灌洗或局部用药以免影响检查效果。

🗣【课前预习】

一、基础知识

1. 正常阴道 pH。　　2. 月经血 pH。

二、预习目标

1. 滴虫阴道炎是由阴道_____引起的常见的阴道炎。滴虫适宜生长在 25～40 ℃、pH 为_____的潮湿环境。月经前后阴道 pH 发生变化，适宜_____生长。

2. 滴虫阴道炎传播途径：可经____直接传播，也可经浴池、衣物、坐便等_____传播。

3. 甲硝唑用药后可有_____、_____、_____等胃肠道反应。一旦发现头痛、皮疹、白细胞减少等，报告医师并停药。

🗣【课后巩固】

一、名词解释

滴虫性阴道炎

二、填空题

1. 滴虫阴道炎主要症状为阴道_____增多伴_____，其典型分泌物为灰黄色、_____，可有臭味。阴道毛滴虫可吞噬精子导致_____。

2. 诊断滴虫阴道炎辅助检查最简单常用的方法是_____悬滴法。

3. 治疗滴虫阴道炎首选_____全身用药，但_____或_____期妇女禁用。

4. 滴虫阴道炎治疗期间，告知患者_____性生活。滴虫阴道炎治愈标准是：治疗后检查滴虫阴性后，再每次_____后复查白带连续____个月检查阴性者方为治愈。

5. 做分泌物检查之前，告知患者取分泌物前_____避免性生活、阴道灌洗及局部用药。

外阴阴道假丝酵母菌性阴道炎

🗣【知识要点】

一、概述

1. 病因与发病机制：多由白假丝酵母菌引起的常见外阴阴道炎，假丝酵母菌为条件致病菌，适宜酸性环境生长，多数妇女阴道中有此菌寄生。妊娠、糖尿病、大量雌激素治疗、长期应用抗生素及免疫抑制药为其诱发因素。

2. 传染途径：自身感染为主，少部分直接、间接传播。

二、护理评估

1. 健康史：有无诱发因素。

2. 临床表现：

(1) 症状：主要为外阴奇痒、灼痛，尿频及尿痛、性交痛。典型分泌物呈白色凝乳状或豆渣样。

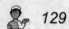

(2) 体征：外阴皮肤抓痕，小阴唇内侧及阴道黏膜红肿并附有白色块状薄膜。擦除见黏膜红肿，可有糜烂及溃疡。

3. 辅助检查：

(1) 悬滴法：分泌物放于 10% KOH 溶液，提高阳性率。

(2) 分泌物培养法：阳性率高。

三、治疗要点

1. 消除诱因。

2. 局部用药：与全身用药疗效相似，碱性溶液阴道冲洗后放药。

3. 全身用药：适用于未婚无性生活女性和复杂性外阴阴道假丝酵母菌病。

四、主要护理诊断及合作性问题与护理措施

外阴阴道假丝酵母菌性阴道炎患者的主要护理诊断及合作性问题与护理措施见表 13-4。

表 13-4　外阴阴道假丝酵母菌性阴道炎患者的主要护理诊断及合作性问题与护理措施

理诊断/问题	主要护理措施
1. 组织完整性受损、舒适的改变。	(1) 保持外阴清洁、干燥，避免搔抓。 (2) 指导患者阴道用药：方法、坐浴药物浓度、月经期暂停。 (3) 妊娠期合并感染者，应坚持局部治疗。 (4) 治疗期间禁止性生活，性伴侣有症状者同时治疗。
2. 焦虑。	(1) 消除病因。 (2) 告知患者严格按照医嘱坚持治疗。

五、健康教育

1. 为妊娠患病妇女讲解坚持治疗的意义，消除顾虑配合治疗。

2. 指导患者合理使用抗生素、雌激素等，消除诱因。

3. 告知患者治疗后应在月经后复查阴道分泌物，连续 3 个月检查均为阴性为治愈。

【课前预习】

一、基础知识

1. 妊娠期阴道的变化。　2. 雌激素对阴道上皮的作用。

二、预习目标

1. 外阴阴道假丝酵母菌病，其病原体多为＿＿＿＿＿＿＿，此菌不耐热，加热至 60 ℃ 持续 1 h 即死亡；但对＿＿＿＿＿＿＿、＿＿＿＿＿＿、＿＿＿＿＿＿及化学试剂等抵抗力较强。

2. 诱发外阴阴道假丝酵母菌病的因素有＿＿＿＿＿、＿＿＿＿＿、大量应用＿＿＿＿＿、长期应用广谱＿＿＿＿＿＿＿及免疫抑制药。

【课后巩固】

1. 假丝酵母菌为条件致病菌，寄生于＿＿＿＿＿、＿＿＿＿＿、＿＿＿＿＿；传播方式主要是＿＿＿＿＿＿＿传播，也可通过＿＿＿＿＿直接传播或接触感染的衣物＿＿＿＿＿传播。

2. 外阴阴道假丝酵母菌病的主要症状是_____、灼痛，典型分泌物为白色凝乳状或_____，检查见外阴皮肤抓痕，小阴唇内侧及阴道黏膜有_____附着。

3. 诊断外阴阴道假丝酵母菌病，取分泌物放_____溶液检查提高阳性率。

4. 外阴阴道假丝酵母菌病的局部治疗，可用 2% ~ 4% 碳酸氢钠溶液阴道灌洗或坐浴后，将_____、_____或_____放入阴道深部，每晚一粒或一片连用 7 ~ 14 天为一疗程。治疗后在_____后复查白带。

萎缩性阴道炎

【知识要点】

一、概述

病因及发病机制：又称老年性阴道炎，多发生于绝经后、手术切除卵巢或盆腔放疗后。由于雌激素水平降低，阴道酸性及局部抵抗力降低，致病菌易入侵繁殖引起炎症。常见于一般化脓菌。

二、护理评估

1. 健康史：年龄、月经史及其他疾病史。

2. 临床表现：

(1) 症状：为阴道分泌物增多，呈黄水样、血样脓性白带。可伴瘙痒、灼热感、尿频、尿痛。

(2) 体征：阴道壁萎缩，黏膜充血伴小出血点，重者可见表浅溃疡或阴道粘连甚至闭锁。

3. 辅助检查：

(1) 分泌物检查：大量白细胞，无滴虫及假丝酵母菌。

(2) 宫颈刮片细胞学检查或分段诊刮：与子宫恶性肿瘤相鉴别。

三、治疗要点

1. 治疗原则：增加阴道黏膜抵抗力，抑制细菌生长。

2. 局部治疗：酸性溶液阴道冲洗后放药。

3. 雌激素治疗：可全身或局部用药。乳癌及子宫内膜癌者禁用。

四、主要护理诊断及合作性问题与护理措施

萎缩性阴道炎患者的主要护理诊断及合作性问题与护理措施见表 13-5。

表 13-5　萎缩性阴道炎患者的主要护理诊断及合作性问题与护理措施

护理诊断/问题	主要护理措施
1. 舒适的改变。	(1) 指导患者保持外阴清洁，勤换内裤。穿棉织内裤，减少刺激。 (2) 指导患者或家属阴道灌洗或坐浴、放药方法。 (3) 告知患者严格遵医嘱用性激素药并给予用药的指导。
2. 焦虑、知识缺乏。	解释阴道炎预防和治疗的相关知识。

五、健康教育

1. 加强围绝经期、老年期妇女进行健康教育。掌握老年性阴道炎的预防措施。

2．告知患者雌激素治疗的适应证和禁忌证。

3．对卵巢切除、放疗患者给予雌激素替代治疗指导。

【课前预习】

一、基础知识

阴道自净作用。

二、预习目标

1．萎缩性阴道炎又称_____阴道炎，因_____水平低，阴道上皮萎缩，黏膜变薄，_____减少，使阴道_____减弱，局部抵抗力减弱，病菌易入侵繁殖引起炎症。

2．萎缩性阴道炎的主要症状：阴道_____增多及外阴瘙痒、灼热感。阴道分泌物呈_____，严重时有血样脓性白带，检查阴道黏膜_____充血伴小出血点，重者形成表浅_____。

【课后巩固】

一、名词解释

萎缩性阴道炎

二、填空题

1．治疗老年性阴道炎局部用药，_____或_____放入阴道深部，每日1次，连用 7~10 天。

2．老年性阴道炎症严重者，小剂量_____局部或全身用药。

细菌性阴道病

【知识要点】

一、概述

病因与发病机制：细菌性阴道病为阴道内正常菌群失调所致的一种混合感染，以厌氧菌为主，但临床及病理特征无炎症改变。

二、护理评估

1．健康史：有无反复阴道灌洗，频繁性交史。

2．临床表现：10%~40% 无症状。

(1) 症状：阴道分泌物增多，有鱼腥味。性交后加重，可有轻度外阴瘙痒或烧灼感。

(2) 体征：分泌物呈灰白色，均匀一致、稀薄，阴道黏膜无红肿或充血等炎症表现。

3．辅助检查：

(1) 阴道分泌物氨臭味试验。

(2) 线索细胞检查。

三、治疗要点

1. 局部用药：与口服治愈率相似，抗厌氧菌药物首选甲硝唑。

2. 全身用药：口服甲硝唑或克林霉素。

3. 性伴侣治疗：不需常规治疗。

四、主要护理诊断及合作性问题与护理措施

细菌性阴道病患者的主要护理诊断及合作性问题与护理措施见表 13-6。

表 13-6　细菌性阴道病患者的主要护理诊断及合作性问题与护理措施

护理诊断/问题	主要护理措施
1. 舒适的改变。	(1) 保持外阴清洁干燥，减少性生活。 (2) 告知患者行阴道分泌物检查前 24～48 h 避免性生活和阴道局部用药。 (3) 指导患者阴道酸性溶液灌洗、放药方法。 (4) 指导患者全身用药，观察用药不良反应。
2. 知识缺乏。	宣传生殖卫生的相关知识。

五、健康教育

1. 向患者讲解发生细菌性阴道病原因及治疗护理相关知识。

2. 为妊娠患病妇女讲解治疗的必要性，消除顾虑配合治疗。

3. 养成良好卫生习惯，平日切勿进行阴道冲洗。注意性卫生，避免过频。

【课前预习】

一、基础知识

阴道生态平衡。

二、预习目标

1. 细菌性阴道病为阴道内正常_____所致的一种_____感染，但临床及病理特征无炎症改变。

2. 细菌性阴道病阴道分泌物检查_____试验阳性，_____检查阳性。

【课后巩固】

1. 细菌性阴道病有症状者，阴道_____增多，呈_____，均匀一致、稀薄，有难闻的臭味或_____味，可有轻度外阴瘙痒或烧灼感。阴道黏膜无_____或_____等炎症表现。

2. 治疗细菌性阴道病首选_____口服，每日 2 次，连用 7 日。

【综合练习】

A2 型题

1. 患者女性，58 岁，医生诊断为外阴炎，护
   士指导患者正确的是

   A. 搔抓　　　　　　　B. 热水烫

   C. 穿紧身衣　　　　　D. 输液治疗

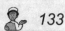

E．坐浴

2．张某，35岁，已产，自感外阴部疼痛，行走不便5天，妇科检查发现外阴右侧包块，约5 cm，触之波动感明显，医生诊断前庭大腺脓肿，需进一步行
　　A．坐浴
　　B．造口术
　　C．不需处理，等待自行破裂
　　D．抗感染
　　E．热敷

3．某女，30岁，已婚。近几天感觉白带增多，呈灰黄色、稀薄泡沫状，伴外阴瘙痒。应建议她进行
　　A．阴道分泌物悬滴检查
　　B．血常规检查
　　C．尿常规检查
　　D．阴道分泌物培养
　　E．阴道细胞学检查

4．某女，35岁，外阴瘙痒、白带增多5天，白带悬滴法检查发现假丝酵母菌，患者应选用哪种药物阴道上药
　　A．制霉菌素片　　　　B．磺胺类药物
　　C．甲硝唑　　　　　　D．氯霉素
　　E．雌激素

5．53岁妇女，绝经4年，阴道脓血性分泌物伴有外阴瘙痒两周余。妇科检查阴道黏膜萎缩状。有充血糜烂。宫颈刮片未发现恶性肿瘤细胞，拟诊为老年性阴道炎。以下关于本例患者的护理措施哪项有错
　　A．指导用弱酸性溶液冲洗阴道
　　B．可用大剂量雌激素阴道给药增强局部防御能力
　　C．顽固病例可局部用雌激素
　　D．保持外阴部清洁、干燥

E．发现异常及时到医院检查

6．张女士，56岁，绝经4年．近日来白带增多，色黄，偶有点滴出血，外阴灼热感，阴道检查黏膜皱襞消失，有小出血点，宫颈光，宫体小，附件(－)，最大可能是
　　A．宫颈癌
　　B．宫体癌
　　C．老年阴道炎
　　D．外阴阴道假丝酵母菌病
　　E．滴虫性阴道炎

7．张女士被诊断患有滴虫性阴道炎，门诊护士向其讲解正确用药方法，下列各项中需特别强调的是
　　A．治疗期间停止性生活
　　B．注意休息
　　C．增强营养
　　D．保持外阴清洁
　　E．注意保暖

8．张女士，35岁，因感冒发热应用抗生素治疗7天后，自觉外阴瘙痒，分泌物增多，应首先考虑
　　A．外阴炎
　　B．滴虫性阴道炎
　　C．外阴、阴道假丝酵母菌病
　　D．老年性阴道炎
　　E．细菌性阴道炎

9．某孕妇，患有外阴阴道假丝酵母菌病，孕妇担心胎儿被感染，向护士咨询其正确用药途径是
　　A．阴道给予制霉菌素片
　　B．口服制霉菌素片
　　C．口服抗生素
　　D．全身用药
　　E．酸性溶液坐浴

A3/A4 型题

（1~4题共用题干）

冯女士，45岁，已婚，4天前曾到浴池盆浴，现感外阴痒，白带多。检查：白带稀薄，泡沫样，阴道壁充血，宫颈光滑。

1．可能诊断为
　　A．滴虫性阴道

B．细菌性道病

C．外阴假丝酵母菌病

D．老年性阴道炎

E．宫颈糜烂

2．为确定诊断，进一步检查白带悬滴检查，如镜检白带结果滴虫(+)，首选药物

　　A．广谱抗生素　　　B．制霉菌素

　　C．甲硝唑　　　　　D．曲古霉素

　　E．克霉唑栓

3．局部用哪种溶液冲洗最好

　　A．1% 乳酸

　　B．5% 碳酸氢钠

　　C．1∶5 000 苯扎溴铵

　　D．1∶5 000 高锰酸钾

　　E．生理盐水

4．阴道放药应放在

　　A．阴道口

　　B．阴道前壁

　　C．阴道后壁

　　D．阴道后穹窿部

　　E．放在阴道任何部位

（5～7题共用题干）

　　患者，女，45岁，既往有糖尿病史，自诉3天来外阴奇痒，灼痛，坐卧不宁，并伴有尿频、尿痛。妇科检查：阴道黏膜红肿并附有白色膜状物，皮肤有抓痕，阴道分泌物呈豆渣样。

5．此患者首先考虑为

　　A．细菌性阴道病

　　B．淋病

　　C．前庭大腺炎

　　D．滴虫性阴道炎

　　E．外阴阴道假丝酵母菌病

6．与此病无关的是

　　A．长期应用广谱抗生素

　　B．糖尿病

　　C．孕妇

　　D．接受大量雌激素治疗

　　E．长期使用避孕套避孕

7．关于此病的治疗不正确的是

　　A．积极治疗糖尿病

　　B．停用广谱抗生素

　　C．2%～4% 碳酸氢钠溶液冲洗阴道

　　D．弱酸性溶液冲洗阴道

　　E．选用制霉菌素栓放入阴道

第四节　宫颈炎症

【知识要点】

一、概述

1．概念：即发生在宫颈的感染性炎症，是妇科最常见的疾病，可分为急性宫颈炎和慢性宫颈炎，临床多见于慢性宫颈炎。

2．病因：多见于分娩、流产或手术引起的宫颈损伤，病原体侵入引起感染，不易彻底清除；卫生不良或雌激素缺乏，局部抵抗力差也易引起慢性子宫颈炎。

3．病理：慢性宫颈炎常见病理改变有慢性子宫颈管黏膜炎、子宫颈肥大、宫颈息肉。

4．病原体：主要为葡萄球菌、链球菌、大肠埃希菌、厌氧菌，近年来淋菌沙眼衣原体也日益增多。

二、护理评估

1．健康史：有无流产、分娩、妇科手术等造成宫颈损伤史。

2. 临床表现：

(1) 症状：阴道分泌物增多为主症，呈黄色脓性。可有腰骶部疼痛，下腹部坠痛及不孕。

(2) 体征：宫颈充血、水肿、子宫颈息肉样改变及子宫颈肥大等。

3. 辅助检查：清洁度检查、宫颈管脓性分泌物培养、宫颈分泌物培养及宫颈活检。

三、治疗要点

1. 治疗原则：局部治疗为主，治疗前排除早期宫颈癌。

2. 方法：① 物理治疗；② 药物治疗；③ 手术治疗。

四、主要护理诊断及合作性问题与护理措施

宫颈炎症患者的主要护理诊断及合作性问题与护理措施见表 13-7。

表 13-7 宫颈炎症患者的主要护理诊断及合作性问题与护理措施

护理诊断/问题	主要护理措施
1. 组织完整性受损、舒适改变。	(1) 解释治疗的必要性及治疗方法，协助做宫颈刮片细胞学检查。 (2) 指导患者局部治疗，说明物理治疗的注意事项。 (3) 宫颈息肉手术摘除术后送病理检查。
2. 焦虑。	解释相关知识，解除思想顾虑，树立治疗信心，积极配合治疗。

五、健康教育

1. 做好计划生育宣传，使患者了解宫颈炎的病因，防治知识及影响治疗因素。

2. 指导已婚妇女定期妇科检查，发现炎症积极治疗。

【课前预习】

一、基础知识

宫颈的组织结构。

二、预习目标

1. 慢性宫颈炎的病理：＿＿＿＿＿＿＿、＿＿＿＿＿＿＿、＿＿＿＿＿＿＿。

2. 慢性宫颈炎治疗原则：＿＿＿＿＿治疗为主；方法有＿＿＿＿＿治疗，＿＿＿＿＿治疗，＿＿＿＿＿治疗；治疗前排除＿＿＿＿＿＿。

【课后巩固】

1. 慢性宫颈炎主要症状为：阴道＿＿＿＿＿＿＿增多，呈＿＿＿＿＿＿＿。

2. 对于慢性宫颈炎，＿＿＿＿是最常用的有效方法。临床常用的方法有：＿＿＿＿＿＿、＿＿＿＿＿、＿＿＿＿＿和＿＿＿＿＿等。

3. 宫颈糜烂物理治疗的注意事项：治疗时间选择月经干净后＿＿＿＿天内；治疗前常规做＿＿＿＿细胞学检查，排除＿＿＿＿＿；术后阴道＿＿＿＿增多，保持外阴清洁，术后＿＿＿＿内禁止性交、盆浴，术后 2 个月＿＿＿＿＿＿后复查，未治愈者可进行第二次物理治疗。

第五节　盆腔炎症

急性盆腔炎

【知识要点】

一、概述

1. 概念：盆腔炎是指女性内生殖器及周围结缔组织、盆腔腹膜发生的炎症，分为急性盆腔炎和慢性盆腔炎，后者现称为盆腔炎性疾病后遗症。

2. 病因：急性盆腔炎多发生于产后或流产后感染、宫腔内手术操作后感染、经期卫生不良、感染性疾病传播、邻近器官炎症蔓延等。

3. 病理：急性子宫内膜炎、子宫肌炎、急性输卵管炎、输卵管积脓、输卵管卵巢脓肿、急性盆腔腹膜炎、急性结缔组织炎、败血症和脓毒血症、肝周围炎。

二、护理评估

1. 健康史：有无流产史、手术史，不良卫生习惯等。

2. 临床表现：

(1) 症状：下腹痛伴发热，阴道分泌物增多呈脓性或有臭味。腹膜炎时，可出现恶心、呕吐、腹胀、腹泻等消化道症状。若有脓肿形成，可有下腹包块及局部压迫刺激症状。

(2) 体征：呈急性病容，体温升高，心率加快，下腹压痛、反跳痛、肌紧张，肠鸣音减弱或消失。大量脓性分泌物从宫颈口流出，后穹隆触痛，宫颈充血、水肿，举痛，宫体增大，压痛，双附件区压痛，脓肿形成可触及包块、压痛。

3. 辅助检查：

(1) 血常规检查。

(2) 宫颈分泌物检查，阴道后穹隆穿刺检查。

(3) B 型超声检查。

(4) 腹腔镜检查。

三、治疗要点

以抗生素治疗感染为主，辅以支持疗法、中药、理疗等，必要时手术治疗。

四、主要护理诊断及合作性问题与护理措施

急性盆腔炎患者的主要护理诊断及合作性问题与护理措施见表 13-8。

表 13-8　急性盆腔炎患者的主要护理诊断及合作性问题与护理措施

护理诊断/问题	主要护理措施
1. 体温过高。	(1) 给予物理降温，监测体温等生命体征。 (2) 给予抗生素治疗。 (3) 发现腹痛加剧、寒战、高热、腹部压痛、反跳痛，考虑脓肿，需急诊剖腹探查。
2. 疼痛、活动无耐力。	(1) 向患者解释引起疼痛的原因及缓解方法。 (2) 卧床休息，取半卧位，加强营养，增强体质。 (3) 遵医嘱准确给予抗生素。
3. 排便异常。	补液 2 500～3 000 ml/日，纠正电解质紊乱及维持酸碱平衡。

五、健康教育

1. 保持良好个人卫生习惯，避免不必要的妇科检查。

2. 增加营养，坚持锻炼，注意劳逸结合，提高机体抵抗力。

3. 合理使用抗生素，使用地塞米松停药时需逐渐减量。

【课前预习】

一、基础知识

女性内生殖器的解剖。

二、预习目标

1. 急性盆腔炎多发生于_____、_____、_____、_____、邻近器官炎症蔓延等。

2. 急性盆腔炎病理类型有：_____、_____、_____、_____、输卵管卵巢脓肿、_____、_____、_____、肝周围炎。

【课后巩固】

一、名词解释

盆腔炎

二、填空题

1. 急性盆腔炎主要表现为发病时_____伴发热、_____呈脓性或有臭味。严重者有_____、_____、_____、_____。腹膜炎时可出现_____、_____、_____、_____等消化道症状。若有脓肿形成，可有_____及局部_____症状。

2. 急性盆腔炎的处理原则是以_____为主，辅以_____、_____、_____等，必要时手术治疗。

3. 急性盆腔炎患者需卧床休息，取_____，有利于脓液积聚于直肠子宫陷凹而使炎症吸收或局限。给予_____、_____流质、半流质饮食。遵医嘱准确给予_____治疗并注意过敏反应。输液量每日_____，纠正电解质紊乱及维持酸碱平衡。体温过高给予_____，每4 h测生命体征，若发现脓肿破裂，应通知医师立即_____。

盆腔炎性疾病后遗症

【知识要点】

一、概述

1. 概念：若急性盆腔炎未得到及时治疗，可能会引起一系列后遗症，即盆腔炎性疾病后遗症。既往称慢性盆腔炎。

2. 病因：多有急性盆腔炎治疗不彻底、不及时或患者体质较弱，会引起一系列后遗症。当机体抵抗力下降可反复急性发作。既往又称慢性盆腔炎。

3. 病理：主要为组织破坏、广泛粘连、增生及瘢痕形成。病变主要在宫旁结缔组织、卵巢及输卵管。

二、护理评估

1. 健康史：有无急性盆腔炎史。

2. 临床表现：

(1) 症状：

① 下腹坠胀、疼痛、腰骶部酸痛，于月经前后、劳累后、性交后加重。

② 不孕及异位妊娠。

③ 月经失调。

④ 全身症状多不明显。

(2) 体征：

① 子宫常后位，活动受限，粘连固定。

② 子宫一侧或双侧有增厚，压痛，宫骶韧带增粗、变硬、有触痛。

3. 辅助检查：

(1) B 型超声检查。

(2) 输卵管通畅检查；必要时腹腔镜检查。

三、治疗要点

综合性方案治疗，包括中药治疗、物理治疗、药物治疗、手术治疗，同时增强抵抗力。

四、主要护理诊断及合作性问题与护理措施

盆腔炎性疾病后遗症患者的主要护理诊断及合作性问题与护理措施见表 13-9。

表 13-9　盆腔炎性疾病后遗症患者的主要护理诊断及合作性问题与护理措施

护理诊断/问题	主要护理措施
1. 慢性疼痛。	(1) 向患者解释引起疼痛的原因及缓解方法。 (2) 指导患者配合物理治疗、中药治疗、手术治疗。 (3) 遵医嘱给药分解粘连，必要时用抗生素。
2. 睡眠形态紊乱、焦虑。	(1) 向患者进行相关知识教育。 (2) 消除思想顾虑，增强信心。 (3) 遵医嘱坚持治疗和定期随访。

五、健康教育

1. 保持良好个人卫生习惯。

2. 增加营养，坚持锻炼，注意劳逸结合，提高机体抵抗力。

3. 及时治疗盆腔炎性疾病，防止后遗症发生。

【课前预习】

一、基础知识

1. 女性内生殖器的解剖。
2. 盆腔结缔组织。

二、预习目标

1. 盆腔炎性疾病后遗症多由_____治疗不彻底、不及时或患者体质较弱，引起一系列后遗症，既往称慢性盆腔炎。

2. 盆腔炎性疾病后遗症的主要病理改变为_____、_____、_____、_____形成，引起：①_____；②输卵管伞端闭锁、输卵管_____；③输卵管卵巢炎及_____；④炎症蔓延至宫骶韧带，盆腔结缔组织增生、变硬，形成_____。

【课后巩固】

一、名词解释

盆腔炎性疾病后遗症

二、填空题

1. 盆腔炎性疾病后遗症常表现下腹部坠胀、疼痛、腰骶部酸痛，常在_____、_____、_____加剧，输卵管粘连闭塞导致_____及_____妊娠。

2. 盆腔炎性疾病后遗症采用_____治疗，包括_____、_____、_____、_____，同时增强抵抗力。

3. 盆腔炎性疾病后遗症：①中药治疗的护理：遵医嘱为患者以清热利湿、活血化瘀为主，也可用中药_____或小剂量_____。②物理疗法的护理：改善局部血液循环，促进炎症的吸收和消退。常用的方法有_____、_____、_____等。③疼痛护理：出现腹痛腰痛时，应_____休息，遵医嘱使用_____以缓解症状，应用抗生素同时可用_____或_____和_____，以利粘连分解和炎症吸收，提高疗效。④手术治疗：有肿块如_____、_____可行手术治疗。

【综合练习】

A2 型题

1. 30 岁妇女，主诉白带增多，妇科检查见宫颈外口细颗粒状红色区占宫颈面积的 2/3，宫颈刮片未见癌细胞。应对患者进行
   A．消炎药物阴道冲洗
   B．宫颈锥形切除
   C．阴道放置药物
   D．首选物理治疗
   E．全身用抗生素治疗

2. 赵女士，婚后 4 年未孕，常感下腹胀痛，检查初步诊断为慢性盆腔炎。下述措施中哪项是错的
   A．辛药以活血化瘀、清热利湿为主
   B．激光治疗
   C．抗感染治疗

D．加用透明质酸酶松解粘连

E．物理治疗时加用药物离子透入

3. 吴女士，35岁，已产，医生诊断其为宫颈重度糜烂，宫颈 TCT 检查正常，需进行物理治疗，护士告知患者治疗的最佳时间为

 A．排卵期

 B．确诊后

 C．月经干净后 3～7 天

 D．无时间限制

 E．月经来潮前 3～7 天

4. 患者女性，35岁，已产，医生诊断为宫颈重度糜烂，宫颈 TCT 检查正常，需局部物理治疗。患者询问禁止性生活和盆浴时间，护士应回答

 A．2 周   B．4 周

 C．6 周   D．8 周

 E．12 周

5. 患者女性，36岁，因急性下腹痛伴高热就诊，妇科检查：宫颈充血举痛。医生诊断为：急性盆腔炎，并考虑有盆腔脓肿存在，护士应配合进一步检查确诊的项目是

 A．后穹隆穿刺抽出脓液

 B．宫颈分泌物培养

 C．尿培养

 D．血培养

 E．血常规

A3/A4 型题

（1～3 题共用题干）

32 岁妇女，主诉白带呈乳白色样增多，伴腰酸 2 月，近日性交后出血 2 次，妇科检查宫颈炎中度糜烂，子宫大小正常，双侧附件未触及肿块，无压痛。

1. 目前的诊断是

 A．子宫内膜癌

 B．宫颈癌

 C．慢性宫颈炎

 D．滴虫性阴道炎

 E．子宫肌炎

2. 治疗前须排除

 A．尿路感染做尿常规检查

 B．子宫内膜癌做诊断性刮宫术

 C．甲肝和慢性肾炎行空腹抽血

 D．早期子宫颈癌做宫颈刮片细胞学检查

 E．子宫肌瘤做 B 型超声波检查

3. 物理治疗护士应告诉患者不正确的是

 A．物理治疗效果好

 B．物理治疗的时间在月经干净后 3～7 天

 C．术后两个月避免盆浴、性生活

 D．治疗后阴道分泌物多，每晚阴道冲洗

 E．治疗 2 个月后复查

（4～5 题共用题干）

王女士，33岁，5 天前因早孕行人工流产术，术后第 3 天出现寒战、高热，T39.5 ℃。检查下腹部压痛明显，阴道分泌物呈脓血性，量多且有臭味，子宫体大、软，压痛明显。

4. 护士协助患者检查时哪项不合适

 A．宫颈分泌物培养

 B．血常规检查

 C．B 超检查

 D．尿常规检查

 E．诊刮取子宫内膜病理检查

5. 对该患者实施的护理措施哪项不对

 A．急性期取半卧位休息

 B．保持会阴清洁干燥

 C．给予高热量、高蛋白、高维生素流质或半流质饮食

 D．及时进行妇科内诊检查了解病情变化

 E．按医嘱合理给予抗生素联合治疗

（编者：康萍）

第十四章 妇科腹部手术患者的护理

第一节 妇科手术患者的护理

【知识要点】

一、腹部手术种类

二、手术前准备

1. 心理护理。

2. 手术前指导：① 胸式呼吸；② 应对术后疼痛，如何使用镇痛泵；③ 翻身、起床、活动的技巧；④ 练习床上使用便器。

3. 术前准备：

(1) 皮肤准备：腹腔镜手术做好脐部清洁。术前备皮，范围上自剑突下，两侧至腋中线，下达阴阜及大腿上 1/3 处。

(2) 血型及交叉配血试验、药物过敏试验，大手术备血 800~1 000 ml。

(3) 询问有无月经来潮，若月经来潮，暂停择期手术。

(4) 阴道准备：

① 全子宫切除术者，术前 3 天每日冲洗阴道。

② 术日须再次冲洗阴道，冲洗后拭干，子宫全切术者需在宫颈和穹隆部涂 1% 甲紫液。

(5) 胃肠道准备：术前 8 h 禁食，术前 4 h 严格禁水。手术可能涉及肠道时，术前 3 天进无渣半流质饮食并按医嘱给肠道抑菌药物，根据手术需要术前日行清洁肠道。

(6) 保证休息：术前一日晚睡前按医嘱给予镇静安眠药。

4. 手术当日护理：

(1) 测生命体征。

(2) 常规留置尿管。

(3) 取下活动性义齿、发夹、首饰及贵重物品交家属保管。

三、手术后护理

1. 了解患者术中用药、出血量及术后注意事项等，全麻者去枕平卧，头偏向一侧；蛛网膜下腔麻醉者，去枕平卧 12 h；硬膜外麻醉者去枕平卧 6~8 h。

2. Q15-30 min 观察生命体征，平稳后改 Q6h 或遵医嘱并做好记录。密切观察切口敷料渗血及阴道流血情况，如有异常及时报告医生处理。必要时给 1~2 kg 沙袋压迫腹部伤口 6~8 h，可以减轻切口疼痛，防止出血。

3. 保持各管道通畅固定，注意观察引流液的量、性状、色泽及气味。术后患者留置尿管一般 24 h 后拔出，身体虚弱者可延至 48 h，若为子宫癌根治术者，术后留置尿管 7~14 天，置管期间指导患者进行盆底肌肉锻炼及膀胱功能锻炼，并每日给予 1:20 碘伏行会阴冲洗 2 次。尿管拔出后 4~6 h 应督促患者自解小便，以防发生尿潴留。术后有盆腔或腹腔留置管者，一般 24 h 内引流液不超过 200 mL，性状应为淡血性或浆液性，引流液量逐渐减少，根据引流量一般术后 1~2 天拔出引流管。

4. 术后 6~8 h 抬高床头或半卧位休息，鼓励并协助床上翻身活动，尿管拔出后根据病情协助适当下床活动。

5. 术后 24 h 可遵医嘱给予流质饮食，肛门排气后进半流质饮食，排便后进普食。

6. 术后根据不同疾病做好健康宣教，并注意观察有无腹胀、尿潴留、尿路感染及切口血肿、感染、裂开等并发症的发生。

四、健康教育

1. 术后禁重体力劳动 3 月，避免久站、久蹲等易引起盆腔充血的活动。应逐步加强腹部肌肉的力量。加强营养，提高自身抵抗力。

2. 未经医生同意，避免阴道冲洗和性生活。

3. 如有异常情况及时就诊。

4. 遵医嘱来院复查。

【课前预习】

一、基础复习

1. 内生殖器。

2. 内生殖器邻近器官。

二、预习目标

1. 妇科经腹部手术术前饮示指导，禁食_____，禁饮_____。

2. 妇科手术麻醉后体位：持硬外麻醉后去枕平卧_____；全麻后_____，头偏向一侧，保持_____。

【课后巩固】

一、名词解释

尿潴留　　残余尿

二、填空题

1. 妇科经腹部手术后生命体征监测：每_____监测一次，平稳后改为每_____监测一次，病情稳定后每_____监测一次直到正常后 3 天，并做好记录。

2. 妇科手术术后尿管留置_____，身体虚弱者可延至_____，尿管拔除后_____应督促患者自解小便，以防_____。

第二节　子宫颈癌

【知识要点】

一、概述

1. 病因及发病机制：性生活过早、早育、多产、宫颈慢性炎症以及有性乱史者发病率明显增高；人乳头瘤病毒（HPV）感染是宫颈癌发生的主要危险因素。好发于宫颈外口鳞状上皮—柱状上皮交界移行区。高发年龄有 30~35 岁和 50~55 岁两个高峰年龄。最常见的病理类型是鳞状细胞癌。发生发展过程分为宫颈上皮内瘤样病变（CIN）和宫颈浸润癌。

2. 转移途径：最常见的转移途径是直接蔓延，其次是淋巴转移。血性转移较少见。

二、护理评估

1. 健康史。

2. 临床表现：

(1) 症状：

① 早期表现：接触性出血。

② 阴道排液。

③ 其他表现：晚期破溃大出血、疼痛、转移等症状。

(2) 体征：宫颈局部可出现 4 种体征，即外生型、内生型、溃疡型、颈管型。

(3) 并发症：转移；大出血。

3. 辅助检查：

(1) 早期宫颈癌筛查的主要方法：宫颈脱落细胞学检查。

(2) 确定宫颈癌前病变和宫颈癌的最可靠方法：宫颈和宫颈管活体组织检查。

三、治疗要点

根据患者临床分期、年龄和全身情况确定治疗方案以手术和放射治疗为主，化疗为辅的综合治疗。

四、主要护理诊断及合作性问题与护理措施

宫颈癌患者的主要护理诊断及合作性问题与护理措施见表 14-1。

表 14-1　宫颈癌患者的主要护理诊断及合作性问题与护理措施

护理诊断/问题	主要护理措施
1. 疼痛。	指导缓解疼痛。
2. 恐惧。	减轻恐惧心理。
3. 潜在并发症：排尿障碍、出血、感染等。	加强手术护理，预防并发症： (1) 术前准备。 (2) 协助术后康复。 (3) 放射治疗或化疗按相应护理措施执行。

五、健康教育

1. 告知患者宫颈癌发病的相关高危因素及防范措施；定期妇科普查，每 1~2 年行妇科检

查 1 次。提倡晚婚、少育。

2. 教育已婚妇女定期进行防癌普查，积极治疗宫颈炎，阻断宫颈癌的发生。

3. 告知患者肿瘤随访的目的和重要性。

(1) 随访时间：第 1 年内，出院后 1 个月行首次随访，以后每 2~3 个月复查 1 次；第 2 年每 3~6 个月复查 1 次；3~5 年后，每半年复查 1 次；从第 6 年开始每年复查 1 次。

(2) 随访内容：包括术后检查、血常规检查和胸部 X 线检查。

【课前预习】

一、基础复习

1. 宫颈的解剖特点及组织学特点。

2. 内生殖器邻近器官。

二、预习目标

1. 宫颈癌是_____的妇科恶性肿瘤，宫颈癌病理类型以_____最为多见。

2. 子宫颈癌病变多发生在宫颈外口的_____所形成的交界处。

3. 宫颈癌治疗原则是_____、_____、_____、综合治疗。

【课后巩固】

一、名词解释

宫颈不典型增生　　原位癌　　浸润癌

二、填空题

1. 女性生殖器官恶性肿瘤中发病率最高的是_____，发病年龄分布呈_____状。_____感染是主要的危险因素。

2. 子宫颈癌的癌前病变称为_____样变（CIN），其中包括宫颈不典型增生及_____。

3. 宫颈刮片细胞学检查：刮片的标本应放入_____溶液中送检。

4. 预防宫颈癌普及防癌知识：及时发现和治疗_____；提倡晚婚、少育；30 岁以上妇女到妇科门诊就诊时，应常规接受_____细胞学检查，一般每_____普查一次。

5. 宫颈癌行广泛性子宫切除术(子宫根治术)及盆腔淋巴结清扫术，术后尿管留置_____天，在拔除尿管的前_____天，将尿管夹闭定时开放，一般_____开放 1 次，以训练和恢复膀胱功能，督促患者于拔管后 1~2 h 排尿 1 次，必要时拔除尿管后测残余尿。

6. 某妇女，36 岁，阴道分泌物增多已半年，近来出现血性白带，检查宫颈重度糜烂，触之易出血，子宫正常大小，附件(-)，为排除宫颈癌，首先做_____检查，宫颈刮片细胞涂片检查报告为_____，需进一步行_____检查确诊。

【综合练习】

A2 型题

1. 患者女性，45 岁，被诊断为宫颈癌 I a。今日行子宫全切手术，护士在做饮示指导时告知患者
   A．手术当日流食，次日可以进食半流食
   B．手术当日禁食，次日可以进流食
   C．手术当日及次日均禁食
   D．手术当日禁食，次日可以进普食
   E．手术后禁食 3 天，静脉补充能量

2. 患者女性，50 岁，被诊断为宫颈癌。准备手术，护士为其阴道准备，时间应为
   A．术前 3 日　　　　B．术前 2 日
   C．术前 4 日　　　　D．术前 5 日
   E．术前 7 日

3. 患者女性，55 岁，宫颈癌手术后 2 天，患者询问护士其尿管何时可拔出，护士的回答是
   A．3 天　　　　　　B．5 天
   C．7~14 天　　　　D．4 天
   E．6 天

4. 患者女性，65 岁，宫颈癌晚期需行子宫动脉栓塞化疗，术后穿刺点护士应协助医生
   A．加压包扎 2 h　　　B．加压包扎 4 h
   C．加压包扎 24 h　　 D．加压包扎 6 h
   E．加压包扎 8 h

5. 患者女性，40 岁。经妇科检查发现宫颈肥大，质地硬．有浅溃疡，整个宫颈段膨大如桶状。可考虑宫颈癌的类型是
   A．外生型　　　　　B．内生型
   C．溃疡型　　　　　D．颈管型
   E．增生型

6. 某妇女，36 岁，阴道分泌物增多已半年，近来出现血性白带，检查宫颈重度糜烂，触之易出血，子宫正常大小，附件(－)，为排除宫颈癌，首先做下述何项检查
   A．阴道分泌物悬滴检查
   B．宫颈活检

   C．宫颈碘试验
   D．宫颈刮片细胞学检查
   E．宫腔镜检查

7. 王女士，50 岁，不规则阴道流血、流液半年。检查：宫颈为菜花样组织，子宫体大小正常，活动差，考虑为宫颈癌，应做哪项检查
   A．宫颈刮片细胞学检查
   B．阴道镜检查
   C．分段诊断性刮宫
   D．宫颈和颈管活组织检查
   E．碘试验

8. 某子宫颈癌患者，准备手术治疗，患者情绪低落，担心病情危及生命及手术治疗效果，目前首选的护理诊断/潜在的并发症是
   A．疼痛
   B．焦虑
   C．潜在的并发症：出血
   D．有感染的危险
   E．组织完整性受损

9. 彭某，女性，51 岁，因子宫颈癌做放射治疗，治疗后患者出现严重恶心、呕吐，采取措施无效，须立即
   A．继续放疗　　　　B．停止放疗
   C．化疗　　　　　　D．手术治疗
   E．改中药治疗

10. 患者，女，45 岁。行宫颈癌根治术后第 12 天。护士在拔尿管前开始夹闭尿管，定期开放，以训练膀胱功能，开放尿管的时间为
    A．每 1 h 1 次　　　B．每 2 h 1 次
    C．每 3 h 1 次　　　D．每 4 h 1 次
    E．每 5 h 1 次

11. 患者，女，37 岁，G2P1。3 天前发现"性生活后阴道有血性白带"。子宫颈刮片细胞学检查结果为巴氏Ⅲ级。患者询问检

查结果的意义，正确的解释是

A．轻度炎症

B．重度炎症

C．可疑癌症

D．高度可疑癌症

E．癌症

12．陈女士，30岁，因宫颈癌行根治术后安置尿管 14 天，拔出后检测残余尿量为 300 ml，护士准备再次导尿并保留尿管，但陈女士不同意，此时护士应

A．患者自行排尿，解除膀胱压力

B．请示护士长改用其他方式

C．请家属协助劝说

D．耐心解释，讲清导尿的重要性，并用屏风遮挡

E．报告医生

13．患者，女，32岁。因白带增多伴下腹坠痛 3 个月就诊，诊断为宫颈柱状上皮异位，2 日前行宫颈锥形切除术，护士指导患者出院后禁止性生活及盆浴的时间应是

A．1 个月　　　　　　B．2 个月

C．3 个月　　　　　　D．4 个月

E．5 个月

A3/A4 型题

（1～3 题共用题干）

患者，女，42 岁，近日因宫颈癌，需做广泛性子宫切除和盆腔淋巴结清扫术。

1．术前 1 日应重点准备的是

A．阴道准备　　　B．皮肤准备

C．灌肠　　　　　D．导尿

E．镇静

2．护士指导患者会阴坐浴，操作方法错误的是

A．液体量约为 1 000 ml

B．水温为 40 ℃

C．浸泡 20～30 min

D．选用药物为 4% 碳酸氢钠

E．坐浴前需排空膀胱

3．该患者术后保留尿管时间为

A．1～2 天　　　　B．3～5 天

C．6～9 天　　　　D．7～I4 天

E．2～3 周

（4～6 题共用题干）

颜女士，50 岁，不规则阴道流血，性生活时亦容易出血，脓血性阴道排液半年。检查：宫颈为菜花样组织，子宫增大，变软，活动差，考虑为宫颈癌。

4．为确诊宫颈癌，应作哪项检查

A．宫颈刮片细胞学检查

B．阴道镜检查

C．分段诊

D．宫颈和颈管活组织检查

E．碘试验

5．宫颈癌最常见的早期症状是

A．接触性出血　　　B．阴道大出血

C．绝经后出血　　　D．血性白带

E．阴道水样排液

6．下列护理措施中哪项不正确

A．鼓励患者树立战胜疾病信心

B．疼痛即给予止痛剂

C．高热可行物理降温

D．保持外阴清洁

E．补充营养增强机体抵抗力

（7～8 题共用题干）

某女，52 岁，诊断为子宫颈癌需做放疗。

7．患者在放疗结束后应每日冲洗的部位是

A．外阴　　　　　　B．阴道

C．尿道　　　　　　D．膀胱

E．以上都是

8．放疗后出现以下何项反应采取措施无效应即终止放疗

A．体温超过 39 ℃

B．白细胞 < $4×10^9$/L

C．血小板 < $50×10^9$/L，血红蛋白 < 70 g/L

D. 有严重恶心、呕吐

E. 以上都是

（9～10 题共用题干）

女性，37 岁，近 2 个月来阴道接触性流血，为排除宫颈癌需做宫颈刮片细胞学检查。

9. 取材部位应是

A. 鳞状上皮区

B. 宫颈管内

C. 非典型增生区

D. 鳞、柱状上皮交界区

E. 鳞状上皮化生区

10. 此患者最终被确诊为宫颈癌 Ib，正确的治疗方法为

A. 化学治疗

B. 手术+放射治疗

C. 宫颈癌广泛根治术

D. 手术+化疗

E. 激光治疗

第三节　子宫肌瘤

【知识要点】

一、概述

1. 病因及发病机制：子宫肌瘤发病可能与体内雌激素水平过高或长期刺激有关；与孕激素也有一定关系。子宫肌瘤是由子宫平滑肌组织增生而形成的女性生殖系统中最常见的良性肿瘤。多见于育龄妇女。

2. 种类：按肌瘤与子宫肌层的位置关系分 3 类：肌壁间肌瘤、浆膜下肌瘤、黏膜下肌瘤。

3. 当肌瘤生长过快，血供不足容易发生变性，常见的变性有：钙化、肉瘤样变、玻璃样变、囊性变、红色样变，钙化。

二、护理评估

1. 健康史。

2. 临床表现：

(1) 症状：

① 月经改变：经量增多，经期延长。

② 其他表现：下腹部包块，白带增多，压迫症状.贫血，不孕及流产，腹痛，黏膜下子宫肌瘤可脱出阴道口等。

(2) 体征：子宫可呈不规则或均匀增大，质硬；宫颈包块。

3. 辅助检查：

(1) 盆腔超声：是临床最常用的辅助检查，一般可以确诊。

(2) 宫腔镜检查。

三、治疗要点

根据患者年龄、症状、肌瘤大小、数目、生长部位及对生育要求而选择治疗方案：① 随访观察；② 药物治疗；③ 手术治疗。

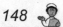

四、主要护理诊断及合作性问题与护理措施

子宫肌瘤患者的主要护理诊断及合作性问题与护理措施见表 14-2。

表 14-2　子宫肌瘤患者的主要护理诊断及合作性问题与护理措施

护理诊断/问题	主要护理措施
1. 有感染的危险。	帮助患者认识和去除病因；抗感染治疗。
2. 焦虑。	提供信息，增强信心。
3. 知识缺乏。	知识宣教。
4. 活动无耐力。	纠正贫血，精心护理。

五、健康教育

1. 出院指导：指导患者出院后加强营养，适当活动，月经期间应多休息，避免疲劳；按预定随访时间接受医疗检查和指导。

2. 全子宫切除患者术后：可有少量暗红色阴道流血，血量逐渐减少，若术后 7 ~ 8 天出现阴道流血，多为阴道残端肠线吸收所致，出血量不多者暂时观察；出血较多者可用明胶海绵压迫止血或缝合残端。术后 1 个月应到医院随访，检查伤口愈合情况。

3. 肌瘤小且无症状，尤其是近绝经年龄的患者，绝经后肌瘤多可以自然萎缩或症状消失。

4. 随访时间每 3 ~ 6 个月随访一次，定期做妇科检查及超声检查。

【课前预习】

一、基础复习

1. 子宫的解剖特点。

2. 组织学特点。

二、预习目标

1. 子宫肌瘤是妇科最常见的_____性肿瘤，发病可能与体内_____水平过高有关。

2. 子宫肌瘤最常用的辅助检查方法是_____。

【课后巩固】

一、名词解释

宫腔镜　　肌壁间肌瘤　　黏膜下肌瘤　　浆膜下肌瘤

二、填空题

1. 子宫肌瘤多发生宫体部，按肌瘤与子宫肌层的关系分为_____肌瘤、肌壁间肌瘤和_____肌瘤三种类型，以_____肌瘤最常见。

2. 子宫肌瘤_____出现与肌瘤生长_____、生长速度及肌瘤变性关系密切。黏膜下子宫肌瘤患者的主要症状是_____增多，_____延长。浆膜下肌瘤最常见的症状是_____包块。

3．子宫肌瘤为球形实质性肿瘤，表面光滑，有一层假包膜。子宫肌瘤常见变性有：_____、_____、_____、肉瘤变和钙化。

4．子宫肌瘤多见于_____岁生育年龄妇女。主要病因是与患者体内_____水平高有关系，所以绝经后肌瘤停止_____甚至萎缩。

【综合练习】

A2 型题

1．患者，女性，35 岁，因子宫肌瘤入院。护士告诉患者该病可能与下列哪种因素有关
A．性生活紊乱
B．绝经延迟
C．体内雌激素水平过高
D．未婚少育
E．单纯疱疹病毒感染

2．患者，女性，50 岁，体检时发现子宫肌壁间肌瘤。患者询问护士该疾病最常见的临床表现是
A．腹部肿块
B．不孕
C．白带增多
D．月经量多，经期延长
E．腰酸、下腹坠胀

3．患者，女，50 岁，阴道不规则流血，阴道分泌物脓性、有臭味 4 个月。妇科检查：阴道内触及鸡蛋大实质肿物，其周围均有宫颈包绕，子宫正常大。最有可能的诊断是
A．宫颈巨大息肉
B．宫颈腺囊肿
C．宫颈癌
D．子宫内膜癌
E．子宫黏膜下肌瘤

4．患者，女性，40 岁，月经量增多，月经周期缩短 2 年。妇科检查：子宫增大约 3 个月大小，质硬，凸凹不平，双附件(−)，最可能的诊断是
A．功能失调性子宫出血
B．子宫内膜癌
C．子宫颈癌

D．子宫肌瘤
E．围绝经期

5．患者，女，45 岁，因子宫肌瘤行子宫全切术，护士为其进行健康指导，告知患者术后阴道残端肠线吸收可致阴道少量出血，上述现象大约在术后几天出现
A．1～2 天出现　　B．3～4 天出现
C．5～7 天出现　　D．7～8 天出现
E．10～15 天出现

6．一妇女近年来月经量多，经期长，白带增多，感头晕，乏力，腰背酸痛，疑为黏膜下肌瘤，最主要的依据应当是
A．月经改变
B．贫血
C．腰背酸痛
D．白带增多
E．窥器检查宫口有瘤体

7．患者，女性，50 岁，子宫肌瘤手术后，护士为其做出院指导时告知患者术后按时随访，首次随访时间是
A．术后 2 个月　　B．术后 1 个月
C．术后 6 个月　　D．术后 1 年
E．术后 3 个月

8．患者，女性，45 岁，体检 B 超发现子宫浆膜下肌瘤，询问护士该肌瘤最常见的临床表现，护士告知
A．下腹部包块　　B．不孕
C．腰酸　　　　　D．月经量过多
E．白带增多

9．患者，女性，50 岁，体检 B 超发现子宫黏膜下肌瘤，询问护士该肌瘤最常见的临

床表现，护士告知

A．下腹部包块　　　　B．不孕

C．腰酸　　　　　　　D．月经量过多

E．白带增多

10. 李女士，45岁，患子宫肌瘤拟行腹部全子宫切除手术，术前3天应做的护理准备是

A．皮肤准备　　　　　B．阴道准备

C．进少量软食　　　　D．清洁灌肠

E．留置导尿管

11. 患者刘某，因子宫肌瘤行子宫全切术，

A3/A4 型题

（1～2题共用题干）

子宫肌瘤手术的患者，术后要保持尿管的通畅，勿折、勿压，注意观察尿量及性质。

1. 术后尿量至少每小时在

A．100 ml 以上　　　B．50 ml 以上

C．30 ml 以上　　　　D．80 ml 以上

E．200 ml 以上

2. 术后常规拔除尿管的时间是术后

A．第4天　　　　　　B．第3天

C．第2天　　　　　　D．第1天

E．4 h

（3～5题共用题干）

患者，42岁，近几年来经量增多，经期延长。近2～3个月常感头晕、乏力。妇科检查：子宫呈不规则增大，如孕4个月大小，表面结节状突起，质硬。

3. 诊断应首先考虑

术后第二天可将患者安置为

A．截石位　　　　　　B．头高足低位

C．去枕仰卧位　　　　D．头低足高位

E．半坐卧位

12. 患者，女性，28岁，足月产后5天，下腹疼痛3天，发热1天，阴道分泌物无异味，子宫增大，既往有子宫肌瘤史。本例首先考虑的诊断是

A．产褥感染　　　　　B．肌瘤恶性变

C．肌瘤玻璃样变　　　D．肌瘤囊样变

E．肌瘤红色样变

A．子宫颈癌　　　　　B．子宫内膜癌

C．妊娠　　　　　　　D．子宫肌瘤

E．卵巢肿瘤

4. 不可能出现的护理诊断为

A．恐惧

B．有感染危险

C．自尊紊乱

D．营养失调，低于机体需求量

E．潜在并发症：贫血

5. 用于协助诊断子宫肌瘤、葡萄胎、卵巢囊肿等疾病最常用的辅助方法为

A．腹腔镜

B．HCG 测定

C．超声检查

D．诊断性刮宫

E．阴道脱落细胞检查

第四节　子宫内膜癌

【知识要点】

一、概述

1. 病因及发病机制：子宫内膜癌可能与无孕激素拮抗的雌激素长期作用有关。高危因素：

未婚、未育少育、绝经延迟、肥胖、高血压、糖尿病及其他心血管疾病者。子宫内膜癌是发生于子宫内膜的一组上皮性恶性肿瘤，以来源于子宫内膜腺体的腺癌最常见，是女性生殖道恶性肿瘤之一，占女性生殖道恶性肿瘤的 20%～30%，占女性全身恶性肿瘤的 7%，多发生在围绝经期和绝经后妇女。近年来发病率呈上升的趋势。子宫内膜癌发病的确切原因不明，目前认为有两种发病类型：雌激素依赖型和非雌激素依赖型两种发病类型。大约 10% 的子宫内膜癌与遗传有关。

2. 转移途径：腺癌是一种生长缓慢，转移较晚的恶性肿瘤，主要转移途经为直接蔓延和淋巴转移。

二、护理评估

1. 健康史。

2. 临床表现：

(1) 症状：

① 多表现为绝经后不规则阴道流血，未绝经者表现为月经紊乱。

② 其他表现：阴道排液，压迫和转移的症状。

(2) 体征：子宫略增大，绝经后子宫不萎缩，反而比较饱满，质软。

(3) 并发症：贫血、转移。

3. 辅助检查：

(1) 分段诊断性刮宫（简称分段诊刮）：确诊方法。

(2) 其他：超声，磁共振成像、CT、淋巴造影，宫腔镜等。

三、治疗要点

1. 以尽早手术为原则，晚期采取综合治疗。

2. 首选全子宫及双侧附件切除术。对不能耐受手术、晚期或转移复发癌，可辅以放疗、化疗及高效孕激素等综合治疗。

四、主要护理诊断及合作性问题与护理措施

子宫内膜癌患者的主要护理诊断及合作性问题与护理措施见表 14-3。

表 14-3　子宫内膜癌患者的主要护理诊断及合作性问题与护理措施

护理诊断/问题	主要护理措施
1. 焦虑、恐惧。	多与患者沟通，了解患者所处不同时期的心理特点，耐心倾听患者的倾诉，针对患者的不良心理问题提供个性化的心理支持，减轻患者的紧张情绪。
2. 睡眠形态紊乱。	(1) 保证患者休息和睡眠，进食高蛋白、高热量、高维生素食物。 (2) 进食不足或营养状况极差者，遵医嘱静脉补充营养。
3. 知识缺乏。	(1) 指导患者合理饮食。 (2) 身体恢复后适当地进行功能锻炼。 (3) 术后积极预防并发症的发生。

五、健康教育

1. 定期妇科检查：中年妇女应每年接受防癌检查 1 次。对绝经后出现阴道流血者应高度警惕子宫内膜癌；合并高血压、糖尿病、肥胖妇女增加检查次数。普及防癌知识，让患者了解

普查的重要性。

2. 严格掌握雌激素使用指征：指导用药后的自我监护方法及随访措施。

3. 出院指导：完成治疗后应定期随访。

(1) 一般在术后 2 年内，每 3~6 个月 1 次。

(2) 术后 3~5 年，每 6~12 个月 1 次。

(3) 患者有不适感觉，应及时就诊检查。

【课前预习】

一、基础复习

子宫组织学特点。

二、预习目标

1. 子宫内膜癌以＿＿＿＿＿＿＿＿＿＿为主，又称宫体癌。

2. 子宫内膜癌在病理巨检上分为＿＿＿＿＿＿＿＿＿和＿＿＿＿＿＿＿＿。

3.子宫内膜癌的病因主要与＿＿＿＿＿＿＿＿＿水平高有关系。

【课后巩固】

一、名词解释

子宫内膜癌三联征　　诊断性刮宫

二、填空题

1. 子宫内膜癌其特点是：＿＿＿＿＿缓慢、＿＿＿＿＿＿较晚、＿＿＿＿＿＿＿＿妇女多见、5 年存活率较高。

2. 子宫内膜癌最典型的症状是绝经后＿＿＿＿＿＿＿＿＿＿；确诊子宫内膜癌最常用可靠的方法是＿＿＿＿＿＿＿＿＿＿病理检查；首选的治疗方法是＿＿＿＿＿＿＿＿＿；术后 2 年内，每＿＿＿＿＿随访一次；术后 3~5 年内每＿＿＿＿＿月随访一次。

3. 预防子宫内膜癌，普及防癌知识，重视高危人群，绝经后＿＿＿＿＿＿＿、围绝经期＿＿＿＿＿＿＿，应警惕子宫内膜癌。

【综合练习】

A2 型题

1. 女性，54 岁，绝经 2 年，阴道不规则少量出血半月余。妇科检查：阴道壁不充血。宫颈光滑。子宫较正常稍大。诊断性刮宫刮出内膜为豆渣样。最大可能为

　A．更年期月经不调

　B．子宫内膜癌

　C．生殖器结核

　D．黏膜下子宫肌瘤

　E．老年性阴道炎

2. 对于子宫内膜癌，下列哪项是错误的

　A．阴道排液与阴道流血是最早期的症状

　B．下腹疼痛、腰骶痛是晚期症状

C．早期诊断主要靠内膜组织学检查

D．首选治疗方法是手术

E．可用雌激素治疗

3．患者女性，36岁。近一段时间出现不规则阴道出血，经量增多，并感到阴道排液也增多，并有恶臭。建议做

A．阴道分泌物悬滴检查

B．子宫颈活体组织检查

C．分段诊断性刮宫

D．阴道侧壁涂片

E．内诊检查

4．患者58岁，已绝经多年，几个月来常有少量不规则出血，来院检查诊断为子宫内

膜癌。下述不是该病特点的是

A．生长缓慢　　　B．转移较晚

C．绝经后妇女多见　D．疼痛出现较早

E．预后较好

5．某老年女性，已绝经2年，因阴道流血2天而就诊，为排除子宫内膜癌，应做下列哪项检查

A．宫腔镜直视法

B．阴道涂片细胞学检查

C．分段诊刮术，细胞学检查

D．子宫冲洗细胞学检查

E．腹腔镜检查

A3/A4型题

（1~3题共用题干）

56岁妇女，绝经8年出现阴道不规则流血。妇检：宫颈光滑，阴道黏膜菲薄，宫体稍大，质软，活动良好，附件(-)。

1．初步诊断为宫体癌，最支持诊断的体征为

A．56岁

B．绝经后阴道不规则流血

C．宫体大

D．阴道黏膜菲薄

E．宫颈光滑

2．为进一步确诊，需做的检查项目是

A．细致的双合诊

B．三合诊

C．分段诊刮

D．宫颈刮片

E．宫颈细胞学检查

3．经检查确诊为宫体癌Ⅰ期，首选的治疗是

A．化学疗法

B．手术治疗

C．放射疗法

D．孕激素治疗

E．手术和放射疗法相结合

（4~6题共用题干）

蒋某，57岁，化工厂退休职工，肥胖，绝经5年，高血压史近20余年。因两次出现阴道流血，来社区卫生站咨询是否需进一步诊治。汤医生建议她应去中心医院明确诊断。

4．汤医生考虑需排除子宫内膜癌的原因，但不包括

A．绝经后阴道流血　B．体型肥胖

C．接触化学物质　　D．50岁以上

E．高血压患者

5．中心医院建议蒋女士做的辅助检查项目是

A．阴道脱落细胞检查

B．宫颈活体组织检查

C．阴道后穹隆穿刺术

D．诊断性刮宫

E．阴道分泌物悬滴检查

6．蒋女士被诊断为子宫内膜癌，没有发现转移病灶。该病首选的治疗方案是

A．放疗　　　B．手术

C．化疗　　　D．高效孕激素

E．中药加化疗

（编者：周坤）

第五节　卵巢肿瘤

【知识要点】

一、概述

1. 病因：可能与高胆固醇饮食及内分泌失调有关，还有 20% ~ 25% 的遗传因素。卵巢肿瘤可发生于任何年龄，是女性生殖器常见的肿瘤。卵巢恶性肿瘤死亡率为妇科恶性肿瘤之首位。

2. 分类：按卵巢肿瘤组织学分类法，分为上皮性肿瘤、性索间质肿瘤、生殖细胞肿瘤、转移性肿瘤、瘤样病变。

二、护理评估

1. 健康史。

2. 临床表现：

(1) 症状：

① 良性卵巢肿瘤，早期多无症状。当肿瘤增大至中等大小时，患者有腹胀感。腹部可触及囊性或实性包块。肿瘤继续增大可出现尿频、便秘、气急、心悸等压迫症状。

② 恶性卵巢肿瘤早期常无症状，一旦出现腹胀或发现腹部肿块时疾病已至晚期。患者可有腹痛及恶病质表现。

(2) 体征：

① 良性肿瘤：妇科检查子宫一侧或双侧触及球形肿物，表面光滑，活动良好。肿瘤继续增大可占满盆腹腔，出现尿频、便秘、气急、心悸等压迫症状。

② 恶性肿瘤：妇科检查肿物多双侧，实性，表面高低不平，固定不动，可有腹水。

③ 并发症：卵巢肿瘤并发蒂扭转（最常见，急腹症）， 破裂，感染，恶变。

3. 辅助检查：

(1) 细胞学检查：在腹水或腹腔冲洗液中查出癌细胞，有助于卵巢肿瘤的确诊、分期和选择治疗方案。

(2) 影像学检查：B 超检查、X 线检查、CT、MRI、淋巴造影。

(3) 腹腔镜检查：可用于腹腔肿块、腹水或可疑卵巢恶性肿瘤者。

(4) 测定血清中肿瘤标记物：CA125、AFP、HCG、性激素。

三、治疗要点

1. 良性卵巢肿瘤：确诊后尽早手术。

2. 恶性卵巢肿瘤：以手术治疗为主，辅以化疗和放疗。

3. 发生并发症：如发生蒂扭转或破裂应立即手术。

四、主要护理诊断及合作性问题与护理措施

卵巢肿瘤患者的主要护理诊断及合作性问题与护理措施见表 14-4。

表 14-4　卵巢肿瘤患者的主要护理诊断及合作性问题与护理措施

护理诊断/问题	主要护理措施
1. 营养不良：低于机体需要量。	(1) 改变平常生活方式。(2) 选择营养丰富、易于消化的食物。
2. 焦虑。	(1) 改善病房环境，患者注意休息、保证睡眠。 (2) 及时控制病情，如疼痛、出血。
3. 预感性悲哀。	(1) 注意病情观察。(2) 及时控制病情。

五、健康教育

1. 普及防癌知识：提倡高蛋白、富含维生素 A 的饮食，避免高胆固醇食物；高危妇女宜口服避孕药预防；卵巢囊性肿瘤直径大于 5 cm 或实性肿瘤及青春期前、绝经期后妇女，发现卵巢肿瘤，应及时手术治疗。

2. 定期检查：30 岁以上妇女每年妇科检查，高危人群每半年检查 1 次。

3. 定期随访：随访时间为：① 术后 1 年内，每月 1 次；② 术后 1~2 年，每 3 个月 1 次；③ 术后 2~3 年，每 6 个月 1 次；④ 术后 3 年以上，每年 1 次。

4. 保持情绪稳定：树立战胜疾病的信心。

【课前预习】

一、基础复习

卵巢解剖学特点、组织学特点。

二、预习目标

1. 卵巢肿瘤可发生于_____年龄。卵巢癌死亡率居妇科恶性肿瘤_____位。

2. 卵巢恶性肿瘤治疗要点：确诊后以_____为主，辅以_____等方案。

【课后巩固】

一、名词解释

畸胎瘤　　浆液性囊腺癌　　浆液性囊腺瘤　　黏液性囊腺癌　　黏液性囊腺瘤　　颗粒细胞瘤　　库肯勃瘤　　皮样囊肿

二、填空题

1. 卵巢最常见的良性肿瘤为_____，又称_____囊肿，易发生_____；最常见恶性肿瘤为_____囊腺癌；黏液性囊腺瘤可形成_____囊肿；畸胎瘤、无性细胞瘤、内胚窦瘤属于卵巢_____细胞常见肿瘤，其中卵巢内胚窦瘤细胞可产生_____，此指标可作为诊断和监测肿瘤消长的重要指标。

2. 恶性卵巢肿瘤转移方式主要通过_____、_____，其次是淋巴转移，血行转移较少见。

3. 某女士，31 岁，已婚，月经正常，妇科检查发现：子宫大小正常，右侧附件扪及一拳头大小、表面光滑、活动的囊性包块，最大的可能是良性_____。

4. 卵巢肿瘤的并发症有_____、_____、_____和恶变，其中以_____最常见，一经确诊应尽快行剖腹手术，可行患侧_____术。

【综合练习】

A2 型题

1. 患者女性，44 岁，医生诊断为卵巢癌，需手术治疗，护士在为患者联系配血，配血量要达到

　　A．200~600 ml

B． 300～400 ml

C． 600～700 ml

D． 800～1 000 ml

E． 1 500～2 000 ml

2． 一位卵巢癌患者，今日手术，术后需保留尿管，护士正确的护理应为

　　A． 2 天擦洗尿道口及尿管 1 次

　　B． 每天擦洗尿道口及尿管 3 次

　　C． 每天擦洗尿道口及尿管 2 次

　　D． 每天擦洗尿道口及尿管 4 次

　　E． 隔天擦洗尿道口及尿管 1 次

3． 小郑护士给护生讲解卵巢肿瘤的常见并发症，应不包括

　　A． 感染　　　　　B． 破裂

　　C． 闭经　　　　　D． 恶变

　　E． 蒂扭转

4． 患者陈某，因卵巢癌住院，常常哭泣，焦虑不安，首先的护理措施应是

　　A． 通知主管医生

A3/A4 型题

（1～3 题共用题干）

谢女士，45 岁。药理研究院高级研究员。因患卵巢肿瘤入院手术。

1． 入院后她阅读了一些医学书籍，但仍表现出情绪低落。护士与谢女士交谈后了解其原因，但不包括

　　A． 惧怕肿瘤癌变　　B． 担心医生技术

　　C． 住院治疗费用　　D． 去卵巢后衰老

　　E． 害怕术后疼痛

2． 接着谢女士又向护士了解如何实施术前准备工作。护士介绍后特别强调术前不宜过度

　　A． 睡眠休息　　　　B． 皮肤准备

　　C． 胃肠道准备　　　D． 阴道冲洗

　　E． 学习劳累

3． 第二天护士到谢女士床边指导术前训练，针对妇科手术的特点，重点要求谢女士反复训练的项目是

　　A． 吞咽动作　　　　B． 床上解尿

　　C． 翻身动作　　　　D． 辨别方向

B． 让家属探视

C． 同意家属陪伴

D． 倾听其倾诉并给予安慰

E． 给服镇静剂

5． 何女士，31 岁，已婚，月经正常，妇科普查发现：子宫大小正常，右侧附件扪及一拳头大小、表面光滑、活动的囊性包块。最大的可能是

　　A． 恶性卵巢肿瘤　　B． 良性卵巢肿瘤

　　C． 子宫肌瘤　　　　D． 黄素囊肿

　　E． 早期妊娠

6． 患者，女性，44 岁，因月经紊乱，腹围增大。胃肠胀气伴腹痛，来院就诊，医生诊断为：卵巢癌。因肿瘤过大或伴有腹水，患者出现压迫症状，如心悸、气促，护士指导患者应采取的体位是

　　A． 右侧卧位　　　　B． 仰卧位

　　C． 左侧卧位　　　　D． 坐位

　　E． 截石位

E． 穿鞋动作

（4～5 题共用题干）

女性，27 岁，平素月经规律，突然右下腹部剧痛，前来就诊，查血压 85/50 mmHg，痛苦面容，右下腹明显压痛。妇科检查：于子宫侧可扪及张力较大肿物，无宫颈举痛。

4． 该患者最大可能是

　　A． 卵巢畸胎瘤蒂扭转

　　B． 异位妊娠

　　C． 急性阑尾炎

　　D． 卵巢囊肿破裂

　　E． 急性盆腔炎

5． 在护理上述患者中不正确的是

　　A． 保暖，氧气吸入

　　B． 密切观察生命体征

　　C． 小量不保留灌肠

　　D． 迅速静脉输液、备血

　　E． 做好腹部手术常规准备

（编者：周坤）

第十五章　外阴、阴道手术患者的护理

第一节　外阴、阴道手术患者的一般护理

【知识要点】

一、外阴、阴道手术的种类

1. 外阴手术：指女性外生殖器部位的手术。主要有外阴癌根治术、前庭大腺脓肿切开引流术、处女膜切开术等。

2. 阴道手术：包括阴道局部手术及途经阴道的手术，如阴道成形术、阴道前后壁修补术、尿瘘修补术、子宫黏膜下肌瘤摘除术、经阴道子宫切除术等。

二、手术前的准备

1. 心理护理。

2. 皮肤准备：术前 1 天，备皮范围上至耻骨联合上 10 cm，下至肛门以下 10 cm，包括腹股沟、外阴和大腿上 1/3。

3. 肠道准备：按腹部肠道手术准备，肠道准备从术前 3 天开始。

4. 阴道准备：术前 3 天开始阴道准备，一般行阴道冲洗或坐浴。术晨用消毒液行阴道和宫颈消毒。

5. 特殊用物准备：如丁字绷带、子宫托等。

三、手术后的护理

1. 体位：

(1) 处女膜闭锁及有子宫的先天性无阴道患者，应采取半卧位。

(2) 外阴根治术后的患者应取平卧位，双腿屈膝外展。

(3) 阴道前后壁修补术或盆底修补术后应取平卧位。

2. 切口护理：

(1) 观察切口有无渗血、红肿热痛等炎症反应征象。

(2) 观察周围皮肤颜色、温度、湿度、有无皮肤或皮下组织坏死。

3. 保持外阴清洁干燥：外阴擦洗 2 次/日。手术 3 天后可行外阴红外线照射。

4. 保持大小便通畅：保留尿管 5~7 天；为防止大便对切口的污染及排便时对切口的牵拉，以控制术后 5 天内不解大便为宜。

5. 避免增加腹压的动作。

6. 疼痛护理。

四、健康指导

1. 术后禁重体力劳动 3 月，避免久站、久蹲等易引起盆腔充血的活动。应逐步加强腹部肌肉的力量。

2. 加强营养，提高自身抵抗力。禁止性生活及盆浴 3 个月。

3. 未经医生同意，避免阴道冲洗和性生活。

4. 如有异常情况及时就诊。

5. 遵医嘱来院复查。

【课前预习】

一、基础复习

外生殖器、会阴。

二、预习目标

经外阴阴道手术术前备皮范围，上_____，两侧到_____，下至
_____，_____。

【课后巩固】

一、名词解释

尿瘘

二、填空题

1. 术后体位指导：处女膜切开术或子宫阴道成形术后，患者应该采取_____；
外阴癌根治术、阴道前后壁修补术、阴式子宫切除术后，指导体位为_____，
双下肢略_____，膝下垫软垫，减少伤口张力，利于_____。

2. 经外阴阴道手术后出院指导：出院后首次复查时间是_____；_____内
禁止性生活及盆浴，保持外阴的清洁干燥。术后_____再次复查，视情况可恢复盆浴及性生活。

第二节　外阴、阴道创伤患者的护理

【知识要点】

一、概述

患者可由于外伤、性交、分娩、人流术等导致外阴阴道创伤。尤其是幼女受到性暴力或尖
锐硬物刺伤后，可以导致大出血，需到医院及时处理。

二、护理评估

1. 健康史。

2. 临床表现：

(1) 症状：创伤后出现疼痛和出血或有外阴阴道的血肿等表现。

(2) 体征：检查发现有伤口，出血等。

(3) 并发症：贫血，感染等。

(4) 辅助检查：血常规等。

三、治疗要点

轻度裂伤不需要处理，保持外阴清洁干燥可以自愈。严重的需要清创缝合或切开清除淤血
等处理。

四、主要护理诊断及合作性问题与护理措施

外阴、阴道创伤患者的主要护理诊断及合作性问题与护理措施见表15-1。

表 15-1　外阴、阴道创伤患者的主要护理诊断及合作性问题与护理措施

护理诊断/问题	主要护理措施
1. 疼痛：外阴痛。	(1) 帮助患者认识和治疗疾病的手段。 (2) 指导缓解疼痛。 (3) 卧床休息。
2. 自尊紊乱。	(1) 帮助患者及家属正确认识疾病。 (2) 鼓励患者说出不适，取得患者及家属的支持和帮助，做好术前指导。
3. 有感染的危险。	(1) 注意知识的宣教，注意外阴卫生。 (2) 增强抵抗力，指导饮食，必要时静脉支持。 (3) 术中术后严格消毒，护理，避免院内感染。
4. 紧张、恐惧。	(1) 改善病房环境，患者注意休息、保证睡眠。 (2) 及时控制病情，如疼痛、出血。
5. 手术患者的护理。	外阴阴道手术护理。

五、健康教育

1. 保持外阴清洁干燥。禁止盆浴及性生活1月。3个月内避免便秘、重体力劳动、下蹲、咳嗽等增加腹压活动，避免伤口裂开。

2. 注意营养避免便秘，适度活动，避免剧烈运动。

3. 术后坚持化疗及随访。

【课前预习】

一、基础复习

外生殖器解剖学特点。

二、预习目标

外阴、阴道创伤多见于＿＿＿＿＿＿、＿＿＿＿＿、＿＿＿＿＿及＿＿＿＿＿等引起。

【课后巩固】

一、名词解释

处女膜

二、填空题

1. 外阴阴道创伤的处理：轻度裂伤＿＿＿＿＿＿＿，保持外阴清洁干燥可以自愈。严重损伤需要＿＿＿＿＿＿＿或＿＿＿＿＿＿＿。

2. 外阴癌的治疗原则：以＿＿＿＿＿＿＿为主，辅以＿＿＿＿＿＿＿＿＿等综合治疗。

第三节　外阴癌

【知识要点】

一、概述

外阴癌是女性外阴恶性肿瘤中最常见的一种，多见于60岁以上妇女。以外阴鳞状细胞癌最为常见。

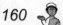

1. 病因：病因尚未完全明确，公认与单纯疱疹病毒Ⅱ型、人乳头瘤病毒、巨细胞病毒等有关。
2. 发病机制：人乳头瘤病毒、外阴发育不良及其他。

二、护理评估

1. 病因。
2. 临床表现：
(1) 症状：外阴瘙痒是最常见症状，且持续时间较长。
① 包块、疼痛：表现为结节肿物或疼痛，有时伴有溃疡或少量出血。
② 其他表现：发作时伴随表现、全身症状。
(2) 体征：① 早期：丘疹、结节或溃疡。② 晚期：不规则肿块，组织脆、易脱落、溃疡等；淋巴转移表现。
(3) 并发症：大出血、转移、感染。
3. 辅助检查：外阴活体组织病理检查。

三、治疗要点

手术治疗为主，辅以放疗和化疗。

四、主要护理诊断及合作性问题与护理措施

外阴癌患者的主要护理诊断及合作性问题与护理措施见表15-2。

表 15-2　外阴癌患者的主要护理诊断及合作性问题与护理措施

护理诊断/问题	主要护理措施
1. 疼痛：外阴痛。	(1) 帮助患者认识和治疗疾病的手段。 (2) 指导缓解疼痛。 (3) 卧床休息。
2. 自我形象紊乱。	(1) 帮助患者及家属正确认识疾病。 (2) 鼓励患者说出不适，取得患者及家属的支持和帮助，做好术前指导。
3. 有感染的危险。	(1) 注意知识的宣教，注意外阴卫生。 (2) 增强抵抗力，指导饮食，必要时静脉支持。 (3) 术中术后严格消毒，护理，避免院内感染。
4. 焦虑。	(1) 改善病房环境，患者注意休息、保证睡眠。 (2) 及时控制病情，如疼痛、出血。
5. 手术患者的护理。	外阴阴道手术护理。

五、健康教育

1. 保持外阴清洁干燥。
2. 外阴部出现瘙痒、破溃、疼痛、出血等及时就诊；外阴部的硬结、包块不要随意抠抓。
3. 术后坚持化疗及随访。

【课前预习】

一、基础复习

外生殖器解剖学特点。

二、预习目标

原发性外阴癌以＿＿＿＿＿＿细胞癌最常见，约 2/3 的外阴癌发生在＿＿＿＿＿＿；外阴癌早期常见的表现为＿＿＿＿＿＿＿＿＿＿＿＿＿。

【课后巩固】

一、名词解释

外阴癌

二、填空题

1. 对一切外阴赘生物及可疑病灶，均应及早做_____。

2. 外阴癌的治疗原则：以_____为主，辅以_____等综合治疗。

【综合练习】

A2 型题

1. 患者，女性，65 岁。主诉外阴部有一块皮肤特别痒，手一抓就出血。经妇科检查发现：外阴局部变白、组织脆而易脱落，有血性分泌物。常采用的诊断方法是

　　A．B 超检查　　　　　B．阴道镜检查

　　C．抽血化验　　　　　D．宫腔镜检查

　　E．活体组织病理检查

2. 患者，女，14 岁，中学生。在学校坐板凳时被木屑刺伤外阴，出现疼痛及出血。2 h后，送至医院，患者入院时感到非常恐惧，大声哭泣，母亲也感到非常痛苦。请问针对该病例，护士应做的首要护理措施是

　　A．心理护理　　　　　B．监测生命体征

　　C．协助医生检查　　　D．做好术前准备

　　E．排空膀胱

A3/A4 型题

（1～4 题共用题干）

张某，54 岁，全身有扁平疣，半年后外阴发现肿块，在当地医院以"皮肤病"行局部激光治疗加外敷药。2 月前外阴肿块不断增大，累及阴道，并有渗出及出血等表现。

1. 如何正确评估该患者

　　A．评估该患者的健康史

　　B．做 B 超检查

　　C．做外阴阴道脱落细胞检查

　　D．外阴包块皮肤处活体组织检查

　　E．MRI 检查

2. 病检报告提示：鳞状细胞癌。目前肿块较多，肛门附近也有，其余为阴性。患者家属寻求最佳治疗原则

　　A．外敷药物治疗　　　B．手术

　　C．手术及放疗　　　　D．手术及化疗

　　E．化疗

3. 在此治疗原则下，患者及家属出现的常见护理问题是

　　A．恐惧

　　B．组织灌注量不足

　　C．皮肤黏膜的完整性受损

　　D．舒适的改变

　　E．活动缺乏耐力

4. 针对该患者情况，其主要护理措施是

　　A．心理护理

　　B．手术前护理

　　C．手术后护理

　　D．放射治疗的皮肤护理

　　E．出院指导

（编者：周坤）

第十六章 女性内分泌疾病患者的护理

第一节 功能失调性子宫出血

【知识要点】

一、概述

1. 病因：功能失调性子宫出血简称功血，为妇科常见病。

(1) 无排卵性功血：最常见的类型，多见于青春期及围绝经期。

(2) 排卵性功血：见于育龄期妇女，分为黄体功能不足与子宫内膜不规则脱落。

2. 发病机制：由内、外因的影响，引起调节生殖系统的神经内分泌的释放或相互调控异常，所引起的异常子宫出血，与全身及内外生殖器官本身的器质性病变无关。

二、护理评估

1. 健康史。

2. 临床表现：

(1) 症状：

① 无排卵性功血：

·不规则的子宫出血，月经周期紊乱，经期长短不一。

·月经淋漓不净，经量过多，可出现贫血。

·经期无下腹疼痛或其他不适。

② 排卵性功血：

·黄体功能不足：表现为月经周期缩短，月经频发。有时月经周期虽在正常范围内，但是卵泡期延长，黄体期缩短，故不孕或早孕期流产发生率高。

·子宫内膜不规则脱落：表现为月经周期正常，但经期延长，多达 9～10 日，且出血量多，后几日常表现为少量淋漓不断出血。

(2) 体征：体格检查无明显阳性体征。

(3) 并发症：失血性贫血、失血性休克。

3. 辅助检查：

(1) 诊断性刮宫并送病检。

(2) 基础体温测定。

三、治疗要点

1. 内科治疗：

(1) 治疗目的：止血，调经，防止并发症。

(2) 治疗原则：

① 无排卵性功血：青春期患者以止血、调整月经周期、促使排卵为原则，围绝经期患者以止血、调整月经周期、减少经血量、防止子宫内膜病变为原则。

② 排卵性功血：黄体功能不足可促进卵泡发育，刺激黄体功能和黄体功能替代。子宫内膜不规则脱落可调节下丘脑—垂体—卵巢轴的功能，促进黄体及时萎缩，子宫内膜及时完整地脱落。

2. 手术治疗：刮宫。必要时切除子宫。

四、主要护理诊断及合作性问题与护理措施

功能失调性子宫出血患者的主要护理诊断及合作性问题与护理措施见表 16-1。

表 16-1 功能失调性子宫出血患者的主要护理诊断及合作性问题与护理措施

护理诊断/问题	主要护理措施
1. 有感染的危险。	(1) 观察与感染有关的征象（体温、脉搏、子宫体压痛）。 (2) 做好会阴护理，保持会阴清洁。 (3) 禁止盆浴、性生活。
2. 焦虑。	(1) 改善病房环境，患者注意休息、保证睡眠。 (2) 鼓励患者表达内心感受，向患者介绍相关注意事项。
3. 活动无耐力。	(1) 补充营养：宜食高蛋白、高维生素及含铁量高的食物。 (2) 维持正常血容量： · 出血多者卧床休息，减少出血量； · 观察并记录生命体征及出血量； · 配合医生做好配血、输血、止血措施。

五、健康教育

1. 加强自我保健：教育患者保持良好的生活及饮食习惯，平稳过渡青春期和围绝经期。注意经期卫生，保持会阴清洁。坚持锻炼身体，增强体质。

2. 遵医嘱治疗：告知患者使用激素治疗时应严格按照医嘱服药以达到疗效。

【课前预习】

一、基础复习

1. 性腺轴。

2. 雌孕激素的生理功能。

二、预习目标

1. 功能失调性子宫出血分两类＿＿＿＿＿＿＿＿＿＿型功血及＿＿＿＿＿＿＿＿＿＿型功血，其中无排卵型功血多见于＿＿＿＿＿＿＿＿＿期、＿＿＿＿＿＿＿＿＿＿期，排卵型功血多见于＿＿＿＿＿＿＿年龄妇女。

2. 无排卵性功血的治疗原则：青春期少女和生育期妇女以＿＿＿＿＿＿＿＿＿＿＿、＿＿＿＿＿＿＿＿＿＿、＿＿＿＿＿＿＿＿＿促排卵；绝经过渡期妇女以止血后以＿＿＿＿＿＿＿＿＿、＿＿＿＿＿＿＿＿＿＿、预防子宫内膜病变为主。

【课后巩固】

一、名词解释

月经过多　　月经频发　　诊断性刮宫　　无排卵性功血　　排卵性功血

二、填空题

1. 功能失调性子宫出血指由于调节生殖的_____机制失常引起的异常_____，无全身及生殖器官的明显器质性病变。

2. 无排卵型功血最常见症状是_____，其特点：月经周期_____、经期_____、出血量_____，出血期不伴下腹疼痛。

3. 排卵型功血分黄体功能不足，表现为月经周期_____，经期_____；子宫内膜不规则脱落,表现为月经周期_____、经期_____、经量_____。

4. 检查卵巢功能最简易的方法是_____测定,有排卵者基础体温曲线呈_____,无排卵者基础体温始终处于较低水平,呈_____。宫颈黏液结晶检查,经前出现羊齿状结晶,提示_____。

5. 可达到止血及明确子宫内膜病理诊断的辅助检查是_____。不规则流血者_____进行刮宫;确定排卵或黄体功能,应于月经前_____天或月经来潮_____h内刮宫;为确定子宫内膜不规则脱落应于月经期第_____天诊刮。

6. 无排卵性功血治疗止血时,青春期以_____为主;绝经过渡期妇女首选_____止血。

7. 调整月经周期常用的方法有_____激素序贯法即人工周期;_____激素联合法,_____周期疗法。

8. 功血患者护理时,出血多者嘱_____休息,减少出血量,观察并记录_____体征及_____量,配合医生做好配血、输血、止血措施;预防感染做好会阴护理,_____清洁,禁止盆浴、性生活。

9. 功血患者性激素治疗时,严格遵守_____正确使用,不得_____漏服和停服药物,止血后按医嘱每_____天递减一次,每次递减量不超过原来剂量的_____,不得自行增减剂量,以免引起子宫出血。

【综合练习】

A2 型题

1. 患者,女性,35 岁,婚后 5 年不孕,为其做卵巢功能检查,连续 3 个月每日清晨测得基础体温成一规则水平线,说明其卵巢
   A. 有排卵　　　　　　B. 无排卵
   C. 黄体萎缩不全　　　D. 卵巢发育不良
   E. 黄体功能不全

2. 患者,48 岁,月经紊乱近一年,经量时多时少,周期无规律,此次 2 个月未来潮后出血近半个月。查：子宫正常大小,软,诊断为无排卵型功血,首选的止血方法是
   A. 刮宫　　　　　　　B. 孕激素
   C. 止血剂　　　　　　D. 雌激素
   E. 雄激素

3. 35 岁已婚妇女,近年来,月经周期 30～32 天,月经持续 10～15 天,经量时多时少。基础体温呈双相,为明确诊断需行刮

宫术，时间应在

A．月经来潮前 1 周

B．月经来潮 12 h 内

C．月经第 3 天

D．月经第 5 天

E．月经来潮 24 h 内

4. 患者女性，36 岁。工作紧张，近 2 年来未避孕，欲生育，但一直未孕。月经不规则，经期延长。医生建议患者行诊断性刮宫以了解黄体功能，护士告知刮宫时间应在月经来潮

A．后 72 h　　　　B．后 48 h

C．前 2 周　　　　D．后 24 h

E．前 1～2 天

5. 女性，50 岁，阴道出血不规则半月，加重 3 天，无腹痛。B 超检查：子宫附件未见异常。可能的诊断是

A．子宫内膜癌　　B．功血

C．子宫内膜炎　　D．宫颈癌

E．子宫内膜息肉

6. 某女，30 岁，因阴道出血 7 天，门诊以功血收入院，查阴道仍有出血，量约 500 ml，BP 85/50 mmHg，Hb 6.0 g/L，下列处理哪项不正确

A．迅速建立静脉通路

B．备血，做交叉配血试验

C．做好刮宫准备

D．氧气吸入

E．大量使用抗生素

7. 患者，女，17 岁，初潮年龄为 13 岁，最近半年因学习压力大而出现月经周期不规则，2～3 个月来潮一次，每次经期持续 10 余天，量多，无痛经。应考虑为

A．黄体功能不足

B．月经过多

C．子宫内膜不规则脱落

D．无排卵性功血

E．排卵性月经失调

8. 某妇女，30 岁，人工流产后，月经周期 28～30 天，经期 8～12 天，经量不定。根据临床表现，首先考虑

A．正常月经

B．无排卵型功血

C．子宫内膜不规则脱落

D．黄体发育不全

E．子宫内膜慢性炎症

9. 患者女性，38 岁，已婚。自然流产 1 次，2 年未避孕，未怀孕，月经周期正常，经期延长，量正常，医生告知需诊刮术。患者询问护士告知目的是

A．确定有无排卵及黄体功能

B．改善子宫内环境

C．防止感染

D．了解子宫大小

E．促进子宫收缩

10. 女性，16 岁，因月经过多晕厥被送入急诊室，急诊止血方案为

A．雄激素肌内注射

B．雌激素肌内注射

C．孕激素肌内注射

D．刮宫术

E．止血剂肌内注射

11. 某女，29 岁，结婚 3 年未孕。月经周期 21 日，经期 3～5 天，盆腔检查正常。连续 3 个周期 BBT 双相，高温 9～10 日，应考虑

A．正常月经

B．无排卵性功血

C．黄体功能不足

D．卵巢无排卵

E．子宫内膜不规则脱落

A3/A4 型题

（1～2 题共用题干）

育龄妇女，未避孕，2 年来未孕，月经频发(4～5)天/(22～23)天，基础体温呈双相。

1. 其诊断应该是

A．无排卵性功血　　B．正常月经

C．黄体功能不全　　D．黄体萎缩不全

E．排卵期出血

2．该病例合适的治疗是

A．诊刮

B．雌孕激素合并应用

C．雌孕激素序贯疗法

D．应用 HCG

E．应用 GnRh

（3～4 题共用题干）

育龄妇女，结婚 3 年一直同居而未孕，月经 10 天/(20～50) 天，量时多时少，妇科查体未见异常，基础体温呈单相。

3．其诊断为

A．黄体功能不全

B．无排卵性功血

C．有排卵性功血

D．排卵期出血

E．子宫内膜不规则脱落

4．最恰当的治疗是

A．孕激素周期治疗

B．雌激素周期治疗

C．雌孕激素调整月经周期后促排卵

D．诊刮

E．抗前列腺素药物

（5～7 题共用题干）

16 岁未婚少女，14 岁初潮，月经不规则，周期 2～3 个月，每次经期达 10 余日，量多，无痛经。此次闭经 3 个月后阴道流血持续半月未止。

5．如果尿 HCG 阴性，最可能的原因

A．月经过多

B．黄体功能不足

C．先兆流产

D．无排卵性功血

E．子宫内膜不规则脱落

6．护士应向她讲解的治疗原则是

A．止血

B．止血、调经、促排卵

C．止血、调经

D．防止子宫内膜癌变

E．刮宫术

7．应用雌激素止血后，首选的调整月经周期的方法是

A．人工周期　　　B．雌孕激素联合法

C．后半期疗法　　D．氯米芬

E．雄激素

（8～9 题共用题干）

某女，48 岁，孕 2 产 1。月经紊乱 1 年，此次因闭经 3 月余，阴道淋漓出血半月入院。妇科检查子宫正常大小，附件未见异常。

8．对该患者的护理措施，错误的是

A．补充含铁较多的食物

B．注意休息，避免剧烈运动与劳累

C．保持会阴清洁

D．出血期间禁止盆浴及性生活

E．采取雌激素止血，流血停止后停用

9．下列处理措施首选的是

A．雄激素止血　　　　B．雌激素止血

C．止血剂　　　　　　D．诊断性刮宫

E．子宫切除术

（编者：周坤）

第二节　闭　经

【知识要点】

一、概述

闭经是妇科疾病的常见症状。根据既往有无月经来潮将闭经分为原发性闭经和继发性闭经两类。年龄超过 16 岁（有地域性差异），第二性征已发育且无月经来潮者，或年龄超过 13 岁，第

二性征尚未发育，且无月经来潮者，称为原发性闭经；以往曾建立正常月经，但以后因某种病理性原因而月经停止 6 个月以上者，或按自身原来月经周期计算停经 3 个周期以上者称为继发性闭经。原发性闭经较少见，由于遗传或先天发育缺陷引起。继发性闭经以下丘脑性闭经最常见。

二、护理评估

1. 健康史。

2. 临床表现：① 症状：闭经。② 体征。③ 并发症。

3. 辅助检查：

(1) 黄体酮实验、雌孕激素序贯实验、卵巢功能检查、垂体兴奋实验。

(2) 超声检查，CT、MRI 等检查。

三、治疗要点

对因治疗。

四、主要护理诊断及合作性问题与护理措施

闭经患者的主要护理诊断及合作性问题与护理措施见表 16-2。

表 16-2 闭经患者的主要护理诊断及合作性问题与护理措施

护理诊断/问题	主要护理措施
1. 焦虑。	(1) 心理护理。 (2) 讲解月经的生理知识，使患者了解闭经与女性特征、生育及健康的关系，减轻心理压力，避免闭经加重。
2. 功能障碍性悲哀	指导合理用药：合理使用性激素，说明性激素的作用、副作用、用药方法及注意事项。

五、健康教育

1. 疾病发生的相关知识。

2. 建立良好生活饮食习惯，饮食结构合理。

【课前预习】

一、基础复习

性腺轴。

二、预习目标

闭经分为_____和_____，后者多见。

【课后巩固】

一、名词解释

闭经　　原发性闭经　　继发性闭经　　席汉综合征　　阿森曼综合征

二、填空题

1. 年龄超过_____岁，第二性征已发育且无月经来潮者，或年龄超过_____岁，

第二性征未发育且无月经来潮者，称为_____闭经；曾建立正常月经，因某种病理性因素月经停止_____月以上或按自身月经周期停经_____周期以上者，称为_____闭经。

2. 闭经分_____闭经、_____闭经、_____闭经、_____闭经，其中_____闭经最常见。

3. 雌、孕激素序贯试验无撤药性出血，提示_____闭经，精神因素导致的闭经属_____性闭经。

【综合练习】

A2 型题

1. 26 岁妇女，有产后出血史。先产后 11 个月月经尚未来潮，自觉畏寒、乏力，毛发脱落明显。可能的闭经原因是
   A. 子宫性闭经　　　B. 卵巢性闭经
   C. 下丘脑性闭经　　D. 垂体性闭经
   E. 原发性闭经

2. 20 岁女性，运动员，平时月经规律。因要参加奥运会比赛，精神紧张，运动强度加大。未来月经 4 个月，排除妊娠，可能的闭经原因是
   A. 子宫性闭经　　　B. 卵巢性闭经
   C. 下丘脑性闭经　　D. 垂体性闭经
   E. 原发性闭经

3. 某女，18 岁，因继发性闭经测卵巢功能，下列无关的检查是
   A. 子宫输卵管碘油造影
   B. 基础体温测定
   C. 宫颈黏液结晶检查
   D. 阴道脱落细胞学检查
   E. B 超检查测排卵

4. 患者，20 岁，既往月经规律，月经未来 6 月，排除妊娠，咨询闭经相关情况，下列描述错误的是
   A. 属于生理性闭经
   B. 与下丘脑-垂体-卵巢的神经内分泌调节有关
   C. 下丘脑性闭经以功能性原因为主
   D. 原有月经，现病理性停经 6 个月
   E. 按自身原来月经周期计算停经 3 个周期以上者

5. 某 35 岁女性，人流术后闭经 4 个月，怀疑子宫性闭经，下列哪项可诊断为子宫性闭经
   A. 雌、孕激素序贯试验阳性
   B. 孕激素试验阳性
   C. 垂体兴奋实验阳性
   D. 孕激素实验阴性
   E. 雌、孕激素序贯试验阴性

6. 某 28 岁女性，闭经 5 个月，平时月经规律，用孕激素治疗出现撤药后阴道流血，提示
   A. 子宫内膜萎缩
   B. 子宫内膜结核
   C. 子宫性闭经
   D. 子宫内膜对雌激素无反应
   E. 子宫内膜已受雌激素影响

A3/A4 型题

（1~2 题共用题干）

患者，女性，17 岁，高三学生，未来月经，检查有乳房发育、阴毛及腋毛的生长，声音变调，此次来院检查

1. 据病史，初步考虑为
   A. 继发性闭经　　　B. 妊娠
   C. 生殖器肿瘤　　　D. 正常现象
   E. 原发性闭经

2. 要进一步明确闭经原因，需做进一步检查，除外

A．妇科检查 B．腹腔镜

C．全身体格检查 D．妇科超声检查

E．激素的测定

（3～5题共用题干）

黄女士，28岁，G2P1，有产后出血史，现产后2年，无月经来潮，自觉畏寒，乏力，怕冷，毛发脱落厉害，性欲降低。

3. **该患者考虑什么疾病**

A．功能失调性子宫出血

B．席汉综合征

C．高血压

D．神经衰弱

E．正常盆腔

4. **根据病史，考虑月经不来的原因在**

A．下丘脑 B．子宫

C．卵巢 D．垂体

E．输卵管

5. **需进一步做什么检查**

A．超声检查 B．孕激素实验

C．GnRh实验 D．血常规

E．雌孕激素序贯实验

（编者：周坤）

第三节 多囊卵巢综合征

【知识要点】

一、概述

多囊卵巢综合征是一种常见的内分泌疾病之一，在临床上以雄激素过高的临床或生化表现、持续无排卵、卵巢多囊改变为特征，常伴有胰岛素抵抗和肥胖。病因考虑是由于某些遗传基因与环境因素相互作用所致。

二、护理评估

1. 健康史。

2. 临床表现：月经失调为主要表现。还可表现为不孕、多毛、痤疮，肥胖，黑棘皮症。

3. 辅助检查：超声波检查，基础体温测定，诊断性刮宫，腹腔镜检查，内分泌测定等。

三、治疗要点

调节月经周期，降低血中雄激素水平，改善胰岛素抵抗，诱发排卵。

四、主要护理诊断及合作性问题与护理措施

多囊卵巢综合征患者的主要护理诊断及合作性问题与护理措施见表16-3。

表16-3 多囊卵巢综合征患者的主要护理诊断及合作性问题与护理措施

护理诊断/问题	主要护理措施
1. 自尊低下。	(1) 帮助患者认识疾病，为患者提供心理支持，避免精神紧张或过度疲劳。 (2) 指导患者调整生活方式，指导用药。
2. 焦虑、知识缺乏。	(1) 指导患者合理饮食、睡眠及适当运动，控制体重。 (2) 需要手术治疗做好手术配合。

五、健康教育

1. 知识宣教：向患者介绍有关疾病的相关知识及治疗方案。
2. 注意饮食，适当活动。定期复查。

【课前预习】

一、基础复习

卵巢的解剖特点、组织学特点及生理功能。

二、预习目标

多囊卵巢综合征的主要临床表现是_____。

【课后巩固】

一、名词解释

多囊卵巢综合征

二、填空题

1. 多囊卵巢综合征患者的辅助检查中：基础体温测定提示_____，表明卵巢无排卵；超声提示双侧卵巢均匀性增大，包膜回声增强，轮廓较光滑，有多个大小不等的无回声区围绕卵巢边缘，呈车轮状排列，称为_____。

2. 多囊卵巢综合征的处理原则是：_____，_____，_____及_____。

【综合练习】

A2 型题

1. 李女士，28 岁，自诉近 2 年稀发，长胖，毛发增多，脸上痤疮不断，妇科检查：子宫正常大小，余无特殊。超声提示卵巢增大，内部回声强弱不均，并可见多个大小不等的无回声区围绕卵巢边缘。临床诊断考虑

   A．无排卵型功血　　B．黄体萎缩延迟
   C．黄体发育不全　　D．多囊卵巢综合征
   E．围绝经期综合征

2. 多囊卵巢综合征患者出现不孕现象，多考虑是卵巢排卵障碍，下列哪项检查提示检查卵巢的排卵功能

   A．基础体温测定　　B．血常规
   C．X 片检查　　D．超声了解子宫大小
   E．盆腔 CT

第四节　痛　经

【知识要点】

一、概述

原发性痛经的发生主要与月经时子宫内膜合成和释放前列腺素增加有关，也与患者精神、神经因素有关，生殖器没有器质性病变。原发性痛经多发生在有排卵的月经周期，常发生在月

经初潮 1~2 年内。

二、护理评估

1. 健康史。

2. 临床表现：

(1) 症状：下腹痉挛性疼痛是痛经的主要症状。可放射到大腿根部，会阴等。

(2) 体征：妇科检查无器质性病变。

(3) 并发症：疼痛性休克。

3. 辅助检查：超声波检查。

三、治疗要点

以解痉、镇痛等对症治疗为主，并注意心理治疗。

四、主要护理诊断及合作性问题与护理措施

痛经患者的主要护理诊断及合作性问题与护理措施见表 16-3。

表 16-3　痛经患者的主要护理诊断及合作性问题与护理措施

护理诊断/问题	主要护理措施
1. 疼痛：腹痛。	(1) 帮助患者认识疾病，为患者提供心理支持，避免精神紧张或过度疲劳。 (2) 指导缓解疼痛：腹部热敷和进食热的饮料有助于缓解疼痛。
2. 恐惧：缺乏防病知识。	(1) 指导患者合理饮食与睡眠，摄取足够的营养。 (2) 必要时给予止痛、镇静、解痉药。

五、健康教育

1. 知识宣教：向患者介绍有关月经的生理卫生知识，正确认识月经。

2. 经期保健：注意经期卫生，经期避免性生活，提醒患者注意合理休息与充足睡眠，鼓励摄取足够的营养。

【课前预习】

一、基础复习

1. 月经、月经周期、经期、经量。

2. 经期知识宣教。

二、预习目标

1. 痛经分为＿＿＿＿＿＿＿＿＿＿＿＿两类，原发性痛经指生殖器官＿＿＿＿＿＿＿＿病变。

2. 原发性痛经的发病原因与月经期子宫内膜产生＿＿＿＿＿＿＿＿＿＿＿＿有关。

【课后巩固】

一、名词解释

痛经　　原发性痛经　　继发性痛经

二、填空题

1. 痛经的主要症状为月经期下腹呈＿＿＿＿＿＿性痛或坠胀痛，多自月经来潮后开始，

最早出现于＿＿＿＿＿＿＿＿＿12 h，月经＿＿＿＿＿＿天最剧烈，持续 2～3 天后缓解。生殖器官无器质性病变者为＿＿＿＿＿＿＿＿性痛经，盆腔器质性病变引起者为＿＿＿＿＿＿＿＿性痛经。

2. 痛经患者的护理措施及健康指导：给予＿＿＿＿＿＿＿＿支持，避免紧张、减轻经期恐惧；做好＿＿＿＿＿＿＿＿知识宣教及保健指导；疼痛时可＿＿＿＿＿＿＿＿或进食热的饮料，有助于缓解疼痛；按医嘱给予止痛、镇静剂。

【综合练习】

A2 型题

1. 某女，20 岁，经期腹痛，妇检及超声未见特殊异常。下列针对患者情况不正确的是
   A. 经期注意休息，避免剧烈运动
   B. 进食高蛋白、高维生素饮食
   C. 影响学习生活，可服用非麻醉类止痛药物
   D. 肌注杜冷丁
   E. 注意保暖，适当热敷

2. 患者 18 岁，痛经，排除器质性病变，关于原发性痛经，护士向其解释错误的是
   A. 生殖器官无器质性病变的痛经
   B. 继发性痛经，进行性加重
   C. 多见于青少年期
   D. 可能与子宫内膜释放前列腺素有关
   E. 精神紧张、寒冷刺激、剧烈运动可加重

A3/A4 型题

（1～2 题共用题干）

患者女性，18 岁，高三学生，月经来潮 3 年，有痛经史，今日月经第一天，下腹部疼痛，坠胀伴腰痛就诊，医生诊断为：原发性痛经。

1. 该疾病的护理为
   A. 遵医嘱给予止痛药、镇静剂；腹部热敷或进食冷饮
   B. 遵医嘱给予止痛药、镇静剂；腹部冷敷或进食热饮
   C. 遵医嘱给予止痛药、镇静剂；腹部热敷或进食热饮
   D. 遵医嘱给予止痛药、镇静剂；腹部热敷或进普食
   E. 遵医嘱给予止痛药、镇静剂；腹部冷敷或进食冷饮

2. 告知患者
   A. 合理休息，充足睡眠，摄取足够的营养
   B. 增加运动，减少睡眠，进食清淡饮食
   C. 减少运动，充足睡眠，增加饮食
   D. 增加运动，充足睡眠，减少饮食
   E. 运动、睡眠、饮食无特殊变化

（编者：周坤）

第五节　围绝经期综合征

【知识要点】

一、概述

病因及发病机制：围绝经期即绝经过渡期至绝经后 1 年。最早的变化是卵巢功能衰退，致

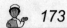

雌激素水平下降，从而出现一系列性激素减少所致的症状。

二、护理评估

1. 病因。

2. 临床表现：

(1) 症状：

- 月经改变（月经紊乱或闭经），是最早、最常见的症状。
- 血管舒缩症状：潮热，出汗，是最典型的症状。
- 精神、神经症状，表现为忧郁、激动易怒等。
- 泌尿生殖道症状。
- 自主神经功能紊乱。
- 心血管疾病。
- 骨质疏松。
- 代谢紊乱。

(2) 体征：相应体征。

(3) 并发症：心脏病、骨质疏松、泌尿生殖道感染。

3. 辅助检查：

(1) 妇科检查及妇科特殊检查。

(2) 其他相应检查。

三、治疗要点

1. 心理治疗。

2. 一般治疗：适当体育锻炼，补充钙剂，必要时选用镇静剂、谷维素。

3. 性激素替代治疗：补充雌激素是关键。

四、主要护理诊断及合作性问题与护理措施

围绝经期综合征患者的主要护理诊断及合作性问题与护理措施见表 17-4。

表 17-4　围绝经期综合征患者的主要护理诊断及合作性问题与护理措施

护理诊断/问题	主要护理措施
1. 自我形象紊乱。	(1) 帮助患者认识围绝经期是一个正常的心理阶段。 (2) 重视精神心理治疗。
2. 焦虑。	(1) 指导正确用药：协助医生诊断治疗，讲解激素治疗的注意事项。 (2) 饮示指导：注意补充足够蛋白质，多食富含钙的食物，鼓励多晒太阳以利于钙的吸收。
3. 潜在并发症：有感染的危险。	(1) 注意病情观察。 (2) 指导卫生习惯。

五、健康教育

指导患者坚持适度的体育锻炼，有助于分散注意力，缓解不适。向患者及其家属介绍有关围绝经期的常识，提供精神及心理支持。

【课前预习】

一、基础复习

女性一生所经历的六个阶段。

二、预习目标

1. _____是引起围绝经期综合征的主要原因。

2. 围绝经期综合征最常见的临床表现是_____，

最典型的症状是_____。

【课后巩固】

一、名词解释

围绝经期综合征　　激素替代治疗

二、填空题

1. 围绝经期指从_____期至_____一年。围绝经期综合征指绝经前后因_____水平下降或波动所引的以_____紊乱为主，伴有_____症状的一组症候群。

2. 围绝经期综合征的临床表现，多出现绝经前_____紊乱及_____下降引起的阵发性_____，抑郁、焦虑、情绪改变，_____疏松，皮肤色素沉着等相关症状。

【综合练习】

A2 型题

1. 李女士，49 岁，自诉近年来月经周期不定，行经 2 ~ 3 天干净，量极少，自感阵发性潮热、心悸、出汗，时有眩晕，妇科检查：子宫稍小，余无特殊。护士应向其宣教哪项疾病的知识
   - A. 无排卵型功血
   - B. 黄体萎缩延迟
   - C. 黄体发育不全
   - D. 神经衰弱
   - E. 围绝经期综合征

2. 以下有关围绝经期妇女的症状，错误的是
   - A. 生殖器萎缩　　　B. 阴道黏膜变薄
   - C. 阴道分泌物增多　D. 常有尿失禁
   - E. 骨质疏松

3. 患者，女，51 岁，主诉"月经紊乱半年，伴潮热、焦虑、睡眠差"就诊，医嘱给予激素治疗，患者询问激素替代治疗的主要目的，护士正确回答是
   - A. 调整周期
   - B. 纠正与性激素不足有关的健康问题
   - C. 促使卵巢功能的恢复
   - D. 减少月经量
   - E. 防止子宫内膜病变

4. 患者，女，49 岁，近半年来月经稀少，睡眠欠佳，前来妇女保健门诊检查，对其实施的保健重点，哪项不正确
   - A. 健康宣教该特殊时期的身心特点
   - B. 合理安排生活，防止子宫内膜萎缩
   - C. 加强营养，避免下丘脑功能退化
   - D. 适度运动，阻止卵巢功能的衰退
   - E. 保持心情愉悦，防止垂体功能退化

A3/A4 型题

（1～3题共用题干）

患者女性，45岁，近期月经紊乱，潮热，出汗，情绪低落，记忆力减退。诊断为：围绝经期综合征。患者要求补充雌激素替代疗法。

1. 护士应指导患者预防骨质疏松，每天喝牛奶同时补充
   A．钙和维生素 D　　　B．维生素 B
   C．维生素 E　　　　　D．维生素 C
   E．维生素 D

2. 建议患者每年进行一次
   A．TCT 检查　　　　　B．血常规检查
   C．阴道镜检查　　　　D．宫腔镜检查
   E．尿常规检查

3. 告知患者激素替代疗法的禁忌证是
   A．不明原因的子宫出血
   B．骨质疏松
   C．冠心病
   D．子宫肌瘤切除
   E．冠心病一级预防

（4～5题共用题干）

49岁妇女，半年前诊断为围绝经期综合征，此次入院复诊。

4. 下列征象与围绝经期综合征有关，不包括
   A．易激动，喜怒无常
   B．潮热、出汗
   C．泌尿生殖道萎缩，易感染
   D．月经紊乱
   E．严重抑郁，多次有自杀倾向

5. 拟用雌激素治疗，护士指导患者用药，不包括
   A．可改善症状、提高生活质量
   B．短期用药对减轻症状无效
   C．可能引起乳房胀痛、白带多、头痛、水肿
   D．防治骨质疏松需长期用药，定期随访
   E．雌孕激素联合用药可降低子宫内膜癌的风险

（6～8题共用题干）

黄女士，48岁。月经紊乱、潮热出汗1年余，加重4个月。情绪易激动，烦躁不安。盆底略松弛，子宫正常大小，双附件正常。

6. 该患者考虑什么疾病
   A．功能失调性子宫出血
   B．围绝经期综合征
   C．高血压
   D．神经衰弱
   E．正常盆腔

7. 根据首优原则，最主要的护理措施是
   A．焦虑
   B．有感染的危险
   C．有体液不足的危险
   D．有受伤的危险
   E．知识缺乏

8. 护士应指导患者补充哪种性激素
   A．雄激素
   B．孕激素
   C．雌激素
   D．孕激素和雄激素
   E．雌激素和雄激素

（编者：周坤）

第十七章　妊娠滋养细胞疾病患者的护理

第一节　葡　萄　胎

【知识要点】

一、概述

1. 葡萄胎可能与下列因素有关：① 营养不良；② 卵巢功能衰退；③ 染色体变异；④ 病毒感染；⑤ 免疫因素；⑥ 种族因素等。

葡萄胎是一种良性滋养细胞疾病，是妊娠后胎盘绒毛滋养细胞异常增生，终末绒毛水肿而成水泡。

2. 主要病理变化为：① 滋养细胞呈不同程度增生；② 绒毛间质水肿；③ 绒毛间质内血管消失。

二、护理评估

1. 健康史。

2. 临床表现：停经后不规则阴道流血：子宫异常增大、变软，双侧卵巢黄素化囊肿。妊娠呕吐及妊娠高血压综合征，腹痛、甲亢等表现。

3. 并发症：恶变、失血性休克、黄素囊肿蒂扭转。

4. 辅助检查：

(1) 绒毛膜促性腺激素（HCG）测定。

(2) 超声波检查：确诊手段，可见宫腔内充满长形雪花状点片影。

三、治疗原则

1. 清除宫腔内容物：葡萄胎一旦确诊，及时清除宫腔内容物。

2. 子宫切除术：年龄超过 40 岁的患者，没有生育要求者，可直接切除子宫，保留附件。

3. 有高危因素者，需行预防性化疗。高危因素有：

(1) 年龄 > 40 岁；

(2) 子宫体明显大于停经孕周；

(3) 卵巢黄素化囊肿直径 > 6cm；

(4) HCG 值异常升高，刮宫后不下降反而升高，或下降后又升高；

(5) 滋养细胞高度增生或伴不典型增生；

(6) 无条件随访的患者。

4. 黄素化囊肿的处理：一般不做处理，如果囊肿扭转、破裂应手术治疗。

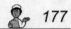

四、主要护理诊断及合作性问题与护理措施

葡萄胎患者的主要护理诊断及合作性问题与护理措施见表 17-1。

表 17-1　葡萄胎患者的主要护理诊断及合作性问题与护理措施

护理诊断/问题	主要护理措施
1. 有感染的危险。	(1) 保持会阴的清洁干燥，每日擦洗会阴 2 次。 (2) 监测体温，血象，出血情况，及时发现感染征兆。 (3) 有感染遵医嘱用抗生素。
2. 焦虑。	(1) 改善病房环境，患者注意休息、保证睡眠。 (2) 仔细评估患者，确定主要的心理问题，帮助其解除顾虑和恐惧心理。
3. 潜在并发症。	(1) 注意病情观察。 (2) 刮宫前配血，建立静脉通路并备好催产素、抢救药品及物品，以防大出血造成的休克。 (3) 护理中严密观察患者有无面色苍白、出冷汗、口唇发绀的表现，及时测量血压、脉搏，防止出血性休克发生。 (4) 术后护理：术后将刮出组织送病理检查，同时注意观察阴道出血及腹痛情况。
4. 功能障碍性悲哀。	(1) 知识的宣教。 (2) 做好随访及健康指导。

五、健康教育

1. 卫生宣教：清宫术后禁止性生活 1 个月。保持外阴清洁。

2. 坚持避孕：葡萄胎后应避孕 2 年，至少 1 年，避孕方法宜选用阴茎套或阴道隔膜，不宜选择宫内节育器及口服避孕药。

3. 定期随访：第 1 次刮宫后每周随访 1 次，血、尿 HCG 阴性后仍需每周复查 1 次，3 个月内如一直阴性则改为每半月检查 1 次，共 3 个月；如连续阴性，改为每月检查 1 次持续半年；第 2 年起每半年 1 次，共随访 2 年。

【课前预习】

一、基础复习

正常妊娠生理。

二、预习目标

1. 葡萄胎是一种_____滋养细胞疾病。

2. 葡萄胎一旦确诊，及时_____宫腔内容物。

3. 葡萄胎清宫术后随访时间为_____年。

【课后巩固】

一、名词解释

葡萄胎　　卵巢黄素囊肿

二、填空题

1. 常见妊娠滋养细胞疾病包括 ＿＿＿＿＿＿＿、＿＿＿＿＿＿＿、＿＿＿＿＿＿＿，其中葡萄胎属于＿＿＿＿＿＿性绒毛病变。

2. 葡萄胎的临床表现有停经后＿＿＿＿＿＿＿＿＿＿，子宫＿＿＿＿＿＿＿＿＿＿，卵巢＿＿＿＿＿＿＿，妊娠呕吐及妊娠高血压综合征出现早及症状重等，其中最常见的症状是停经后＿＿＿＿＿＿＿＿＿＿；辅助检查可＿＿＿＿＿＿＿＿测定和 B 超检查。

3. 清宫术前＿＿＿＿＿＿＿＿，建立＿＿＿＿＿＿＿＿通路，并准备好缩宫素及抢救药品和物品。选用＿＿＿＿＿＿＿＿吸管，一次未刮净时可于＿＿＿＿＿＿＿＿＿＿后行第二次刮宫。每次刮出物送＿＿＿＿＿＿＿＿＿＿。

4. 葡萄胎清宫术后随访时间为＿＿＿＿年。每次随访必须测定＿＿＿＿＿＿＿＿＿＿。随访期间严格避孕＿＿＿＿年，首选＿＿＿＿＿＿＿＿，避孕不宜采用＿＿＿＿＿＿＿＿＿＿。治愈＿＿＿＿年后可正常生育。

【综合练习】

A2 型题

1. 患者 29 岁，葡萄胎清宫术后出院，嘱其随访内容中哪项不对
   A．定期测 HCG
   B．妇科检查
   C．X 线胸片检查
   D．有无咳嗽、咯血及阴道流血
   E．避孕宜用宫内节育器

2. 患者 23 岁，停经 56 天，近一周内有不规则阴道出血。检查子宫底脐下三指，质软，HCG 阳性。B 超见密集雪花样亮点。最可能的诊断是
   A．双胎　　　　B．羊水过多
   C．葡萄胎　　　D．妊娠合并肌瘤
   E．流产

3. 26 岁妇女，停经 12 周，阴道不规则流血10 余天，量不多，暗红色，血中伴有小水泡物。妇科检查：血压 150/90 mmHg，子宫前倾，如孕 4 个月大，两侧附件可触到鹅卵大、囊性、活动良好、表面光滑的肿物。本病例最可能的诊断是

   A．双胎妊娠
   B．妊娠合并子宫肌瘤
   C．妊娠合并卵巢囊肿
   D．先兆流产
   E．葡萄胎

4. 女性，30 岁，葡萄胎清宫术后第 8 周，尿 HCG(－)，而第 9 周又转为(+)。正确的处理是
   A．正常现象，不必紧张
   B．有可能恶变，进一步诊治
   C．再次妊娠行清宫术
   D．给予抗生素治疗
   E．葡萄胎复发行子宫切除术

5. 患者，女，40 岁，行葡萄胎清宫术，患者询问正常情况下术后 HCG 降至正常范围平均需要多长时间，护士回答正确的是
   A．4 周　　　　B．6 周
   C．9 周　　　　D．12 周
   E．15 周

A3/A4 型题

（1~3 题共用题干）

患者，女性，25 岁。已婚未育，停经 2 个月，阴道不规则出血 1 周，尿妊娠实验阳性，血 HCG 高于正常妊娠月份，B 超提示子宫大于正常妊娠月份，双侧卵巢有黄素化囊肿。

1. 可能的诊断为

　A．异位妊娠　　　B．先兆流产

　C．葡萄胎　　　　D．不全流产

　E．难免流产

2. 上述患者应选择的首要处理措施是

　A．行清宫术

　B．子宫切除

　C．切除双侧附件

　D．预防性化疗

　E．以化疗为主，辅以手术治疗

3. 关于葡萄胎的处理方法，错误的是

　A．一经确诊应立即行清宫术

　B．清宫前应建立有效地静脉通路

　C．所有患者均需预防性化疗

　D．所有患者均需定期随访

　E．一般情况下黄素化囊肿不需要处理

（4~5 题共用题干）

王某，女，26 岁，停经 4 个月，阴道不规则流血 21 天，时多时少，无腹痛。查体：轻度贫血貌，子宫底平脐，未触及胎体，未闻及胎心。

4. 首先考虑的是

　A．先兆流产　　　B．羊水过多

　C．双胎　　　　　D．前置胎盘

　E．葡萄胎

5. 如需要鉴别诊断，首选以下哪项辅助检查

　A．血 β-HCG　　　B．B 型超声

　C．分段诊刮　　　D．组织学检查

　E．X 线检查

（编者：周坤）

第二节　妊娠滋养细胞肿瘤

【知识要点】

一、概述

1. 侵蚀性葡萄胎，又称恶性葡萄胎，是指病变侵入子宫肌层或转移至近处或远处器官。滋养细胞有不同程度的增生，并有出血和坏死，但仍可见变形的或完好的绒毛结构；但恶性程度一般不高，发生在葡萄胎清除术后 6 个月以内。

2. 绒毛膜癌简称绒癌，继发于各种妊娠之后的高度恶性滋养细胞肿瘤，是一种高度恶性的滋养细胞肿瘤。早期就可以通过血液转移至全身各个组织器官引起出血坏死。最常见的转移部位依次为肺、阴道、脑及肝等。典型的病变为滋养细胞极度不规则增生，并伴有大量出血和坏死，绒毛结构消失。

二、护理评估

1. 健康史。可能与下列因素有关：① 营养不良；② 卵巢功能衰退；③ 染色体变异；④ 病毒感染；⑤ 免疫因素；⑥ 种族因素等。

2. 临床表现：

(1) 症状：阴道出血为最常见的症状；最常见的转移部位是肺，其次是阴道、宫旁，脑转

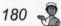

移较少见，是常见的死亡原因。

(2) 体征：子宫异常增大、变软，卵巢黄素化囊肿，转移灶表现。

(3) 并发症：转移、出血。

3. 辅助检查：

(1) 绒毛膜促性腺激素（HCG）测定。

(2) 超声波检查；CT 等。

(3) 病理检查有无绒毛结构是鉴别侵蚀性葡萄胎和绒毛膜癌的标准。

三、治疗要点

滋养细胞肿瘤的治疗原则以化疗为主，手术和放疗为辅。

四、主要护理诊断及合作性问题与护理措施

侵蚀性葡萄胎和绒毛膜癌患者的主要护理诊断及合作性问题与护理措施见表 17-2。

表 17-2　侵蚀性葡萄胎和绒毛膜癌患者的主要护理诊断及合作性问题与护理措施

护理诊断/问题	主要护理措施
1. 有感染的危险。	(1) 保持会阴的清洁干燥，每日擦洗会阴 2 次。 (2) 监测体温，血象，出血情况，及时发现感染征兆。 (3) 有感染遵医嘱用抗生素。
2. 焦虑/恐惧。	(1) 改善病房环境，患者注意休息、保证睡眠。 (2) 仔细评估患者，确定主要的心理问题，帮助其解除顾虑和恐惧心理。
3. 潜在并发症：肺转移、阴道转移、脑转移。	(1) 注意病情观察。 (2) 做好转移病灶的护理。 (3) 化疗患者的护理。 (4) 手术患者的护理。
4. 活动无耐力。	(1) 进食高蛋白、高维生素、易消化饮食，增加机体抵抗力。 (2) 做好随访及健康指导。

五、健康教育

1. 卫生宣教：① 注意外阴清洁，以防感染；② 恢复期节制性生活，做好避孕。

2. 定期随访：第 1 年每月 1 次，1 年后每 3 个月 1 次，持续至 3 年后改为每年 1 次至 5 年，此后每 2 年 1 次。随访内容同葡萄胎。

【课前预习】

一、基础复习

正常妊娠生理。

二、预习目标

1. 侵蚀性葡萄胎和绒毛膜常见的转移途径是_____转移，最常见的转移部位是_____，其次是_____，脑、肝转移较少见。最主要的死亡原因是_____转移。

2. 侵蚀性葡萄胎和绒毛膜癌的治疗原则是以_____为主，手术和放疗为辅。治疗后坚持随访_____年。

【课后巩固】

一、名词解释

侵蚀性葡萄胎　　绒毛膜癌

二、填空题

1. 侵蚀性葡萄胎多发生于葡萄胎排空后＿＿＿＿＿＿＿＿＿＿内；绒毛膜癌多继发于葡萄胎＿＿＿＿＿＿＿＿＿＿后或流产、足月分娩及异位妊娠后，两者可靠鉴别诊断是病理组织学检查＿＿＿＿＿＿＿＿＿＿结构。

2. 侵蚀性葡萄胎和绒毛膜癌的临床表现有：＿＿＿＿＿＿＿＿＿＿、子宫＿＿＿＿＿＿＿＿、卵巢＿＿＿＿＿＿＿＿持续存在、假孕症状及＿＿＿＿＿＿表现。

3. 侵蚀性葡萄胎和绒毛膜癌发生转移患者，尽量＿＿＿＿＿＿休息，阴道转移患者发生破溃大出血，填塞长纱条压迫止血后＿＿＿＿＿＿＿h 内取出；肺转移患者若有大量咯血，应立即使患者取＿＿＿＿＿＿位，保持＿＿＿＿＿＿通畅，轻拍＿＿＿＿＿排出积血；脑转移患者严格控制补液＿＿＿＿＿＿＿，补液＿＿＿＿＿＿，每日总量 2 000～3 000 ml。

【综合练习】

A2 型题

1. 患者王某，发现自己身患绒毛膜细胞癌，言语中透露不愿再活在世上，此时对患者最需要的是
   A．生理的需要　　　B．安全的需要
   C．爱和归属的需要　D．尊重的需要
   E．自我实现的需要

2. 某患者葡萄胎刮宫术后 4 个月，血 HCG 明显高于正常，胸部 X 线片显示片状阴影，最可能的诊断是
   A．再次葡萄胎　　　B．绒毛膜癌
   C．侵蚀性葡萄胎　　D．宫外孕
   E．结核

3. 某患者，手术切除的标本病理检查，发现子宫肌层及输卵管中有滋养细胞并显著增生成团块状，细胞大小、形态均不一致，有出血及坏死，但绒毛结构完整。最可能的诊断为
   A．葡萄胎　　　　　B．侵蚀性葡萄胎
   C．绒毛膜癌　　　　D．子宫体癌
   E．卵巢肿瘤

4. 某女，28 岁，未生育，诊断为绒癌，首选的治疗方法是
   A．化疗

B．放疗
C．手术治疗
D．化疗 2 个疗程后手术治疗
E．手术后化疗

5. 女性，32 岁，已生育，诊断为侵蚀性葡萄胎，首选的治疗方法是
   A．手术切除子宫
   B．化疗 2 个疗程后切除子宫
   C．化疗
   D．放疗
   E．彻底清宫

6. 某女，25 岁，人流后持续阴道流血，咯血，胸片示右上肺有 3 cm³ 大小球形阴影，尿 HCG(+)，子宫增大，质软。最可能为
   A．慢性子宫内膜炎　B．先兆流产
   C．侵蚀性葡萄胎　　D．早孕
   E．绒毛膜癌

7. 一女性患者已确诊为绒癌，近 1 周咳嗽咯血，胸片于左肺上叶有一个 4 cm×4 cm×2 cm 阴影。可能的诊断为
   A．肺转移　　　　　B．胸腔转移
   C．肺结核　　　　　D．脑转移
   E．肺炎

8. 关于侵蚀性葡萄胎的叙述，正确的是
　A．多继发于人工流产术后
　B．转移灶最常见的部分是肺部
　C．肺部转移灶表现为紫蓝色结节
　D．最主要的症状是停经后阴道出血
　E．侵蚀性葡萄胎是一种良性滋养细胞疾病

9. 关于滋养细胞阴道转移患者的护理措施，错误的是
　A．尽早开始应用化疗
　B．阴道转移未破溃的患者可多下床活动

　C．减少一切增加腹压的因素
　D．做好大出血抢救的各项准备
　E．避免不必要的阴道检查

10. 一绒毛膜癌患者，责任护士向患者及家属介绍治疗方案及处理要点，并让家属概略性复述一遍，家属的复述不正确的是
　A．以手术为主
　B．常选用联合化疗方案
　C．按体重准确计算化疗剂量
　D．化疗需持续到症状消失
　E．随访5年正常者为治愈

A3/A4 型题

（1~2题共用题干）

某女，26岁，患侵蚀性葡萄胎，准备选用 5-Fu 化疗。

1. 以下有关化疗前的常规准备不正确的是
　A．测量生命体征
　B．测量体重
　C．心理护理
　D．盆腔 CT 检查
　E．查血常规及肝肾功能

2. 用药第 7 天查 WBC 降至 $1.0×10^9/L$，血小板 $40×10^9/L$，下列处理不正确的是
　A．限制探视
　B．实行保护性隔离
　C．给予支持疗法
　D．不必停药
　E．保持皮肤及口腔清洁，床单元舒适

（3~4题共用题干）

某女，30岁，葡萄胎患者，葡萄胎已排出半年，近10天来阴道反复少量出血，查子宫软，增大，阴道壁有紫蓝色结节。

3. 该患者的最佳治疗方法为
　A．化学治疗　　B．放射治疗
　C．营养支持疗法　　D．子宫切除
　E．行清宫术止血

4. 为进一步明确该患者是绒癌还是侵蚀性葡萄胎，最佳的检查方法是
　A．B 型超声
　B．血 HCG
　C．腹腔镜检查
　D．宫腔镜检查
　E．病理检查有无绒毛结构

（编者：周坤）

第三节　化疗患者的护理

【知识要点】

一、概述
1. 化学药物治疗（简称化疗）为临床治疗的重要方法。
2. 用药方法：单一用药，联合用药。
3. 给药途径。
4. 化疗药物的种类：①烷化剂；②抗代谢药物；③抗肿瘤植物药；④抗肿瘤抗生素；⑤其他

抗肿瘤药物。

5. 化学药物的作用机制。

6. 常见的化疗副反应：① 造血功能障碍（骨髓抑制）是化疗过程中最常见和最严重的一种副反应；② 其次为消化道反应；③ 皮肤、黏膜及肝肾功能损害等。

二、护理评估

1. 健康史。

2. 身体状况。

3. 辅助检查。

三、护理诊断

1. 营养失调。

2. 自我形象紊乱。

四、护理措施

1. 护士的培训：

(1) 护士应熟练掌握化疗的基础知识。

(2) 护士在操作的过程中，应严格执行无菌技术原则和"三查十对"制度。

(3) 做好化疗的防护工作。配药、给患者进行操作时应戴好口罩、帽子、手套。

2. 患者的准备：

(1) 心理准备。

(2) 测量生命体征、做血常规、尿常规、肝肾功能检查。

(3) 准确测量体重，以使用最佳药量。

3. 化疗中的护理：

(1) 正确使用药物：严格"三查十对"，现配现用。常温下从配至用一般不超过 1 h。如果联合用药应根据药物的性质排出先后顺序。需要避光的药物，使用时要注意避光，按医嘱控制给药速度。

(2) 合理使用静脉血管并注意保护。

(3) 准确测量并记录体重。

(4) 加强巡视。

4. 化疗副反应的护理：

(1) 造血系统反应的护理：① 白细胞减少的护理；② 血小板降低的护理。

(2) 消化道副反应的护理：① 食欲不振、恶心、呕吐的护理；② 口腔溃疡的护理；③ 腹痛、腹泻的护理。

(3) 皮肤、黏膜损害的护理。

(4) 脱发的护理。

(5) 肾功能损害的护理。

【课前预习】

一、基础复习

化疗

二、预习目标

1. ＿＿＿＿＿＿＿＿＿＿＿＿是化疗过程中最常见和最严重的一种副反应。

2. 化疗药物大多是按体重计算用药剂量。测量体重的方法：首先核磅秤，宜在＿＿＿＿＿＿＿＿，患者应＿＿＿＿＿＿＿＿后，只穿贴身衣裤，不穿鞋，由护士测量，必要时需二人核对。

【课后巩固】

一、名词解释

骨髓抑制

二、填空题

1. 化疗过程中常见的副反应有＿＿＿＿＿＿＿＿障碍（骨髓抑制）＿＿＿＿＿＿＿＿反应，皮肤、黏膜及肝肾功能损害等；其中最常见和最严重的副反应是＿＿＿＿＿＿＿＿＿＿＿＿，主要表现是＿＿＿＿＿＿＿＿＿减少。

2. 化疗药物大多是按＿＿＿＿计算用药剂量，化疗前及化疗中应测量＿＿＿＿＿，化疗时需根据体重调节药物。

3. 化疗护理中根据医嘱＿＿＿＿＿＿＿对，正确溶解和稀释药物，做到＿＿＿＿＿＿现配，常温下不超过＿＿＿＿＿＿，避免＿＿＿＿＿照射。联合用药时根据药物性质排出＿＿＿＿＿顺序，遵医嘱调节输液＿＿＿＿＿＿＿。

【综合练习】

A2 型题

1. 某女，30 岁，诊断为绒癌，化疗过程中出现转氨酶升高及肝炎症状，有黄疸出现，此时的处理是
   - A．继续化疗　　B．立即停药
   - C．手术治疗　　D．改放疗
   - E．以上都是

2. 一位绒毛膜癌化疗的患者，家属为了配合治疗，咨询护士给患者吃何种饮食，护士指导的饮食为
   - A．进食低脂肪、高维生素、易消化的饮食
   - B．进食高蛋白、低维生素、易消化的饮食
   - C．进食高热量、高维生素、一般饮食
   - D．进食高蛋白、高维生素、易消化的饮食
   - E．进食低蛋白、高维生素、易消化的饮食

3. 患者，女，30 岁，因绒毛膜癌入院治疗。为确保化疗药物剂量准确，护士应在什么时候为其测量体重
   - A．每疗程用药前
   - B．每疗程用药中
   - C．每疗程用药后
   - D．每疗程用药前和用药中
   - E．每疗程用药前、用药中和用药后

（编者：周坤）

第十八章 妇科其他疾病患者的护理

第一节 子宫内膜异位症和子宫腺肌病

【知识要点】

一、概述

1. 子宫内膜异位症：具有活性的子宫内膜组织（腺体和间质）出现在子宫内膜以外部位时称为子宫内膜异位症，简称内异症。常见的种植部位是卵巢。

(1) 病因：有多种学说，如子宫内膜种植学说、诱导学说、化生学说等。

(2) 子宫内膜异位症一般见于育龄期妇女，多发生在 25~45 岁。子宫内膜异位症为良性病变，但具有类似恶性肿瘤的远处转移和种植侵蚀能力。具有类似正常子宫内膜相似的功能，随卵巢激素的变化而发生周期性出血，形成大小不等的紫蓝色结节或包块。卵巢内的异位内膜可因反复出血而形成单个或多个囊肿，内含暗褐色糊状陈旧血，称卵巢巧克力囊肿。

2. 子宫腺肌病：是子宫内膜组织腺体和间质侵入到子宫肌层，多发生在 30~50 岁经产妇。

二、护理评估

1. 健康史。

2. 临床表现：

(1) 症状：① 继发性渐进性痛经是其典型症状。② 不孕可高达 40%。③ 自然流产率可高达 40%。④ 月经失调。⑤ 性交痛。⑥ 其他特殊症状：例如，肠道子宫内膜异位症患者，可出现与月经周期相关的腹痛、腹泻、便秘、周期性少量便血，甚至肠梗阻；泌尿系子宫内膜异位症患者，可在经期出现尿频、尿痛；腹壁疤痕子宫内膜异位症，如剖宫取胎术后出现的周期性腹部疤痕疼痛和逐渐增大的包块。

(2) 体征：典型表现为子宫后倾固定、子宫直肠陷凹、宫骶韧带触及痛性结节；可在阴道后穹隆触及隆起的紫蓝色斑点或结节；附件囊性包块，有轻压痛，边界不清。

3. 辅助检查：

(1) B 超。

(2) 腹腔镜检查：是诊断子宫内膜异位症的"金标准"。

(3) 血清癌胚抗原 125（CA125 值）测定。

三、治疗要点

1. 手术治疗：腹腔镜下手术是治疗的重要手段。

2. 药物治疗。

3. 介入治疗。

四、主要护理诊断及合作性问题与护理措施

子宫内膜异位症患者的主要护理诊断及合作性问题与护理措施见表 18-1。

表 18-1 子宫内膜异位症患者的主要护理诊断及合作性问题与护理措施

护理诊断/问题	主要护理措施
1. 疼痛：腹痛。	(1) 帮助患者认识和去除病因。 (2) 指导缓解疼痛。
2. 焦虑。	护士与患者建立良好的护患关系，用实例向她们讲明按时用药及手术治疗的必要性，鼓励患者积极配合治疗。
3. 知识缺乏：缺乏防病知识。	(1) 指导患者合理饮食。 (2) 劳逸结合，避免精神过度紧张，保持乐观情绪，避免劳累。

五、健康教育

1. 指导患者平素进行有规律的体育锻炼，可降低雌激素的水平，从而降低发病危险性。

2. 月经期避免剧烈运动、避免性交、妇科检查、盆腔手术操作，尽量避免多次的子宫腔手术操作。

3. 培养良好的生活习惯，禁止酗酒。因酗酒可使子宫内膜异位症的发病危险性增高 50%。

4. 药物治疗期间，向患者介绍用药的注意事项、可能出现的不良反应及坚持用药的重要性。

【课前预习】

一、基础知识

1. 月经。　2. 妊娠生理。

二、预习目标

1. 子宫内膜异位症是多发于＿＿＿＿＿＿＿＿＿＿期妇女的良性侵袭性疾病。

2. 子宫内膜异位症的常见症状为＿＿＿＿＿＿＿＿＿＿和＿＿＿＿＿＿＿＿＿＿；典型体征是＿＿＿＿＿＿＿＿＿＿。

【课后巩固】

一、名词解释

卵巢巧克力囊肿　　子宫腺肌症　假孕疗法　　假绝经疗法

二、填空题

1. 具有生长功能的子宫内膜组织出现在＿＿＿＿＿＿＿＿＿以外的部位称为＿＿＿＿＿＿，最常见的侵犯部位是＿＿＿＿＿＿＿＿，一般见于＿＿＿＿＿＿＿的妇女。

2. 子宫内膜异位症的典型症状是＿＿＿＿＿＿＿＿性、＿＿＿＿＿＿＿＿性加重的痛经；常见症状是不孕、性交不适及月经异常等。

3. 腹腔镜是治疗子宫内膜异位症的＿＿＿＿＿＿＿＿＿手段。

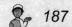

【综合练习】

A2 型题

1. 患者，女性，36 岁，结婚 12 年未孕，月经最多，经期较长，深部性交痛 9 年。妇科检查：子宫略有增大。B 超显示：子宫前倾固定，血 CA125 升高。应考虑为
   A．子宫内膜异位症　　B．子宫内膜炎
   C．功血　　　　　　　D．盆腔炎
   E．不孕症

2. 患者，女性，39 岁，继发痛经进行性加重，非月经期下腹痛。妇科检查：可触及较大异位囊肿及子宫粘连肿块。医生诊断为子宫内膜异位症，对该患者最简便的检查方法是
   A．超声波检查　　　　B.CA125 值测定
   C．腹腔镜检查　　　　D．宫腔镜检查
   E．阴道镜检查

3. 女，38 岁，孕 2 产 1，子宫内膜异位症病史 3 年，患者咨询时，下述解释不正确的是
   A．异位内膜具有远处转移和种植的能力，属恶性病变
   B．输卵管通液或经血潴留引起子宫内膜碎片逆流为可能诱因
   C．症状轻，随访观察
   D．性激素治疗，至少连续用药 6 个月
   E．药物治疗无效，可手术治疗

4. 患者，女，45 岁。因"继发性痛经逐渐加重 10 年"就诊，双侧卵巢囊肿增大，考虑为子宫内膜异位症。既能诊断又能治疗该疾病的最佳方法是
   A．双合诊　　　　　　B．三合诊
   C．腹腔镜　　　　　　D．CA125
   E．盆腔 B 超

5. 患者，女，32 岁。痛经 2 年，呈进行性加重。子宫后倾固定，子宫后壁触及 3 个通信结节，给予达那唑治疗。目前最重要的护理措施是
   A．保持心情愉快　　　B．避免剧烈运动
   C．湿热敷下腹部　　　D．指导规范用药
   E．给予清单饮食

6. 患者，女性，32 岁。已婚，未育，继发性痛经，呈进行性加重，腰骶及下腹部疼痛。医生诊断为：子宫内膜异位症，护士指导采取期待治疗的患者随访时间是
   A．2 个月随访一次
   B．8 个月随访一次
   C．3～6 个月随访一次
   D．1 年随访一次
   E．2 年随访一次

A3/A4 型题

（1～2 题共用题干）

陆某，27 岁，孕 1 产 0，既往月经规律。2 年前，自人工流产后出现痛经并逐渐加重，未避孕而未受孕。妇科检查：子宫后倾固定正常大小，盆腔后部扪及触痛结节。

1. 该患者最大可能为
   A．功能失调性子宫出血
   B．原发性痛经
   C．盆腔炎

   D．子宫内膜异位
   E．子宫肌瘤

2. 该病的预防措施不正确的是
   A．经期尽量不做妇科检查
   B．输卵管通畅实验应于经前 3～7 日进行
   C．经期避免剧烈运动
   D．宫颈管粘连引起经血潴留，及时手术治疗
   E．多次妊娠、流产、剖宫产为可能诱因

（编者：周坤）

第二节　不孕症患者的护理

【知识要点】

一、概述

1. 概念：凡婚后未避孕、有正常性生活、同居 1 年而未受孕者，称为不孕症。婚后未避孕而从未妊娠者称为原发性不孕；曾有过妊娠而后未避孕连续 1 年不孕者称为继发性不孕。

2. 病因及发病机制：

(1) 女性不孕因素：包括输卵管因素、排卵障碍、子宫因素、宫颈因素及外阴阴道因素。

(2) 男性不育因素：包括精子的数量、结构和功能异常，输精管道阻塞及精子运送受阻以及免疫因素及性功能异常。

(3) 男女双方因素：包括缺乏性知识、精神因素及免疫因素。

二、护理评估

1. 临床表现：① 症状：不孕。② 体征：相应体征。

2. 辅助检查：① 输卵管造影、卵巢功能检查；② 男子精液检查；③ 其他。

三、治疗要点

1. 手术治疗。　　2. 药物治疗。

四、主要护理诊断及合作性问题与护理措施

不孕症患者的主要护理诊断及合作性问题与护理措施见表 18-3。

表 18-3　不孕症患者的主要护理诊断及合作性问题与护理措施

护理诊断/问题	主要护理措施
1. 知识缺乏： 缺乏防病知识。	(1) 知识宣教。 (2) 配合治疗。
2. 长期自尊低下。	树立信心，鼓励患者积极配合治疗。
3. 社交孤立。	夫妻多沟通，多接触其他人。

五、健康教育

1. 计划生育指导。

2. 生殖系统炎症：应积极治疗，治疗彻底。

【课前预习】

一、基础知识

1. 月经。　　2. 妊娠生理。

二、预习目标

1. 不孕症是指婚后未避孕、有正常性生活、同居_____而未受孕者。

2. 不孕症分类：婚后从未妊娠者称为_____不孕；曾有过妊娠，未避孕连续 1 年未孕者称为_____不孕。

【课后巩固】

一、名词解释

原发不孕　　继发不孕　　不孕症　　辅助生育技术　　体外受精胚胎移植

二、填空题

1. 不孕症的原因有：_____因素，以_____因素最常见，卵巢无排卵最严重，其他有子宫因素、宫颈因素、阴道因素；_____因素主要是生精障碍和输精障碍；_____双方因素缺乏性生活的知识、精神因素、免疫因素。

2. 辅助生殖技术包括_____ 、_____、配子输卵管内移植、配子宫腔内移植等。

3. 体外授精及胚胎移植即_____，最主要的适应证是_____堵塞性不孕症。

【综合练习】

A2 型题

1. 某女士婚后 4 年不孕，连续 3 个月测基础体温，其曲线成一规则水平线，说明

   A．有排卵

   B．无排卵

   C．黄体功能不足

   D．子宫发育不良

   E．子宫内膜脱落不全

2. 某女，29 岁，继发不孕，咨询护士，女性继发不孕中最常见的病因是

   A．精神因素　　　B．输卵管因素

   C．阴道炎　　　　D．子宫内膜异常

   E．排卵异常

A3/A4 型题

（1~2 题共用题干）

女，30 岁，继发性不孕，月经规律，经检查基础体温双相，经前刮宫子宫内膜为分泌期改变。男方检查正常。

1. 该患者需进一步做的检查是

   A．基础体温测定

   B．宫颈黏液检查

   C．输卵管通畅检查

   D．B 超检查

   E．腹腔镜检查

2. 经检查证实不孕的原因为输卵管不通畅，下列护理措施不妥的是

   A．解释不孕的原因

   B．鼓励患者积极治疗

   C．说明反复输卵管通液治疗可能引起的不适

   D．如治疗效果不佳，帮助探讨人工辅助生殖技术

   E．指导使用促排卵药物

（编者：周坤）

第十九章　计划生育

第一节　避孕妇女的护理

【知识要点】

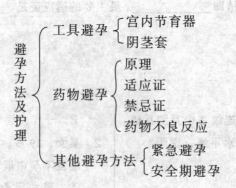

一、工具避孕

工具避孕是指利用工具防止精子和卵子结合或通过改变宫腔内环境达到避孕目的的方法。

1. 阴茎套：为男性避孕工具，使精液不能进入阴道而达到避孕目的，且有防止性疾病传播的作用。

2. 宫内节育器（IUD）：

避孕原理：改变子宫腔内环境，使其不利于孕卵着床，引起局部炎性反应杀伤精子和受精卵，以达到避孕的目的。

(1) 宫内节育器放置术：

① 适应证。

② 禁忌证：

· 急、慢性生殖道炎症；

· 生殖器官肿瘤；

· 月经紊乱，月经过多、过频或不规则出血；

· 子宫畸形；

· 宫颈口过松、重度陈旧性宫颈裂伤或子宫脱垂Ⅱ度以上者；

· 严重全身性疾病；

· 妊娠或妊娠可疑者；

· 有铜过敏史者，禁止放置含铜IUD。

③ 放置时间：

· 月经干净后3~7天无性交；

- 产后满 3 个月，剖宫产术后半年排除妊娠后放置；
- 人工流产术后；
- 哺乳期排除早孕者。

(2) 宫内节育器取出术：

① 适应证：

- 因不良反应治疗无效或出现并发症者；
- 带器妊娠者；
- 改用其他避孕措施或绝育者；
- 计划再生育者；
- 放置期限已满需更换者；
- 绝经 1 年者；
- 确诊节育器嵌顿或移位者。

② 取器时间：

- 月经干净后 3 ~ 7 天，不同房；
- 出血多者随时取出；
- 带器妊娠者于人工流产时取出。

(3) 宫内节育器的副反应及护理：① 出血；② 腰酸腹胀。

(4) 宫内节育器并发症：感染、节育器嵌顿、节育器异位、节育器脱落、带器妊娠。

(5) 健康教育：

① 放置术后休息 3 天，取出术后休息 1 天。

② 1 周内避免重体力劳动，2 周内禁性生活及盆浴。

③ 放置术后 1 个月、3 个月、6 个月、1 年各复查一次，以后每年复查一次，每次随访都是在月经干净后进行。

二、药物避孕

1. 原理：抑制排卵、阻碍受精、阻碍孕卵着床。

2. 适应证：育龄健康妇女。

3. 禁忌证：

- 严重心血管疾病者；
- 急、慢性肝炎和肾炎；
- 血液病、血栓性疾病；
- 内分泌疾病，如糖尿病需用胰岛素控制者、甲状腺功能亢进者；
- 恶性肿瘤、癌前期病变、子宫或乳房肿块患者；
- 哺乳期妇女；
- 月经稀少或年龄 > 45 岁者；
- 用药后有偏头疼或持续头疼者；
- 产后未满 6 个月或月经未来潮者；
- 年龄 > 35 岁的吸烟妇女。

4. 短效口服避孕药的用法与注意事项：

- 自月经第 5 天开始每晚服 1 片，连服 22 天，不能中断；
- 如果漏服，应于 12 h 内补服 1 片。

5. 药物不良反应：类早孕反应；月经改变；体重增加；色素沉着；其他。

三、其他避孕方法

1. 紧急避孕。
2. 安全期避孕。

【课前预习】

一、基础复习

妊娠的过程。

二、预习目标

1. _____安全、有效、经济、简便，是我国育龄妇女的主要_____措施。
2. _____具有避孕和预防性传播疾病的双重功能。

【课后巩固】

一、名词解释

类早孕反应　　紧急避孕　　安全期避孕

二、填空题

1. 计划生育节育措施包括_____、_____，避孕失败的补救措施是_____妊娠。

2. 常用的避孕方法有_____避孕、_____避孕；其他避孕方法有紧急避孕、安全期避孕法。安全期避孕或称自然避孕法，失败率高。

3. 宫内节育器放置时间：一般_____天；产后满____月；剖宫产术____年；人工流产术后；哺乳期排除早孕者。

4. 放置宫内节育器术后休息 3 天，_____内避免重体力劳动，_____内禁止性生活及盆浴；放置术后分别于_____个月及 1 年到医院复查，以后每年复查一次。

5. 放置宫内节育器的并发症有_____、_____、_____。放置宫内节育器的副反应有_____过多，_____延长，或周期中点滴出血，腰酸腹胀感。

6. 药物避孕原理：_____、阻碍受精及受精卵着床。

7. 短效口服避孕药自_____开始每晚服 1 片，连服 22 天；如果漏服应于_____内补服 1 片。药物应放在_____处，避免潮解影响效果。针剂应_____肌内注射，以利于其吸收。

8. 口服避孕药物可使月经_____规则，_____缩短，_____减少及闭经，痛经症状减轻或消失。

9. 宫内节育器的禁忌证有：_____炎症、_____过多过频、_____肿瘤、_____过松、子宫脱垂或畸形、严重全身性疾病。

10. 节育措施选择：哺乳期妇女不宜选用_____；已生育需长期避孕者首选_____；新婚夫妇短期避孕，一般暂不选_____，半年内要求生育者不宜用_____；围绝经期首选避孕套或外用_____。

🧑‍🏫 【综合练习】

A2 型题

1. 何女士，46 岁，近来月经紊乱，咨询避孕措施，应指导其选用
   - A．口服避孕药
   - B．注射避孕针
   - C．安全期避孕
   - D．阴茎套
   - E．宫内节育器

2. **30 岁产妇，经阴道分娩，现产后 7 个月，尚在哺乳中，咨询避孕方法，下列措施中合适的是**
   - A．安全期避孕
   - B．安全套避孕
   - C．口服短效避孕药
   - D．长效避孕针
   - E．口服紧急避孕药

3. 李女士有习惯性痛经，护士建议她采用的最佳避孕方法是
   - A．安全期避孕法
   - B．口服避孕药
   - C．输卵管结扎术
   - D．避孕套
   - E．阴道隔膜

4. 某女，27 岁，放置宫内节育器后 2 天，因阴道少量流血，自觉下腹轻度不适而就诊。查：体温 36.7 ℃，脉搏 80 次/min。下述处理正确的是
   - A．可不必处理，嘱其观察一周，如症状仍不消失再就诊
   - B．嘱其应用抗生素 3 天后来门诊取环
   - C．立即取出宫内节育器
   - D．经消毒后探查节育器位置是否正确
   - E．嘱其到康复理疗科进行理疗，以减轻不适

5. **某女，25 岁，口服短效避孕药后出现轻微恶心、头晕、乏力、呕吐、食欲不振等反应。下列处理正确的是**
   - A．立即停药，并口服维生素 B$_6$ 以缓解症状
   - B．嘱其坚持服药数日后反应自行消失
   - C．改用长效避孕药
   - D．改用其他方法避孕
   - E．排除早孕后，加服避孕药 1/4～1/2 片

6. **患者，女，35 岁，有 1 男孩，现要求放置宫**内节育器，放置术后的健康指导，错误的是
   - A．术后休息 3 天
   - B．2 周内禁性生活及盆浴
   - C．3 个月内月经或大便时注意有无节育器脱落
   - D．术后 3 个月、6 个月、1 年各复查一次，以后每年复查一次
   - E．术后如出现腹痛、发热、出血大于月经量，持续时间超过 7 天应随时就诊

7. 护士在为社区人群进行健康宣教，在下列人群中，可以指导其应用口服避孕药进行避孕的是
   - A．患有严重心血管疾病者
   - B．乳房有肿块者
   - C．甲状腺功能亢进者
   - D．患有慢性肝炎者
   - E．子宫畸形者

8. 患者，女，27 岁。半年前足月顺产一男婴。停止哺乳后，因月经量过多，口服短效避孕药物。关于此类药物的副作用，正确的宣教内容是
   - A．长期用药体重会减轻
   - B．若类早孕反应轻则不需处理
   - C．漏服药引起阴道流血时需立即停药
   - D．一般服药后，月经周期不规则，经量减少
   - E．紧急避孕药属于短效避孕药，副作用很大

9. **某患者咨询口服避孕药的相关内容，护士解答口服避孕药的禁忌证不包括**
   - A．患严重心血管疾病患者
   - B．糖尿病患者
   - C．甲状腺功能亢进者
   - D．精神病生活不能自理者
   - E．产后 8 个月妇女

A3/A4 型题

（1~2 题共用题干）

患者，女，26 岁，已育有一女，现停经 56 天，出现恶心、呕吐、厌油症状，来医院经检查诊断为"早孕"，准备进行"人工流产加置宫内节育器"术。

1. 以下哪项不属于术中巡回护士的配合工作

A．做好心理护理，以安定情绪

B．检查心、肺、肝

C．供应手术者需要的物品

D．将吸管接于负压吸引器上

E．观察受术者情况

2. 人流加放置金属节育器后，护士告知受术者无异常情况下，节育器可放置的时间为

A．1~4 年　　　　B．5~8 年

C．9~11 年　　　　D．12~14 年

E．15~20 年

（编者：周坤）

第二节　终止妊娠的方法及护理

【知识要点】

流产的方法总结如下：

1. 妊娠 7 周以内：药物流产（米非司酮+米索前列醇）。

2. 妊娠 6~10 周：负压吸引术。

3. 妊娠 11~14 周：钳刮术。

4. 妊娠 13~14 周：依沙吖啶引产、水囊引产。

一、早期妊娠终止的方法及护理

1. 人工流产术：

(1) 适应证。

(2) 禁忌证。

(3) 方法：妊娠 10 周内可行负压吸引术，妊娠 11~14 周可行钳刮术。

(4) 护理要点：

· 简单介绍手术过程，解除其恐惧心理。

· 遵医嘱给药物治疗，严密观察受术者的一般情况，如面色、脉率、出汗，对精神紧张者要安慰患者，使其建立信心。

· 术后在观察室休息 1~2 h，注意观察腹痛及阴道流血情况。

· 嘱受术者保持外阴清洁，1 个月内禁止盆浴、性生活。

· 吸宫术后休息 2 周；钳刮术后休息 2~4 周；有腹痛或出血多者，应随时就诊。

(5) 并发症：子宫穿孔、人工流产综合征、吸宫不全、漏吸、术中出血、感染、羊水栓塞。

2. 药物流产：适用于妊娠 7 周内者。目前米非司酮与米索前列醇配伍为最佳方案。

(1) 适应证。

(2) 禁忌证。

(3) 具体用法：米非司酮 25 mg，每天 2 次口服，或遵医嘱服用，共 3 天，于第 4 天上午口服米索前列醇 600 μg，一次顿服。

(4) 注意事项：药物流产有产后出血时间过长和出血量多等不良反应。用药后应遵医嘱定

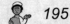

时复查，若流产失败，宜及时终止；不全流产者，出血量多时需急诊刮宫。

二、中期妊娠终止的方法及护理

1. 依沙吖啶引产：

(1) 适应证。

(2) 禁忌证。

(3) 术前准备：严格掌握适应证及禁忌证，术前 3 天禁止性生活，每天冲洗阴道 1 次或上药。术前常规做药敏试验。

(4) 护理要点：

· 心理护理。

· 术中注药过程中，注意孕妇有无呼吸困难、发绀等症状。

· 用药后定时测量生命体征，严密观察并记录宫缩开始时间、宫缩持续时间、间隔时间、阴道流血等情况。引产期间，孕妇应卧床休息，羊膜外给药者绝对卧床休息。

· 产后注意观察产后宫缩、感染体征、阴道流血及排尿功能的恢复情况。

· 产后即刻采取回奶措施。

· 术后 6 周内禁止性交及盆浴，提供避孕措施的指导。

· 给药 5 天后仍未临产者即为引产失败。

· 严密观察一般情况，注意有无胃肠道反应、皮疹的发生，观察尿色及尿量，警惕毒性及过敏反应的发生。

2. 水囊引产。

三、绝育术患者的护理

绝育是指通过手术或药物，达到永久不生育的目的。女性绝育的主要方法为输卵管绝育术。手术操作可经腹输卵管结扎术或经腹腔镜输卵管结扎术。

1. 适应证。

2. 禁忌证：① 各种疾病的急性期；② 全身健康情况不良，不能耐受手术者；③ 腹部皮肤感染或生殖系统炎症；④ 患严重神经官能症；⑤ 24 h 内 2 次体温达到 37.5 ℃ 或以上。

3. 手术时间选择：非孕妇女以月经干净后 3~7 天为宜；人流术或取环术后，分娩后 24 h 内；剖宫产、剖宫取胎术同时；哺乳期或闭经妇女应排除早孕后。

【课前预习】

一、基础复习

妊娠的过程。

二、预习目标

药物流产的方法为＿＿＿＿＿＿＿＿＿＿＿＿＿＿＿＿＿，具有痛苦小、安全、简便、不良反应少的特点。

【课后巩固】

一、名词解释

人工流产综合征　　子宫穿孔　　刮宫不全

二、填空题

1. 药物流产适用于妊娠_____内；人工流产吸宫术适用于妊娠_____内，钳刮术适于妊娠_____周。

2. 中期妊娠引产的方法有依沙吖啶引产、水囊引产，常用的方法是_____引产，适于妊娠_____周，其禁忌证有：_____疾病、各种疾病_____期、严重的心血管疾病或瘢痕子宫等。

3. 人工流产术后在观察室休息_____h，注意观察_____及_____，术后休息_____周，嘱术者保持外阴清洁，_____内禁止盆浴、性生活。

4. 吸宫术与钳取术的并发症有_____穿孔、_____综合征、_____不全、术中_____等。药物流产后并发症主要有_____。

5. 经腹输卵管结扎术的禁忌证有各种疾病的_____期；全身健康情况不良，不能_____手术者；腹部皮肤感染或内外生殖器炎症者；严重的神经官能症或缺少决心者；24 h内_____次体温达_____℃或以上者。手术时间非妊娠妇女最好选择在月经结束后_____天。术后休息3~4周，禁止性生活_____月。

【综合练习】

A2 型题

1. 患者，女性，30 岁，妊娠 48 天行吸宫术，向该女士介绍术后注意事项，正确的是
   A．阴道流血期间每天坐浴
   B．有腹痛或出血多者，及时就诊
   C．休息 1 个月
   D．1 周内禁止盆浴
   E．2 周内禁止性生活

2. 患者，女，行人工流产术，关于术后护理措施，以下选项中错误的是
   A．术后 1 个月内禁止盆浴
   B．保持外阴清洁
   C．术后 6 个月内禁止性生活
   D．术后休息 1~2 h，无异常即可离院
   E．若有明显腹痛持续 10 天以上，应随时到医院就诊

3. 患者，女，26 岁，停经 58 日，伴恶心、呕吐 1 个月。确诊为早孕。现做吸宫术终止妊娠，手术过程中突然出现大汗、面色苍白、头晕，测 BP90/60 mmHg，R 50 次/min。该患者最可能发生了
   A．子宫穿孔　　　　B．羊水栓塞

C．人工流产综合反应　　D．子宫破裂
   E．子宫大出血

4. 患者，女性，23 岁，妊娠 40 天，现要求药物流产，最佳的方案是
   A．大剂量孕激素疗法
   B．雌孕激素联合治疗
   C．米索前列醇顿服
   D．米非司酮与前列腺素配伍
   E．米非司酮分次口服

5. 女，28 岁，孕 2 产 1，妊娠 60 天需中止妊娠，应选择
   A．负压吸引　　　　B．钳刮术
   C．药物流产　　　　D．依沙吖啶引产
   E．水囊引产

6. 患者，女，22 岁，妊娠 8 周后行人工流产负压吸引术。针对该患者采取的护理措施，错误的是
   A．术后在观察室休息 1~2 h，注意观察阴道流血和腹痛情况
   B．保持外阴清洁
   C．术后两周内禁止盆浴、性生活

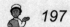

D．嘱患者休息 2 周

E．有腹痛或出血多者，应随时就诊

7. 田某，35 岁，2—0—1—2，询问女性绝育术的方式，护士介绍：输卵管结扎术的结

扎部位是输卵管的

A．间质部   B．峡部

C．壶腹部   D．伞部

E．漏斗部

A3/A4 型题

（1~2 题共用题干）

患者，女，30 岁，已婚，生育史：1—0—1—1。宫内节育器避孕，因"停经 45 天，阴道少量流血 1 天伴下腹隐痛 8 h"就诊。体检：神志清，心肺(－)，生命体征正常，尿妊娠试验弱阳性。

1. 为确定诊断，除了妇科检查外，此时最有价值的辅助检查方法是

A．血常规

B．腹部 X 线摄片

C．阴道后穹窿穿刺

D．B 超检查

E．腹腔镜检查

2. 若确定是宫内妊娠，最合适的处理措施是

A．黄体酮保胎治疗

B．药物流产

C．取环后行人工流产负压吸引术

D．水囊引产术

E．取环后继续保胎治疗

（3~4 题共用题干）

患者，女，30 岁，哺乳期，恶心、胃部不适半月，超声检查在宫腔内探及妊娠囊，拟行人工流产负压吸宫术，术前探宫腔 11 cm 未探及宫底。一般情况好，阴道流血少，无腹痛，无压痛及反跳痛，血压 100/70mmHg，心律 86 次/min。

3. 本例最可能的诊断应是

A．漏吸

B．人工流产综合反应

C．子宫穿孔

D．羊水栓塞

E．仰卧位低血压综合征

4. 本例不恰当的处理措施是

A．暂停人工流产

B．严格观察患者的生命体征

C．给予静注抗生素预防感染

D．肌内注射缩宫素 20 U

E．立即行剖腹探查术

（5~7 题共用题干）

患者，女，28 岁，已婚，生育史：1—0—2—1，曾患慢性肾炎，因"停经 59 天"就诊。门诊检查诊断早孕。

5. 应采取终止妊娠的方法是

A．钳刮术

B．药物流产

C．人工流产负压吸引术

D．水囊引产术

E．利凡诺羊膜腔内引产术

6. 终止妊娠后，护理人员给予其健康指导错误的是

A．注意观察阴道流血情况

B．注意观察腹痛情况

C．保持外阴清洁，禁止性生活及盆浴 2 周

D．休息三周

E．嘱其采用安全可靠的避孕措施

7. 建议其今后采取的最佳避孕措施是

A．口服避孕药   B．男用避孕套

C．皮下埋植剂   D．放置节育器

E．安全期避孕

（编者：周坤）

第二十章　妇女保健

第一节　概　述

【知识要点】

一、妇女保健工作的目的和意义

二、妇女保健工作的组织机构

包括妇幼卫生行政机构、妇幼保健专业机构、妇幼保健基层组织、妇幼保健网。

三、妇女保健工作方法

1. 调查研究，掌握情况，制订计划。
2. 有计划地组织培训和复训，加强妇幼保健队伍的建设。
3. 建立健全有关规章及工作制度。
4. 开展健康教育。
5. 提出合理指标，加强监督，组织检查评比。

【课前预习】

一、基础知识

女性生殖系统的解剖与生理。

二、预习目标

妇女保健工作的目的：通过积极的普查、预防保健及监护和治疗措施，降低孕产妇及围生儿_____，减少_____和_____，控制某些疾病的发生及_____的传播，从而促进妇女身心健康。

【课后巩固】

妇女保健组织包括：妇幼卫生行政机构、_____、_____、_____。

第二节　妇女保健工作的任务

【知识要点】

一、概述

妇女保健工作的范围包括：① 妇女各期保健；② 实行孕产妇系统管理，提高围生期保健质量；③ 计划生育指导；④ 常见妇女病及恶性肿瘤的普查普治；⑤ 贯彻落实妇女劳动保健制度。

二、妇女各期保健

妇女各期保健包括：① 女童期保健；② 青春期保健；③ 围婚期保健；④ 生育期保健；⑤ 围生期保健；⑥ 围绝经期保健；⑦ 老年期保健。

三、提高产科质量

积极推行优生优育，鼓励婚前检查和咨询；积极开展围生期保健工作，使孕产妇得到系统的管理。

四、做好计划生育技术指导

五、积极防治妇科病及恶性肿瘤

健全妇女防癌保健网，做到早发现、早诊断、早治疗。

六、做好妇女劳动保护

七、女性心理保健

【课前预习】

一、基础知识

妇女保健工作的目的、意义。

二、预习目标

妇女保健工作的范围包括：① 妇女各期保健；② 实行_____系统管理，提高围生期保健质量；③ _____；④ 常见妇科病及恶性肿瘤的_____；⑤ 贯彻落实妇女劳动保健制度。

【课后巩固】

一、名词解释

围生期保健 围绝经期保健

二、填空题

1. 围婚期保健包括_____、_____及_____。

2. 孕期保健应从_____开始，定期接受产前检查包括国家免费提供的_____、_____、_____的筛查，监护胎儿生长发育、安危状况、成熟度等情况，有效阻断_____、_____、_____在母婴间的传播；对孕妇妊娠期间出现的一些异常情况予以及时处理；进行卫生指导、_____适应证的指导等。

3. 分娩期严格实施科学接生，做到"四严"：即严格观察产程，_____，严格阴道检查指征，_____。同时抓好"五防、一加强"，即_____、防感染、_____、_____；加强对高危妊娠产妇的产时监护和产程处理。

4. 健全妇女防癌保健网，定期进行妇科病及恶性肿瘤的普查普治工作，做到_____、_____。制定预防措施，降低_____，提高_____。

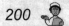

第三节　妇女保健统计指标

【知识要点】

一、概述

妇女保健统计指标包括：妇女保健效果指标；孕产妇保健工作统计指标；产科工作质量统计指标；妇科病防治工作指标；计划生育统计指标。

二、妇女孕产期保健指标

1. 孕产期保健效果指标：孕产妇死亡率；早期新生儿死亡率；围生儿死亡率。
2. 孕产期保健工作统计指标：孕产妇系统管理率；产前检查率；孕早期检查率；高危妊娠管理率；住院分娩率；产后访视率。

三、计划生育统计指标

人口出生率；计划生育率；节育率；人口自然增长率。

四、妇科病普查普治的常用统计指标

妇科病普查率、患病率、普治率。

【课前预习】

一、基础知识

统计学。

二、预习目标

妇女保健统计指标包括：＿＿＿＿＿＿＿＿＿＿＿＿＿＿＿＿；孕产妇保健工作统计指标；产科工作质量统计指标；＿＿＿＿＿＿＿＿＿＿＿＿；＿＿＿＿＿＿＿＿＿＿＿＿＿＿＿。

【课后巩固】

一、名词解释

孕产妇死亡率　　住院分娩率

二、填空题

1. 孕产妇死亡率＝＿＿＿＿＿＿＿＿＿＿＿／＿＿＿＿＿＿＿＿＿＿＿×10 万/10 万。
2. 围生儿死亡率＝＿＿＿＿＿＿＿＿＿＿／同期孕 28 周以上活产数和死胎、死产数×1 000‰。
3. 住院分娩率＝＿＿＿＿＿＿＿＿＿＿＿／＿＿＿＿＿＿＿＿＿×100%。
4. 患病率＝＿＿＿＿＿＿＿＿＿＿＿／＿＿＿＿＿＿＿＿＿＿＿×10 万/10 万。

【综合练习】

A2 型题

1. 某新婚夫妇咨询有关婚前期保健的内容，护士向其讲解不包括

　　A. 应该宣传并号召晚婚、晚育
　　B. 了解男女双方是否存在不宜结婚的疾病

C．做好母婴的系统保健，是此期的主
要任务

D．积极推行婚前检查

E．进行正常性生活指导

2．某女，25 岁，停经 50 天，已确诊 "宫内
早孕"，其向护士咨询关于孕产期保健，
以下正确的是

A．围生期是对母体进行监护的医学保健

B．孕期检查从妊娠 28 周开始

C．产褥期是产妇分娩后生殖器官恢复
功能的时期

D．科学接生可提高产科质量

E．分娩属于生理过程

3．女，45 岁，阴道前后壁膨出、子宫Ⅱ度脱
垂，3 个月前患肝炎住院。咨询避孕方法，
以下哪种为首选

A．安全期避孕 B．宫内节育器

C．口服避孕药 D．外用杀精剂

E．男用避孕套+润滑剂

4．王某，25 岁，产后 14 天，需行哺乳期保
健，其内容应除外

A．评估母亲身心状况

B．评估婴儿生长发育

C．定期访视

D．指导计划生育及用药

E．给予婴儿接种免疫疫苗

5．某夫妇，新婚，至某医院进行婚前检查，
护士需向其解释婚前检查的内容，应除外

A．详细询问病史

B．全身体格检查

C．肛门检查

D．妇科检查

E．必要的化验及辅助检查

6．王奶奶，62 岁，向护理人员咨询有关老年
期的保健内容，应除外

A．建立并保持有规律的生活起居

B．积极预防老年妇女常见的骨质疏松症

C．指导老年妇女定期进行体检

D．注意补充激素，以减缓衰老过程

E．参加社会活动，从事力所能及的工作

7．某医院，2010 年产妇总人数 830 人次，接
受产后访视的产妇约 640 余人，产后访视
率的正确结果是

A．0.77 B．1.30

C．77% D．90%

E．23%

A3/A4 型题

（1～3 题共用题干）

某产妇，24 岁，产后第 7 天，高热，血
性恶露，有异味，妇科检查：子宫大，位于
脐耻间，压痛明显。医生诊断为产褥期感染。

1．以下哪项不属于产褥感染的表现

A．恶露臭味 B．子宫有压痛

C．贫血 D．血象高

E．发热

2．以下哪项与预防产褥感染关系不大

A．接生员的手应严格消毒

B．产妇会阴应严格消毒

C．新生儿脐带应严格消毒

D．接生员应常规洗澡

E．产包和器械应严格消毒

3．产褥期保健重点不包括以下哪项

A．注意产妇情绪的变化

B．推荐孕产妇营养膳食

C．注射乙肝疫苗

D．指导母乳喂养

E．注意卫生

（编者：康萍）

第二十一章　妇产科常用操作与护理技术

第一节　会阴护理技术

会阴擦洗/冲洗

【知识要点】

一、目的

保持会阴清洁，促使患者舒适，有利于会阴切口愈合，预防和减少生殖系统、泌尿系统的逆行感染。

二、适应证

1. 妇产科术后留置导尿管者。

2. 会阴及阴道手术后的患者。

3. 产后 1 周内的产妇。

4. 急性外阴炎的患者。

5. 长期阴道流血的患者。

三、用物准备

四、操作步骤

1. 将会阴擦洗包放置床边，模型臀下垫无菌会阴垫。

2. 镊子夹取棉球进行擦洗。擦洗顺序：第 1 遍由外向内，第 2、3 遍由内向外。

3. 如行会阴冲洗，将便盆放于橡皮单上置于臀下，先将消毒干棉球置于阴道口，进行冲洗，冲洗顺序同上，完毕取出阴道口棉球，撤掉便盆，换会阴垫。

五、护理要点

1. 动作轻稳，顺序正确，溶液温度适中，冬天注意保暖，注意会阴切口情况及导尿管是否通畅。

2. 完成后护理人员应清洗双手，避免交叉感染。

3. 每日 2 次，大便后及时擦洗。

4. 结束后，取出阴道口棉球，并更换消毒会阴垫。

🧑‍🏫【课前预习】

一、基础知识

女性外生殖器的解剖和组织结构。

二、预习目标

1. 会阴擦洗/冲洗的目的是保持患者＿＿＿＿＿＿＿＿＿＿＿＿＿＿，促使患者舒适，有利于会阴切口的愈合，预防和减少＿＿＿＿＿＿＿＿＿＿＿＿＿、＿＿＿＿＿＿＿＿＿＿＿＿＿的逆行感染。

2. 会阴擦洗/冲洗适应证是：妇产科手术后＿＿＿＿＿＿＿＿＿；＿＿＿＿＿＿＿＿＿后的患者；＿＿＿＿＿＿＿＿＿＿的产妇；＿＿＿＿＿＿＿＿＿＿的患者、＿＿＿＿＿＿＿＿＿＿的患者。

🧑‍🏫【课后巩固】

1. 会阴擦洗/冲洗顺序：第1遍自上而下，由外向内，先阴阜后＿＿＿＿＿＿，然后大阴唇、小阴唇再擦洗＿＿＿＿＿＿及＿＿＿＿＿＿，最后肛门，第2、3遍以伤口为中心，自上而下，由内向外。1个棉球限用＿＿＿＿次，最后用＿＿＿＿＿＿＿＿擦干。

2. 擦洗/冲洗时动作轻稳，顺序正确；溶液温度适中，冬天注意＿＿＿＿＿＿＿＿；应注意观察＿＿＿＿＿＿情况，如发现异常应向医生报告，并配合处理；对留置导尿管的患者，应注意导尿管是否＿＿＿＿＿＿，避免脱落或扭曲。每擦洗/冲洗1个患者后护理人员应清洗双手，以免＿＿＿＿＿＿。会阴擦洗/冲洗每日＿＿＿＿次，大便后应及时擦洗。擦洗/冲洗结束后，一定取出棉球，并为患者更换消毒会阴垫。

会阴湿热敷

🧑‍🏫【知识要点】

一、目的

利用热源和药物直接接触患区，改善局部血液循环，达到消炎、止痛、促进伤口愈合的目的。

二、适应证

1. 会阴部水肿患者。
2. 会阴血肿吸收期的患者。
3. 会阴伤口硬结及早期感染的患者。

三、用物准备

四、操作步骤

1. 先行会阴擦洗，清洁局部伤口，然后再进行会阴湿热敷。

2. 热敷部位涂一薄层凡士林，盖上纱布，再敷上50%硫酸镁湿热纱布，外盖棉垫保温。

3. 3～5 min更换热敷垫1次，或在棉垫外用热水袋或电热包或红外线灯照射。完毕，更换清洁会阴垫，并整理床单元。

五、护理要点

1. 湿热敷温度 41 ~ 48 ℃，面积应是病损范围的 2 倍。

2. 1 次热敷大约 15 ~ 30 min。

3. 随时评价热敷效果，提供生活护理。

【课前预习】

一、基础知识

女性外生殖器的解剖和组织结构。

二、预习目标

1. 会阴湿热敷目的是利用＿＿＿＿＿＿＿直接接触患区，改善＿＿＿＿＿＿＿，达到消炎、止痛、促进＿＿＿＿＿＿＿的目的。

2. 会阴湿热敷适应证是：会阴部＿＿＿＿＿＿患者；会阴＿＿＿＿＿＿的患者；会阴＿＿＿＿＿＿及＿＿＿＿＿＿＿的患者。

【课后巩固】

湿热敷的温度一般为＿＿＿＿＿＿，面积应是病损范围的＿＿＿＿＿倍。1 次热敷大约＿＿＿＿＿min。热敷时定期检查热源，防止＿＿＿＿＿＿＿＿＿＿＿＿＿＿＿，对感觉不灵敏的应特别注意。在湿热敷过程中，护理人员应随时评价热敷效果，并为患者提供生活护理。

坐　浴

【知识要点】

一、目的

通过水温和药液的作用，促进会阴局部血液循环，增强局部抵抗力，减轻炎症和疼痛，并使创面清洁，有利于组织修复。

二、适应证

1. 外阴炎、阴道炎的辅助治疗。

2. 外阴、阴道手术患者的术前准备。

3. 产后 7 ~ 10 天的产妇。

三、用物准备

四、操作步骤

1. 将坐浴盆放在坐浴架上，内装坐浴液 2 000 ml。

2. 嘱患者排空膀胱，协助患者坐浴。

3. 完毕清理用物，消毒浴盆。

五、护理要点

1. 月经期、阴道流血者，孕妇及产后 7 日内的产妇禁止坐浴。
2. 坐浴液应严格按比例配制。温度不能过高。
3. 坐浴前先将外阴及肛门周围擦洗干净。
4. 坐浴时全臀应全部浸于药液之中，注意保暖。

【课前预习】

一、基础知识

女性外生殖器的解剖和组织结构。

二、预习目标

1. 坐浴的目的是通过_____的作用，促进会阴局部血液循环，增强局部_____，减轻_____，并使创面清洁，有利于_____。

2. 坐浴适应证是外阴炎、阴道炎的辅助治疗；外阴、阴道手术患者的_____；产后_____的产妇。

【课后巩固】

_____、_____者，孕妇及_____的产妇禁止坐浴。坐浴液应严格按比例配制，浓度过高易造成_____，浓度太低影响疗效。_____不能过高，以免烫伤皮肤。坐浴前先将外阴及肛门周围擦洗干净。坐浴时_____应全部浸于药液之中，注意_____，避免受凉。

第二节 阴道护理技术

阴道灌洗

【知识要点】

一、目的

有收敛、热疗、消炎的作用，促进阴道血液循环，缓解局部充血，减少阴道分泌物，达到治疗炎症的目的。

二、适应证

1. 各种阴道炎、宫颈炎患者。
2. 子宫全切术前或阴道手术前的常规阴道准备。

三、用物准备

灌洗溶液及物品。

四、操作步骤

1. 将模型取膀胱截石位暴露外阴，臀下垫会阴垫或便盆。

2. 配制灌洗液，装入灌洗筒，并挂于床旁输液架上，距床沿 60～70 cm，排出空气，水温适宜。

3. 操作者戴手套，先用灌洗液冲洗外阴部，左手分开小阴唇，将灌洗头沿阴道侧壁缓缓插入至阴道后穹隆，边冲边上下左右移动灌洗头。

4. 当灌洗液剩下约 100 ml 时，夹住皮管取出灌洗头和窥阴器，再冲洗 1 次外阴部，扶起模型坐于便盆上，使阴道内残留液体流出。撤离便盆，用纱布擦干外阴部，整理用物。

五、护理要点

1. 灌洗筒与床沿距离不应超过 70 cm。

2. 灌洗液温度以 41～43 ℃ 为宜。

3. 动作轻柔。

4. 用阴道窥器灌洗时，转动窥阴器。

5. 产后 10 日或妇产科手术 2 周后的患者，合并阴道分泌物浑浊、臭味、阴道伤口愈合不良，黏膜感染坏死，可行低位灌洗，灌洗筒与床沿距离不超过 30 cm。

6. 未婚女子可用导尿管灌洗阴道；月经期、产后 10 日内或人流术后宫颈内口未关闭、阴道出血者，不宜行阴道灌洗；宫颈癌有活动性出血者，禁止阴道灌洗，可行会阴擦洗。

【课前预习】

一、基础知识

女性内生殖器的解剖和组织结构。

二、预习目标

1. 阴道灌洗的目的有、收敛、_____、_____的作用。可促进阴道血液循环，缓解局部_____，减少_____，达到治疗炎症的目的。

2. 阴道灌洗适应证是：各种_____、_____患者；_____或_____的常规阴道准备。

【课后巩固】

1. 常用的灌洗溶液有_____、0.1% 苯扎溴铵、2%～4%_____、0.5% 醋酸溶液、1%_____。

2. 根据患者病情配制灌洗液_____，将装有灌洗液的灌洗筒挂于床旁输液架上，距床沿_____处，排出管内空气，试水温适宜后备用。

3. 灌洗筒与床沿距离不应超过_____，避免_____，导致液体或污物进入宫腔或灌洗液与局部作用时间不足。灌洗液温度以_____为宜。灌洗动作轻柔，避免损伤阴道和宫颈组织。用阴道窥器灌洗时，要转动窥阴器，使灌洗液能达到阴道各部。_____或_____的患者，若合并阴道分泌物混浊、有臭味、阴道伤口愈合不良、黏膜感染坏死等，可行_____，灌洗筒与床沿距离不超过_____，以免污物进入宫腔或损伤阴道伤口。未婚女子可用_____灌洗阴道，不用窥阴器；月经期、_____或人流术后宫颈内口未关闭、_____，不宜行阴道灌洗，以防逆行感染；宫颈癌有_____，禁止阴道灌洗，可行会阴擦洗。

阴道灌洗上药

【知识要点】

一、目的

直接作用于局部炎性病变组织，常用于各种阴道炎、宫颈炎或全子宫切除术后阴道残端炎症的治疗。

二、适应证

1. 各种阴道炎、宫颈炎患者。

2. 全子宫切除术后阴道残端炎症的治疗。

三、用物准备

四、操作步骤

先行阴道灌洗，窥阴器暴露宫颈，用消毒棉球擦干宫颈及阴道穹隆。再采用以下方法：① 纳入法；② 涂擦法；③ 喷洒法；④ 宫颈棉球上药。

五、护理要点

1. 涂药用棉签必须捻紧，涂药时应按同一方向旋转，以防棉花落入阴道。

2. 栓剂或片剂最好晚上睡前上药，以免起床后脱出影响疗效。

3. 未婚妇女上药时不用窥阴器，用长棉签涂擦或送入。

4. 经期或子宫出血者不宜阴道或宫颈上药；用药期间禁止性生活。

【课前预习】

一、基础知识

女性内生殖器的解剖和组织结构。

二、预习目标

1. 阴道灌洗上药的目的是直接作用于局部_____组织，常用于各种_____、_____或全子宫切除术后_____的治疗。

2. 阴道灌洗上药的适应证是各种_____、_____患者；全子宫切除术后_____的治疗。

【课后巩固】

1. 阴道灌洗上药的方法有_____、_____、_____、宫颈棉球上药。

2. 涂药用棉签必须捻紧，涂药时应按_____旋转，以防棉花落入阴道。栓剂或片剂最好晚上_____上药，以免起床后脱出影响疗效。未婚妇女上药时不用_____，用长棉签涂擦或送入。_____或_____不宜阴道及宫颈上药；用药期间禁止_____。

第三节　妇产科常用内镜检查

阴　道　镜

👐【知识要点】

一、概述

利用阴道镜将宫颈阴道部上皮放大 10～40 倍，观察肉眼看不到的轻微小病变，并在可疑部位进行活组织检查，提高确诊率。

二、适应证

1. 宫颈刮片细胞学检查巴氏Ⅲ级以上，或 TBS 提示上皮细胞异常者。
2. 有接触性出血，肉眼观察宫颈无明显病变者。
3. 肉眼观察宫颈可疑癌变者，行可疑病灶指导性活组织检查。
4. 慢性宫颈炎长期治疗无效者。
5. 可疑为阴道腺病、阴道恶性肿瘤者。

三、用物准备

灌洗溶液及物品。

四、操作步骤

1. 患者排空膀胱后取膀胱截石位，阴道窥器充分暴露阴道及宫颈，拭去宫颈分泌物。
2. 打开光源，打开目镜、调焦，低倍镜观察宫颈阴道上皮、血管变化。
3. 于宫颈表面涂 30%醋酸溶液，再涂复方碘液。
4. 在不着色的可疑病变部位取活组织送病理学检查。

五、护理要点

1. 术前 24 h 内避免性交及阴道、宫颈的操作和治疗。
2. 向患者提供预防保健知识，介绍阴道镜检查过程及可能出现的不适，减轻心理压力。
3. 禁止使用涂有润滑剂的阴道窥器。配合医生调整光源，及时递送所需物品。
4. 取出的活检组织，填好病理单、装入标本瓶及时送检。

👐【课前预习】

一、基础知识

女性内外生殖器的解剖和组织结构。

二、预习目标

阴道镜适应证有宫颈刮片细胞学检查_____以上或 TBS 提示上皮细胞异常者；有_____，肉眼观察宫颈无明显病变者；肉眼观察宫颈_____者，行可疑病灶指导性活组织检查；慢性宫颈炎长期治疗无效者；可疑为阴道腺病、阴道_____。

【课后巩固】

阴道镜检查_____避免性交及阴道、宫颈的操作和治疗。向受检者提供预防保健知识，介绍阴道镜检查的过程及可能出现的不适，减轻其心理压力。禁止使用涂有的阴道窥器，以免影响检查结果。配合医生调整光源，及时递送所需物品。取出的活检组织，应填好_____、装入标本瓶中_____。

宫 腔 镜

【知识要点】

一、概述

应用膨宫介质扩张宫腔，冷光源经宫腔镜导入宫腔内，直视下观察宫颈管、宫颈内口、子宫内膜和输卵管开口，针对病变组织直接取材。

二、适应证

1. 异常子宫出血者。
2. 不孕症、反复流产者及怀疑宫腔粘连者。
3. 评估超声检查的异常宫腔回声及占位性病变。
4. IUD 的定位及取出。

三、禁忌证

1. 急性及亚急性生殖道炎症。
2. 严重心肺功能不全或血液疾患。
3. 近期有子宫穿孔或子宫手术史。

四、物品准备

五、操作步骤

1. 患者排尿后取膀胱截石位，消毒外阴及阴道，铺巾，阴道窥器暴露宫颈，再次消毒阴道、宫颈，宫颈钳夹持宫颈。
2. 探针探查宫腔，扩张宫颈。
3. 接通液体膨宫泵，排空管内气体，以 100 mmHg 压力，向宫腔冲入 5% 葡萄糖液，将宫腔镜插入宫腔，冲洗宫腔至流出液清亮。移动宫腔镜按顺序检查宫腔。
4. 退出过程中检查宫颈内口和宫颈管，取出宫腔镜。

六、护理要点

1. 糖尿病患者应选用 5% 甘露醇替代 5% 葡萄糖液。术前必须进行妇科检查、宫颈脱落细

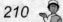

胞学检查和阴道分泌物检查。

2. 月经干净后 1 周检查为宜。

3. 术中应注意观察受检者的反应，给予其心理支持。

4. 术后卧床休息 30 min，观察并记录受检者的生命体征，有无腹痛等，若出现异常情况及时处理。应用抗生素 4~5 天。

5. 保持会阴部清洁。2 周内禁止性生活及盆浴。

【课前预习】

一、基础知识

女性内外生殖器的解剖和组织结构。

二、预习目标

1. 宫腔镜检查是应用膨宫介质扩张宫腔，通过玻璃导光纤维束和柱状透镜将冷光源经宫腔镜导入宫腔内，直视下观察_____、_____、_____和输卵管开口。针对病变组织直接取材。

2. 宫腔镜适应证有：_____；_____、反复流产者及怀疑宫腔粘连者；评估超声检查的异常宫腔回声及占位性病变；_____的定位及取出。

3. 宫腔镜禁忌证有：急性及亚急性_____、严重心肺功能不全或血液疾患、近期有_____或子宫手术史。

【课后巩固】

宫腔镜检查术前应详细询问病史，糖尿病患者应选用_____替代 5% 葡萄糖液。术前必须进行妇科检查、_____检查和_____检查。月经干净后_____检查为宜，此时子宫内膜处于增生期早期，内膜薄且不易出血，黏液分泌少，宫腔内病变易暴露。术中应注意观察受检者的反应，给予其心理支持。术后_____30 min，观察并记录受检者的生命体征，有无腹痛等，若出现异常稍有及时处理。应用抗生素 4~5 天。保持会阴部清洁。_____禁止性交及盆浴。

$$\boxed{腹\ 腔\ 镜}$$

【知识要点】

一、概述

利用腹腔镜观察盆、腹腔内脏器的形态、有无病变，必要时取活组织行病理学检查。

二、适应证

1. 怀疑子宫内膜异位症，腹腔镜是确诊的金标准。

2. 原因不明的急慢性腹痛和盆腔痛以及治疗无效的痛经。

3. 不孕症患者为明确或排除盆腔疾病及判断输卵管通畅程度，观察排卵状况。

4. 绝经后持续存在小于 5cm 的卵巢肿块。

5. 恶性肿瘤术后或化疗后的效果评价。

三、禁忌证

1. 严重心、肺疾病或膈疝。

2. 盆腔肿块过大，超过脐水平。

3. 弥漫性腹膜炎。

4. 怀疑腹腔内广泛粘连。

5. 凝血功能障碍。

四、物品准备

五、操作步骤

1. 常规消毒腹部皮肤及外阴阴道后铺巾。

2. 人工气腹。

3. 放置腹腔镜并观察。

4. 检查无出血及内脏损伤，取出腹腔镜，放尽气体，拔出套管，缝合穿刺口，无菌纱布覆盖并固定。

六、护理要点

1. 术前准备：评估患者，解释腹腔镜检查的目的、操作步骤及注意事项，使其积极配合检查。腹部皮肤准备注意清洁脐孔，术前留置尿管。检查时患者取头低臀高 15° 体位。

2. 术中配合：注意观察患者的生命体征。

3. 术后护理：拔除导尿管，密切观察患者的生命体征，发现异常及时汇报；患者卧床休息至少半小时，向其说明，如出现肩痛及上肢不适等症状为腹腔残留气体引起，术后会逐渐缓解消失；观察穿刺口有无红肿渗出，鼓励患者下床活动，术后 2 周内禁止性交；按医嘱给予抗生素。

【课前预习】

一、基础知识

女性内生殖器的解剖和组织结构。

二、预习目标

1. 腹腔镜适应证有：怀疑_____，腹腔镜是确诊的“金标准”；原因不明的急慢性_____及治疗无效的痛经；_____患者为明确或排除盆腔疾病及判断输卵管通畅程度，观察排卵状况；绝经后持续存在_____的卵巢肿块；恶性肿瘤术后或化疗后的效果评价。

2. 腹腔镜的禁忌证有：严重心、肺疾病或膈疝；_____过大，超过脐水平；弥漫性腹膜炎；怀疑腹腔内广泛_____；_____障碍。

【课后巩固】

1. 腹腔镜术前在全面评估患者的基础上，协助医生掌握检查的适应证。向患者讲解腹腔镜检查的目的、操作步骤及注意事项，使其了解检查的先进性和局限性，积极配合检查。腹部皮肤准备时注意_____的清洁。术前应安放_____。检查时患者取_____15°体位，使肠管滑向上腹部，充分暴露盆腔手术野。术中注意观察患者生命体征的变化，发现异常及时处理。

2. 腹腔镜术后拔出导尿管，密切观察患者的生命体征，发现异常，及时汇报医生处理。患者卧床休息至少_____，向其说明出现肩痛及上肢不适等症状，是因为_____而引起，术后会逐渐缓解直至消失。观察穿刺口有无_____，鼓励患者_____，以尽快排除腹腔气体。术后_____禁止性交。按医嘱给予_____。

【综合练习】

A2 型题

1. 梁女士，25 岁，产后第一天，会阴有侧切口，护理人员为其行会阴擦洗，不正确的方法是
   A. 第 1 遍自上而下，由外向内
   B. 最后用干棉球或纱布擦干
   C. 最后擦洗肛门及肛周部位
   D. 1 个棉球可重复使用
   E. 第 2 遍以切口为中心，自上而下，由内而外

2. 张女士，29 岁，G2P1，孕 40 周，规律宫缩 2 h，胎膜已破，胎心 146 次/min。查肛，宫口开大 4 cm，随即送入产房准备接生，行会阴冲洗时错误的操作是
   A. 护士协助患者取屈膝仰卧位，暴露外阴
   B. 调节好冲洗液温度
   C. 冲洗时用无菌纱布堵住肛门，以免冲洗液流入肛门
   D. 冲洗时用无菌纱布堵住阴道口，以免引起逆行感染
   E. 操作完毕，整理用物，洗手脱手套

3. 何女士，29 岁，已自然分娩一男婴，会阴 Ⅱ 度裂伤，近日发现会阴充血、水肿，遵医嘱给于会阴湿热敷，患者向护士询问会阴湿热敷的目的，其内容不包括
   A. 利用热和物理作用，促进血液循环
   B. 增强局部白细胞的吞噬作用
   C. 提高组织活力，有利于脓肿局限和吸收
   D. 减轻和避免分娩时的外阴撕裂伤
   E. 消炎、消肿、止痛、促进伤口愈合

4. 罗女士，产后会阴水肿，需行会阴湿热敷，每次进行会阴局部热敷的时间，正确的是
   A. 6 ~ 10 min
   B. 15 ~ 30 min
   C. 3 ~ 5 min
   D. 20 min 以内
   E. > 30 min

5. 某女，30 岁，急产，产后第二天检查会阴发现水肿明显，会阴水肿者湿热敷的药物是
   A. 50% 硫酸镁或 95% 乙醇
   B. 1:5 000 高锰酸钾
   C. 1% 乳酸
   D. 0.2 ~ 0.5% 碘伏溶液
   E. 0.1% 苯扎溴铵溶液

6. 某女，50 岁，因子宫肌瘤拟明日行全子宫切除术，术前准备需行阴道灌洗，关于阴道灌洗下列哪种患者不属于阴道灌洗禁忌范围
   A. 月经期
   B. 妊娠期
   C. 产后或人工流产术后宫颈内口未闭
   D. 阴道出血者
   E. 宫颈癌患者无活动性出血者

7. 牟女士，40 岁，因阴道分泌物增多，伴有异

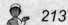

味，外阴瘙痒，诊断为阴道炎，医生给予坐浴治疗。对于坐浴的注意事项，错误的是

A．水温以 41～43 ℃ 为宜

B．妊娠期及产褥期 5 日后可以坐浴

C．高锰酸钾为强氧化剂，治疗浓度可以消炎杀菌，浓度过高会造成皮肤灼伤

D．坐浴时将臀部与外阴全部浸泡在药液中

E．月经期或不规则阴道流血者禁忌坐浴

8．某女，25 岁，已婚 2 年，未避孕、未孕 2 年，平素有痛经，近 1 年痛经明显加重，至医院就诊，考虑子宫内膜异位症，用于诊治子宫内膜异位症患者的方法是

A．腹腔镜　　　　B．剖腹探查

C．宫腔镜　　　　D．阴道后穹隆穿刺

E．腹腔穿刺

9．患者女性，50 岁，安环避孕 20 年，现绝经 2 年，用于宫内节育器的定位及取出的是

A．阴道镜　　　　B．宫腔镜

C．腹腔镜　　　　D．B 型超声

E．诊断性刮宫

10．蒋女士，40 岁，因性交后阴道流血半年就诊，妇科检查发现宫颈重度糜烂，护理人员向其解释用于重度宫颈糜烂者进一步检查的有

A．阴道镜　　　　B．宫腔镜

C．腹腔镜　　　　D．B 型超声

E．诊断性刮宫

A3/A4 题型

（1～2 题共用题干）

张某，29 岁，分娩时第二产程延长，行会阴侧切术后 2 周，切口红肿，阴道分泌物浑浊有臭味。遵医嘱抗生素治疗，每日 2 次阴道灌洗。

1．阴道灌洗常选用的溶液下列哪项不是

A．1∶5 000 高锰酸钾

B．0.25‰ 碘伏溶液

C．1% 乳酸

D．20% 温肥皂水

E．0.1% 苯扎溴铵溶液

2．进行阴道灌洗的护理措施中下列哪项错误

A．灌洗溶液的温度为 41～43 ℃ 左右

B．灌洗筒距床面不超过 70 cm

C．操作动作轻柔，以免损伤阴道和宫颈组织

D．产后阴道分泌物多时随时灌洗

E．灌洗时压力不可过大，以免灌洗液或污物进入宫腔引起逆行感染

（编者：康萍）

参考文献

[1]　郑修霞. 妇产科护理学. 4 版. 北京：人民卫生出版社，2011.

[2]　全国护士执业资格考试用书编写委员会. 2017 全国护士执业资格考试指导. 北京：人民
卫生出版社，2017.

[3]　王玉升. 2016 全国护士执业资格考试考点与试题精编. 北京：人民卫生出版社，2016.

[4]　罗先武，王冉. 护士职业资格考试轻松过. 北京：人民卫生出版社，2017.

[5]　程瑞峰. 妇产科护理学. 2 版. 北京：人民卫生出版社，2011.

[6]　刘文娜. 妇产科护理学习指导及习题集. 北京：人民卫生出版社，2008

[7]　杨小玉. 护考新课堂妇产科护理学. 北京：人民卫生出版社，2014.

[8]　丁震. 护考点线学习法冲刺指导. 北京：人民卫生出版社，2017.